窓の環境史

Environmental History of Windows

西川純司

Junji Nishikawa

近代日本の公衆衛生からみる住まいと自然のポリティクス

青土社

窓の環境史

目次

窓の環境史

近代日本の公衆衛生からみる住まいと自然のポリティクス

凡例

・引用にあたっては、読みやすさを優先して、旧仮名遣いは現代仮名遣いに、旧字体は新字体に変えた。また、指示代名詞や接続詞などの表記も漢字から平仮名に開いている。なお、当て字や誤字、脱字は原文どおりに表記した。
・引用文中の［ ］は引用者による補足である。
・引用文中には、現在では不適切な表現や概念が含まれるが、資料としての価値を尊重し、そのままにしてある。
・本文中の年号は西暦と元号を併記した。
・末尾の参考文献は、引用文献と参考文献を分けることなく、著者の五十音順（アルファベット順）に列挙した。
・本文中の文献の指示に際して、原則、参考文献に再録時の書誌情報を記載したものに関しては、初出時の年号のみを記してある。

序章

人新世の歴史を呼び覚ます

1　人新世の歴史と生の歴史

人間の生とは何か。

今日、人間の生を理解するあり方に大きな変化が生じている。人文諸科学では人間と自然の二元論はますます自明のものとはみなされなくなりつつある（Descola 2005＝2020; Latour 1991＝2008）。これらは人間の主体性と自然の客体性の存在論的な分断に疑問を呈している。また、歴史学者であるディペッシュ・チャクラバルティもまたその有名な論文のなかで、気候変動のように人間の活動が地質学的な影響力をもつ時代では、自然の歴史と人類の歴史とのあいだの古い区別は崩壊せざるをえないと論じている（Chakrabarty 2009）。

なかでも、こうした人文諸科学とも不可分な関係にあるものとして人新世をめぐる議論をあげることができる。人新世は、人間の活動によって引き起こされる気候変動など、地球規模で生じている諸問題がもたらす影響を問う概念として、すでに広く知られている。この概念が登場してきて以来、人間が生を営んでいる大地が決して強固でも安定したものでもないという大きな衝撃を与えてきた。もはや人間と自然は切り分けることができず、人類の生存可能性はその相互作用のもとで位置づけられなければならない。こうして、人間と自然の二元論という暗黙の前提が失われたことによって、あらためて従来の議論の多くが再考を余儀なくされている。

この概念がもたらしたインパクトの大きさもあり、人新世に対してはすでにさまざまな方面から批判が寄せられている。[1] そのなかでも、ここではクリストフ・ボヌイユとジャン＝バティスト・フレソズによってなされた人新世の歴史をめぐる批判に目を向けてみたい（Fressoz and Bonneuil 2016=2018）。

まず、彼らは人新世という地質時代の出現それ自体については受け入れ、人間の活動が地球システムに不可逆的な影響を与えてしまったことは異論の余地のないことだとしている。むしろ問題は、現代の環境問題や気候危機に直面してはじめて人類が環境に与える影響を懸念しはじめた、とする今日の語りにあると考える。それはなぜか。ボヌイユとフレソズによると、社会と自然の相互作用についてはこれまでにも指摘されてきたからである（Fressoz and Bonneuil 2016=2018: 102）。科学者や一部の哲学者たちが述べているように近年になって自然が政治的な舞台にはじめて登場してきたわけではない。つまり、人新世の歴史が覆い隠されてきたことこそが問題なのである。

こうして彼らは、現在使われている人新世のような認識の枠組みが環境について考えるための唯一の有効な方法だとすることは不適切であると主張する。自然のなかでの人間の位置を思考する方法はこれまでにもさまざまなかたちで議論されてきた。近代社会におけるこうした環境の省察の系譜を辿ることによって、人新世の複数の歴史を呼び覚まし、われわれの想像力を解放しなければならない。このようなボヌイユとフレソズの指摘は人新世の議論を歴史にひらいていくうえで重要なものである。

また、彼らはこうした環境に対する省察の系譜は、より具体的な実践との関連のもとで研究される必要があるとも考えている（Fressoz and Bonneuil 2016=2018: 241）。実際、フレソズは別の論考のなかで気候という概念について詳細に論じている（Locher and Fressoz 2012）。そこでは、一八世紀後半から一九世紀の西洋社会において気候理論がさまざまな場面で使用されていたと指摘しているが、その一つに人口の統治への利用をあげている（第1章で後述）。こうした政治的な問題とのあいだでみられる関連性もまた、人新世の歴史に求められる課題であるといえよう。

ここでミシェル・フーコーの名前をあげることは的外れだろうか。

一九七四年のリオ・デ・ジャネイロ国立大学における一連の講演で、フーコーは西洋近代医学がもつ特異性について論じている。これらの講演の主題は、人間存在やその振る舞い、身体が大規模に張り巡らされた医療化の網目へと組み込まれていく「医療化」の歴史にあった（Foucault 1976b=2000; 1977a=2000）。一八世紀以降、医学は病人や病気だけでなく、病気とは直接関係のない領域にも関心をいだくようになった。すなわち、セクシュアリティや個人の健康に関わるあらゆることがらの数々――空気や水、建物、土壌、下水道などの生活条件や都市制

★1　人新世に対する批判については、たとえば『現代思想』二〇一七年一二月号「特集＝人新世」にコンパクトにまとまっている。

度――、より一般的には保健衛生（la santé, sanitaire）とされる領域への関心である。この保健衛生に対する無際限の医療化こそが近代医学の特徴のひとつをなしているとした。

金森修は、このうち「社会医学の誕生」と題された講演を〈公衆衛生の哲学〉とでもいうべき問題を扱った講演だとして、次のように位置づけている。

> この〈公衆衛生の哲学〉は、その当時フーコーが行っていた監獄史や犯罪史を若干抽象度を高めた眼差しで投写するときに浮かび上がってくる問題系であり、或る意味で、フーコーなら当然書いていてしかるべきだったのに、結局そのもの自体としては書かないで終わった主題、彼の幻の主著だといってもいいものだ。（金森 2010: 50、傍点原著者）

周知のとおり、フーコーはこの後、社会医学あるいは公衆衛生の歴史についてまとまったかたちでは書き残してはいない。後にみるように、コレージュ・ド・フランス講義にその議論をいくらか追いかけることはできるが、彼の関心は医療化の歴史のなかでもセクシュアリティの問題に特化していくことになる。だが、金森が述べているように、少なくともある時期まではフーコーが公衆衛生という主題に対して大きな関心を寄せていたことは間違いない。そのため、社会医学としての公衆衛生という主題は依然として重要な問題として残されているといえるだろう。

しかし、フーコーがこの一連の講演のなかで医療化の歴史とは別に、人類の歴史と生命との強い結びつきを近代医学の特徴としてあげていたことを見逃すことはできない。彼はそれを「生歴史」（bio-histoire）としていい表している。すなわち、生歴史とは医学の介入がもたらす生物学的なレベルでの影響の歴史であり、いい換えれば、一八世紀にはじまる医学の強力な介入が種としての人間の歴史に残した痕跡の歴史である（Foucault 1977a=2000: 277）。生物としての人間もまた医療化と無縁でいることはできないという。

ここでフーコーはおもむろに感染症の例をとりあげる。彼によれば、結核という感染症は二〇世紀に化学療法が導入される前にすでに西洋ではその姿を消しつつあった。では、結核はどのようにして、そしてなぜ鎮静化したのか。そこには社会経済的状況の変化や人体の適応や抵抗、細菌そのものの弱体化、衛生手段や隔離手段が関連していることは間違いないが、その理由はまだ十分にわかっていないとして、こう続けている。

> 人類と、細菌場あるいはウィルス場と、衛生学や医学やさまざまな治療技術の介入のあいだにある関係が、どのように変化したか研究するのは興味深いことでしょう。（Foucault 1977a=2000: 278）

生の歴史には医療化の歴史に留まらない、何か人間の生をめぐるより根源的な問題が孕まれているような気がしてならない。生の歴史は身体や生命から西洋近代の歴史を記述しようとしたものだが、それは人間の生だけに還元できる問題ではなかったはずである。それは人類と衛生学や医学などの知、治療や予防のための技法、そして細菌そのものとの関係のなかで探求されなくてはならなかった。生の歴史は人間の生だけの歴史としては記述されえないだろう。もしかしたらフーコーにはそこまでの含意はなかったのかもしれない。だが、フーコーがそのとば口までわれわれを連れて行ってくれたこの生の歴史の構想を受け継ぎつつ、人間の生の輪郭を共に描いてきた人間ならざるものに対しても視野を広げることで、その内側から大きく切り開いていくことはできないだろうか。われわれの見立てでは、それは人新世の歴史を描くこととそれほど異なるものとはならないはずだ。

2 近代日本の公衆衛生と生政治

2－1 「健康の消費」

こうした問題意識のもと、本書は人間の生をめぐる問題の一つとして近代日本における公衆衛生を主題として設定する。人間と自然の関係性をめぐる観点から近代日本の公衆衛生の歴史を記述し、そこで働く生政治のありようを分析、考察するものである。

なぜ近代日本の公衆衛生なのか。

明治末期から昭和初期（一九一〇―一九三〇年）は、しばしばデモクラシーやリベラリズムの時代と呼ばれてきた。いわゆる大正デモクラシーによって民主主義的な機運が高まり、やがて普通選挙制の成立をもって結実したように、民衆が社会の表舞台へと躍り出てきた時代である。また、資本主義の発達が進み、百貨店に代表される商業施設が都市文化を鮮やかに彩り、人びとの消費生活を煽り立てていく。都市化が進むと同時にその遠心化によって郊外住宅地が開発され、新しく台頭してきた新中間層の生活の舞台ともなっていく。俸給生活者の登場はそれまでの生活様式を大きく変える契機となり、因習にとらわれた生活からモダンな生活へと「生活改善」が叫ばれることになった。さらに、日清・日露戦争を経て急激に肥大化していく帝国主義日本は台湾や朝鮮をその統治下に治め、さらなる膨張に向かって邁進していく。このように、政治、経済、文化のあらゆる面において大きな転換点を迎えつつあった日本は、やがて本格的な大衆社会へと突入していくことになる。

他方で、この時代は社会医学が浮上してくる時代としても記憶されている（日本科学史学会編 1967: 47）。都市文化が華やぐモダンな生活を送る一方で、結核をはじめとする感染症が広く蔓延し、人びとの身体を蝕んでいた。資本主義がもたらす貧富の格差によって、とりわけ都市の最底辺で生きる人びとは劣悪な生活環境へと追いやられた。こうした状況のなか、病気は個人の問題ではなく社会の問題として解決されるべきだと次第に考えられるようになる。それこそが社会医学であった。

一般的に、社会医学としての公衆衛生にはどのような特徴が認められるのだろうか。従来の医学が病人の求めに応じて行う病気の治療を目的としたのに対して、公衆衛生はあらかじめ病気の予防のために介入することを目的としていた。また、個人ではなく集団的な健康を目標としているところにも特徴があった。

こうしたことから、人びとの生活環境にも医学からの介入の目が向けられるようになっていく。衛生学の観点から、食べ物や水、廃棄物、劣悪な居住環境を介して感染症が蔓延することが明らかになったことで、人間の健康の維持がその周囲の環境とのあいだで生じる交換や循環と不可分であると認識されるようになる。すなわち、個人の身体といった病気と直接的に関連するものだけでなく、健康に関連するあらゆる環境がその介入の対象となった。

内務官僚であり医学者でもあった高野六郎は、当時の都市環境について次のように述べている。ここからもわかるように都市は極めて不健康な空間だとみなされていた。

ことに日本の都市の衛生状態はどうであるか。黄塵万丈というのは古来東洋人の都会を形容し馴れた言葉であるが、今もなおまさにその通りである。むしろ黄塵はさらに進んで黒塵となる趣さえある。多くの都市の空気は多量の飛塵と煤煙と細菌とを含んでいる。多くの都市には汚濁せる下水がかつ流れている。多くの都市には腐った塵芥の山がある。多くの都市には危害と不健康の原因であるところの住宅や工場がある。光線に触れない、乾くことを知らない敷地がある。腐った食料品と細菌に汚された飲料水がある。最も悲惨なるどん底生活がある。最も高い乳児死亡率がある。最も恐ろしい結核感染がある。しかりそしてついに最も恐ろしい『健康の消費』が現代の都市において行われているのである。
（高野 1924a: 23）

都市がこれほどまでに不健康である理由を、高野はその密集生活に求めている。人口の過度な集中が、日光や空気、水、土などの自然が与えてくれていた生活の材料を欠いた不自然な生活をもたらすのだとした。その機序について高野は次のように明快に説明している。やはり長い文章であるが、重要な箇所であることからそのまま引用しておきたい。

すべて人が多数集合すれば健康障害の原因が増加してくるのはもちろんで、吾人を包んでいる大気、吾人をのせている土地といえども、吾人の生活によって汚され、不健康なものとなるのであるが、幸にして大自然は自ら浄める作用をもっている。人類の生活によって汚された空気も、地球上の大気を汚してしまうことはない。大気中の炭酸瓦斯は常に〇、〇三％で、酸素は二一％である［。］人間の排泄する汚物は周囲の土壌を汚すけれども、その有機物質は漸次分解されて無機の塩類になり、植物を生育させる効を顕すが、結局人間の健康に危険のない状態に達するのである。かく天地間に行われる自浄作用は極めて微妙に生物界と無機物との物質循環を営為して、地上の生物繁栄を成就するのである。しかし自浄作用には一定の制限があるもので、いかなる自然力も多数の人体の排泄する汚物を無際涯に消化して清めることはできるものではない。都会生活においてはこの汚物の集積が極めて甚だしい。自然の浄化作用に放任しておいたのでは到底清潔を保持することはできない。（高野 1923: 8-9）

高野はこのような生態学的な理解のもと、本来自然には有機物と無機物のあいだでの物質循環が働いていることから、その自浄作用によって多少の汚染であれば人間の健康上で問題がないという。しかし、繰り返せば、都市生活においては過剰な人口集中によってその自浄作用が機能しなくなるところに問題の本質をみてとっている。こうして高野は、都市での密集生活がもたらす不健康な都市空間が感染症蔓延の機会を作ることに強い懸念を表明していた。それは限界まで混乱させた自然からの大きなしっぺ返しであったともいえる。

とはいえ、都市での不自然な生活を再び自然な生活へと戻すことが不可能なわけではないと、高野は続ける。この衛生問題を解決するためにもち出されるのが衛生学という科学の力であった。たとえば、腸チフスという感染症を例に、アメリカの都市で下水や汚物の処理、感染症病院の設置や患者の早期診断、隔離消毒を徹底したことによって感染症を抑え込んだことをあげている。あるいは、都市衛生を改善する方法のひとつとして高野は都市計画をあげる。その際に衛生上考慮すべきとして、①土地、②空気の衛生、③日光の供給、④水、⑤廃物の処分、⑥

街路の構築、⑦運動施設、⑧病院、⑨田園都市、などをあげている（高野 1924b）。こうした熱心な公衆衛生の取り組みこそが、都市生活を健全ならしめるとした。高野は福沢諭吉の言葉を引いて、次のように締めくくっている。「黄塵の裡自ら清浄の天地を作って生活する」（高野 1923: 24）。

近代日本においてすでに病気や健康を環境との関係で理解するような認識があったことは疑いえない。公衆衛生とはもともとそういう認識のもとに成立していた。もちろん、ここでみた高野の語りは内務官僚という立場からなされたものであり、それゆえ政治的なものであったと考えなくてはならない。公衆衛生や都市計画は人口の統治という目的のもとに位置づけられていたのである。

少し先を急ぎすぎた。ここではひとまず、公衆衛生が人間の生をその身体のうちだけでなく、その周囲の環境ともむすびつけて捉えていたことを確かめるだけで十分である。

2-2　「国民病」としての結核

次に、近代日本の公衆衛生を主題とする本書が感染症、なかでも結核に大きな関心を寄せている理由を明らかにしておく必要がある。

結核（Tuberculosis）とは、結核菌（Mycobacterium tuberculosis）に感染することでおこる感染症の総称である（山本 2003）。結核菌は長さ二―一〇ミクロン、幅〇・三―〇・六ミクロンの細長いかたちをしている。保菌者がせきやくしゃみによって排出する結核菌を他の人が吸い込むことで飛沫感染する。結核菌が気道を通って侵入し、一部が肺胞内に到達、そこで増殖を続けることで肺に定着し病巣を形成する。通常は体の免疫力によって結核菌の増殖は抑え込まれるが、何らかの理由で免疫力が落ちると菌の増力を止めることができず発症に至る。発症すると、咳や痰、発熱など風邪に似た症状が長期間にわたって続き、重症化すれば呼吸困難に陥ることもある。

治療方法としては、現在では化学療法が一般的である。すなわち一定期間薬を服用することによって治療を目指すことになる。他方、感染・発症の予防にはＢＣＧワクチンが用いられるが、それ以外にもふだんから体の免疫力を高めるための健康的な生活――規則正しい生活や栄養バランスのよい食事、十分な睡眠、適度な運動――を心掛けることが求められている（政府広報 2017）。

結核は先史時代から人類とともにあった疾病であり、世界中で広く分布していたことが知られている（立川 1971）。だがその脅威が牙を剥くようになるのは一九世紀の西欧社会においてであった。いち早く産業革命を迎えたイギリスでは、工業化と都市化のもと労働者は劣悪な労働環境や居住環境、そして貧しい栄養状態のもとにおかれたことで、その感染リスクにさらされることになった。その後、工業化した国を中心に広く蔓延していくことになる。

当然、日本もその例外ではなかった。実際、明治期のコレラやペストと比べても、大正・昭和初期の結核による死者数や患者数はそれらを大きく上回っている。結核による死者数は一八九九（明治三二）年に約六万六〇〇〇人であったが、一九一〇（明治四三）年には約一一万二〇〇〇人、そして一九四二（昭和一七）年には約一六万人に達するなど、年々その数を増やしていた（小野 1985: 360）。他方、患者数ははっきりとは明らかになっていなかったが、少なくとも死亡者数の一〇倍はいたとされているため、一〇〇万人を超えていたと推測されている（北川 2009: 699）。

ここからも、当時いかに結核が人びとの生を脅かす身近な感染症であったのかがわかる。一八八二（明治一五）年にロベルト・コッホによって結核菌が発見され、その原因が特定されたものの、第二次世界大戦後に抗生物質ストレプトマイシンが一般的に使用されるようになるまで、結核は長らく死亡原因の第一位であった。そのため、結核は「国民病」や「亡国病」と呼ばれ、不治の病として人びとに恐れられていた。

こうした歴史的事実は、病原体がわかっていながら治療薬がないという状況下で長いあいだ生活することを余儀なくされていたことを示している。人びとは結核とともにある暮らしを送らなければならなかったのである。

そこで人びとがこぞって求めたのが自然であった。結核の治療や予防において自然がもつ力はもっとも重視されるべきものであった。一九一四（大正三）年に開催された東京大正博覧会に出品されたという有名な「結核予防善悪鑑」もそれを物語っている（**図1**）。人びとにとって日光や空気は天然の薬あるいはワクチンでもあった。もちろんこうした自然に頼った治療法や予防策のすべてが今日からみて科学的に効果があったかどうかは疑わしい。しかし、それはあくまでも現在の視点から歴史を振り返った場合にいえることである。日光療法が一部の人たちのあいだで熱心に取り組まれていたことは、戦後社会ではほとんど知られていないだろう。また、健康に配慮した住まいを求めて、採光や換気に優れた住宅設計に心血が注がれ、ときに日光浴のための専用部屋が設けられたことも、多くの人の記憶には残っていないのではないか。あるいは、衛生面の理由から都市に幅の広い道路が通され、「不良住宅」が問題化されていったことも加えてよいだろう。それだけでなく、日光や空気には精神衛生を健全に保つための効能があるとされたことも思い浮かべるのは難しい。

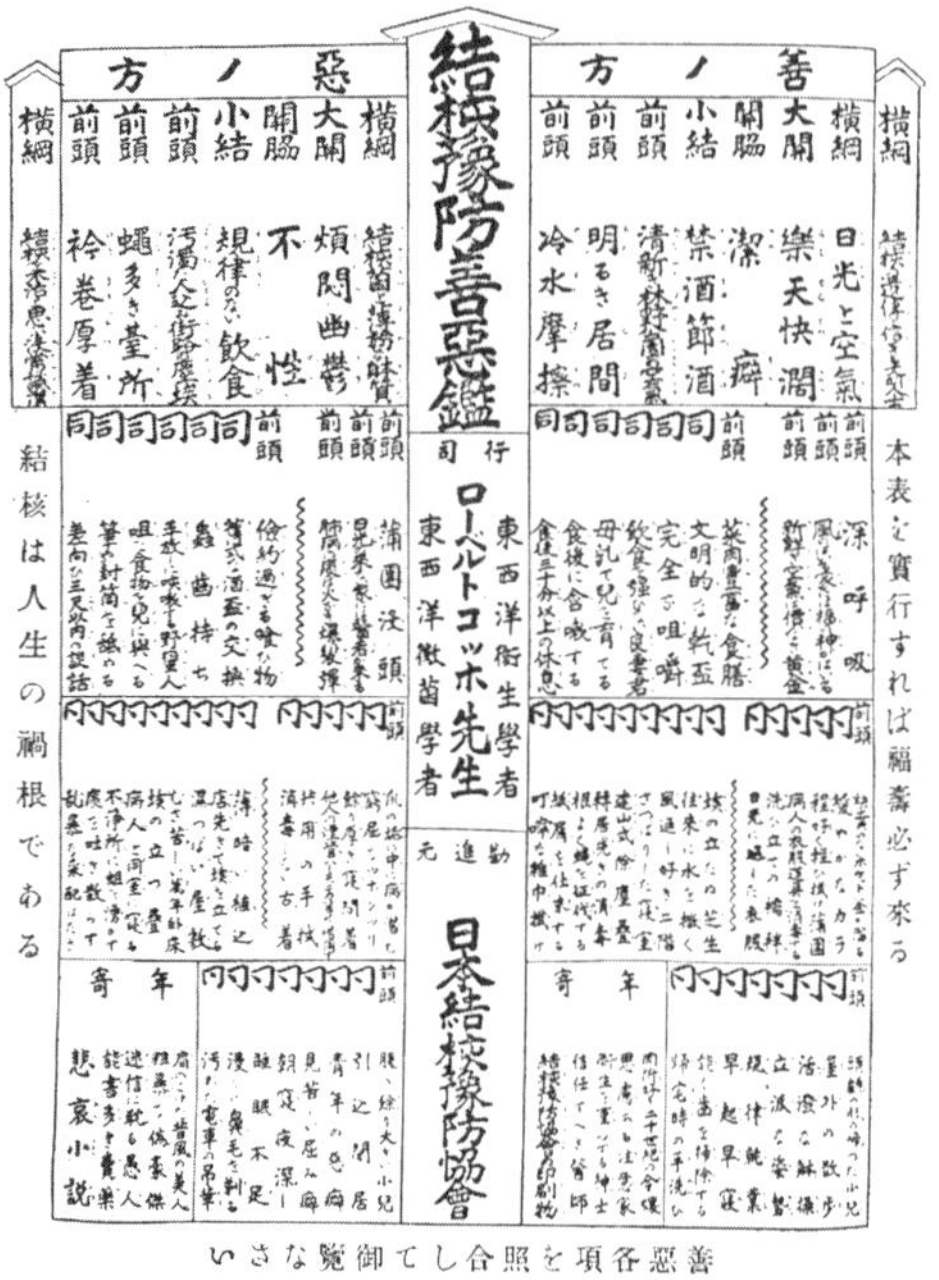

図1 「結核予防善悪鑑」(日本科学史学会編 1967: 140)

戦後社会における特効薬の普及と結核による死亡率の大幅な低下は、こうした戦前の人びとが作り上げていた豊かな歴史をほとんどすべて洗い流してしまった。一〇〇年前の日本で確かに営まれていた人びとの自然と共にある暮らしは、もはや忘却の彼方へ消え去ってしまったかのようである。

だからこそ、今となっては忘れ去られたこうした歴史を綴る必要がある。人間と人間ならざるものによるときに対立をはらんだ衛生実践の数々から組み立てられる生の秩序を明らかにすること。この挑戦的で困難な作業こそが本書に課せられた課題なのである。

＊

さいごに、本書の見取り図を示しておきたい。各章の内容はそれぞれ独立しているため、興味のある章から読んでいただいてもかまわない。また、第1章は理論や方法について丁寧に論じているため、すぐに歴史的な分析に進みたい場合は読み飛ばしてもらうことも可能である。

第1章では、近代日本の公衆衛生を対象にした先行研究を批判的に検討したうえで、本書の理論と方法を提示している。そこでは統治性研究の射程を人間以外の要素にまで広げうる可能性を論じている。

第2章はサナトリウム（結核療養所）を対象に、そこで結核患者に対して行われた日光療法を中心に取り上げて検討している。その後、サナトリウムという特定の限られた空間から外に出て、第3章から第6章までは広く都市空間に焦点を当てている。第3章では内務省による都市計画が都市インフラの調整を通して自然がもつ衛生的な作用の活用を目論んでいたことを描き出している。第4章は健康住宅の試みを複数のアクターによる集団的な科学実践として捉えることで、環境工学という知が成立する過程を描くとともに、それが居住環境を介して人びとの健康増進を目指していたことを示している。つづく第5章においては、ケアの観点から結核患者の自宅療養や予防実践の取り組みを位置づけることで、住まいが人間と人間ならざるものが分かち合う一つのエコロジーであることを抉り出している。さらに第6章では都市空間のなかでももっとも私的な場所である書斎を対象に据え、精神衛生との関連から、思索などの精神活動が可能になる条件を検討している。

終章では、本書での議論をエコロジカルな住まいと自然の統治という二つの軸に沿って整理し直すとともに、そこから生の環境史という視点を導き出すことで本書の議論がもつ意義を検討してみたい。

第1章

近代日本の公衆衛生研究をひらく

統治性研究の射程

1　制度・規律・統治からみる公衆衛生

近代日本の公衆衛生をめぐっては、これまでにもさまざまな視角から研究が積み重ねられてきている。ここではそれらを大きく①医療史・制度史、②歴史研究、③統治性研究の三つに分けて検討していく。本書の位置づけをより明確にするためにも、これら先行研究の状況を確認しておくことは重要である。

1-1　医療史・制度史

はじめに、医療史・制度史における衛生研究から確認していきたい。これらは厚生省や日本公衆衛生協会などおもに公的機関の手によってなされたものであり、公衆衛生の政策や制度の側面から描かれることが多い。[★1] 諸外国と比べたときの日本の制度の特徴や、制度構築過程でみられた政治的な対立や妥協にも目を配るものもある。こうした研究では、ひとつの傾向として、近代国家としての日本がどのように公衆衛生体制を整備していったのか、そのことでいかに病や感染症に立ち向かっていったのかという公衆衛生体制の進歩の過程が重視される。

★1　公衆衛生制度についてのここでの整理は、厚生省医務局編（1955）、日本公衆衛生協会編（1967）、日本科学史学会編（1965, 1967）、小野芳朗（1985, 1997）によるところが大きい。

一八七四（明治七）年の医制公布以来、政府は西洋医学にもとづくかたちで公衆衛生制度の構築を目指すことになる。なかでも、公衆衛生の必要性を強く認識させたのが、コレラであった。コレラは一九世紀に世界中で流行した消化器系の感染症であり、感染してから死亡するまでの時間が極めて短いところにその特徴があった。江戸末期から明治にかけての日本においても、コレラが突発的に発生しては流行を繰り返している。一八七九（明治一二）年と一八八六（明治一九）年には、全国で一〇万人以上の死者を出すなど猛威を振るっている。これを受けて、衛生行政は内務省衛生局を中心としながら、それを内務大臣の諮問機関である中央衛生会[★2]と半官半民の全国組織である大日本私立衛生会[★3]が補助するかたちで対応しようとした。

明治期の防疫対策としては、海港検疫をはじめ、感染者とその住居に対する消毒、患者の避病院への隔離、さらには感染者の出た地域への交通の遮断などが実施されていた。つまり、隔離と消毒がその主要な手段となっていた。そのため、こうした強権的な取り締まりに対しては、家族が患者を隠蔽したり、「コレラ一揆」を起こすなど抵抗を示すことも少なくなかったとされる（日本科学史学会編 1965: 34）。防疫対策における警察衛生的な傾向は、この時期の感染症予防に関する法律が取り締まりに偏したものであったことにもよく表れていた。

また、コレラの流行は同時に、公衆衛生のなかでも環境衛生を大きく進展させている。コレラ対策における上下水道の整備や家屋の清掃などの重要性は、西欧諸国で得られた知見からすでに知られていた。だが、そうした環境衛生の改善には多額の費用を要したため、国内では一筋縄に進んだわけではなかった。それに加え、一八八〇—九〇年代には細菌学による病原菌の発見もあり、防疫事業は医学的な取り組みによる解決が図られたことで、環境衛生の改善はますますその優先順位を下げることになった。この点は、環境衛生の整備が先行した英国など西欧諸国とは異なっていた（上林 2001）。しかし、清潔な飲み水を確保し、糞尿を除去することもまた、やはり公衆衛生上で不可欠であることが広く認知されることで、ようやく衛生的な環境づくりのための準備が整うことになる。こうして一九〇〇（明治三三）年前後には、感染症の予防をより重視して、上下水道の整備★4や清掃による清潔な空間の確保などの手立てが次々に打たれることになった★5（厚生省医務局編 1955）。

★2　中央衛生会は一八七九（明治一二）年に設置された。他方で地方には地方衛生会、その事務処理のために府県衛生課、さらに町村衛生委員が置かれた。その後一八八六（明治一九）年に各町村の衛生委員が廃止されたのち、度重なる制度変更を経て、最終的には地方衛生事務は府県警察部の管轄下に置かれることになった。そして、町村の衛生組合（官製の民間組織）のもと相互監視の体制が敷かれることになる。このように、中央と地方を通じて衛生行政機構は整備されていった。

★3　大日本私立衛生会は一八八三（明治一六）年に創設され、公衆衛生事業の発展向上および国民の健康増進を目的とした半官半民の団体であった。発足にあたっては、会頭の佐野常民や副会頭の長与専斎のほか、後藤新平、高木兼寛、長谷川泰らが名を連ねているが、これら幹部メンバーは当時の内務省衛生局長であった長与のもとに集まった顔ぶれとほとんど同じであった（日本公衆衛生協会編 1967: 30）。おもな活動としては、本会での総会、常会、談話会、討論会を通じた啓蒙活動のほか、機関誌『大日本私立衛生会雑誌』の発行、そして各地の支会での講話や幻灯を通しての衛生教育を行っていた。

このように、コレラの流行とその対策が公衆衛生行政の基盤をかたちづくるうえで大きな役割を果たした。明治期の公衆衛生は制度や組織だけでなく、インフラの整備も含む、総合的な体制を形成していたことが明らかになっている。具体的には、検疫制度や隔離病院、衛生行政機構、公衆衛生学や予防医学の発展、細菌学の進歩と薬品の開発に加え、大日本私立衛生会をはじめとする啓蒙組織や衛生組合などの町組織などから成り立っていた（小野 1997: 64）。こうして明治期の日本は、度重なる感染症に対する予防・治療的な体制を形式的には整えることに成功していた。

ところが、コレラやペストといった急性感染症の制圧への見通しがつく大正期以降、日本の衛生政策の関心は次第に疾病予防や健康増進へと変化していったとされる。なぜなら、急性感染症にかわって、結核などの慢性感染症や癩病（ハンセン病）、梅毒、トラホームなどが対策すべき疾病の主たるものとなり、さらにはその予防に向けてより積極的な健康増進策が重視されるようになるからである。乳幼児の保健衛生の向上や精神障害への対策の必要性などもその一環としてあった。また、それに合わせて衛生教育が行政上も重要な課題として浮上してくることになる。衛生教育がより積極的に打ち出されることで、警察による衛生的取り締まりから指導的な行政へと政策の重点が移りはじめることになった。

これと連動し、制度上でも保健衛生調査会が衛生行政の舵取り役を担っていく。明治期の公衆衛生に大いに貢献した中央衛生会や大日本私立衛生会ではあるが、事業の専門分化や公衆衛生行政の進展によって、その活動分野の幅が狭められ次第に活動そのものが低調になっていったとされる（日本公衆衛生協会編 1967: 652）。それらに代わる保健衛生調査会は、公衆衛生の実態を総合的に把握し分析する必要から一九一六（大正五）年に設けられた。その活動としては、結核や癩病、花柳病の罹患者や乳幼児の保健衛生の状況のほか、衣食住、都市衛生および農村衛生、そして精神衛生の実態など広範にわたる事項を対象にした統計的調査などがあった。そして大正から昭和初期にかけて、当調査会を中心に、結核予防法やトラホーム予防法、精神病院法、花柳病予防法などのさまざまな公衆衛生に関する法制度が作りあげられていくことになる。

1-2　歴史研究における衛生史

このように、医療史や制度史の立場からは戦前の公衆衛生について以上のように整理されてきた。これに対して、一九九〇年前後から医療史や制度史とは異なるアプローチから公衆衛生

★4　なお、大都市に限っていえば上水道は明治期にはほぼ敷設されたが、下水道は資金面などからその建設は遅れ、本格的に敷設されるのは戦後になってからである（小野 1985: 362）。

★5　一八九〇（明治二三）年の水道条例、一八九七（明治三〇）年の伝染病予防法、そして一九〇〇（明治三三）年には下水道法、汚物掃除法がそれぞれ成立している。なお、同じ一九〇〇年には娼妓取締規則、精神病者監護法も成立しており、この時期は公衆衛生関係の法規にとって一つの画期となっている。

について論じた研究がみられるようになる。それらは病気や衛生の問題への関心の高まりから生まれ、都市史や社会史、民衆史、生活史などさまざまな領域において同時多発的に形成されてきたものである。

これらの研究の多くは、従来の制度史が分析の対象としてきた行政主導の衛生政策だけでは、どのようにして民衆へと衛生観念が浸透していったのかを十分には理解できない、という問題意識をゆるやかに共有していた。コレラ禍の衛生警察にみられるようなむき出しの権力ではなく、民衆を衛生実践に動員していく側面にこそ焦点を当てる必要があるとした。そのうえで、人びとが従順に衛生秩序を受け入れていく過程の解明を試みたのである。国民国家の装置として公衆衛生を捉えることで、標準化・国民化された身体の形成（あるいは、その規範からの逸脱）についての議論をさまざまなかたちで展開してきたといえる。

たとえば、成田龍一は近代日本の文明化＝国民化の過程における身体へのさまざまな働きかけについて論じているが、そのなかでも公衆衛生が身体の馴致をもっとも強力に推し進めたとして、身体観の変容に関心を寄せている（成田 1994, 1995）。成田は、一九世紀後半の種痘の普及やコレラの流行によって、経験知にもとづく養生の世界から西洋医学にもとづく衛生の世界へと大きく変化したことを明らかにし、この養生から衛生への移行に呼応して人びとの身体観にも新たな規範が生まれることを描き出した。また、衛生知識および観念の浸透が日常生活における女性たちのふるまいや女性観に与えた影響をみることで、性差という変数を持ち込んだ分析も試みている（成田 1990）。阿部安成もまた、近代国民国家の成立が衛生をめぐる制度や思想、実践を足がかりとしていることを考察している（阿部 2001）。阿部は、一九世紀後半のコレラや癩への対処を事例に、一人ひとりの健康が強靱な国家を作るという論理のもと、個人が国家へと組み込まれていく回路のありようを鋭く指摘した。そのほかにも、個人の養生論が国家の衛生秩序へと引き継がれながら昇華していく論理を、一九世紀後半の感染症予防の言説を読み解くことで明らかにしている（阿部 1996）。そこでは、近代の「健康」や「衛生」という価値が、病気を能動的に治療し予防するような身体や精神を形成するだけでなく、より集合的な水準である公衆や国民という主体の創出をも導いていたことを示唆している。

そのほかにも、公衆衛生の観念や実践を民衆に浸透させるために持ち込まれた組織や運動に着目した議論もみられる。小野芳朗は、「衛生国家」の構築を目指す衛生行政を補完するサブシステムとして、全国各地で開催された衛生博覧会などがあったことを指摘している（小野 1997）。また、小林丈広は、都市における感染症に対する防疫行政の展開過程、および民衆意識における衛生観念の浸透と、それに伴う感染者への差別について詳細に検討している（小林 2001）。小林は京都を事例としつつ、都市空間の「清浄化」が、単に警察や行政による権力行使によっていたのではなく、博覧会などのキャンペーンを通した民衆の動員をともなうものであったことを示した。さらに、小学校や家庭における主婦や子どもに対する衛生教育を扱ったものや、家庭や地域を拠点として活躍した保健婦に焦点を当てた分析もある（新村 2006; 山本

1999）。こうした末端での取り組みの存在が、国民一人ひとりにまで衛生観念を浸透させるために重要な役割を果たしていたことが確かめられている。

これらの衛生史研究は、医療史や制度史では十分にすくい取ることができていなかった個人への衛生観念の普及に目を向けてきた点で意義がある。実際、行政だけでなく、地域社会や保健医療関係者による衛生教育活動は実を結ぶことも少なくなかった。そして、それらの研究の多くは人びとの身体への介入に着目することで、明治国家がのぞむ衛生的な価値規範を個人が内面化させていく過程をみることができただけでなく、それを文明化や国民化の過程のもとに位置づけ、近代化のダイナミズムを描き出すことに成功していたように思われる。こうした研究のことを「身体の規律化論」と呼ぶことにしたい。

1－3　統治性研究

ところで、衛生史研究において身体に焦点を当てたこれらの研究が登場してきた背景として、フーコーの影響によるところが大きかった。それらがフーコーの『臨床医学の誕生』や『監獄の誕生』での議論を明に暗に参照していることは明らかである（Foucault 1963＝1969, 1975＝1977）。だが、その後フーコーの議論のなかでも『性の歴史』第一巻ではじめて提示された生権力論や、著作としては発表されなかった講演録や講義録などの内容が次第に明らかになってきたことで、「生権力」や「統治性」といった概念をもとに近代日本の公衆衛生を分析する試みが新たに登場してきた。

よく知られているように、フーコーは一八世紀半ば以降の西欧社会おける権力のメカニズムを「生権力」（bio-pouvoir）として捉えた（Foucault 1976a=1986, 2004a=2007）。生権力とは、「ヒトという種における基本的な生物学上の特徴が、ある政治（あるいは政治的戦略、ある一般的な権力戦略）の内部に入りこめるようになるにあたって用いられる、さまざまなメカニズムからなる総体」（Foucault 2004a=2007: 3）であるとされる。より単純化していえば、生物としての人間の群れを調整・管理する権力である。諸個人の身体に照準を合わせる規律権力に対して、この権力は人間の集合的身体を統治の対象とする。「人口」（population）として把捉されるこの固有の領域を統治する知や技術を論じるなかで、フーコーはその具体的な現れの一つとして「公衆衛生」（hygiène publique）をとりあげていた。『性の歴史』第一巻においてフーコーが「人間の身体の解剖政治学」と「人口の生‐政治学」について述べるもっとも有名な一節のすぐあとで、後者に関して彼はこう続けている。

君主の権力がそこに象徴されていた死に基づく古き権力は、今や身体の行政管理と生の勘定高い経営によって注意深く覆われてしまった。古典主義の時代における様々な規律制度――学校とか学寮、兵営、工房といったもの――の急速な発展である。同時にまた、政治の実践や経済の考察の場で、出生率、長寿、公衆衛生、住居、移住といった問題が出現する。つまり、身体の隷属化と人口の管理を手に入れるための多様かつ無数の技術の爆発的出現である。こうして「生‐権力」の時代が始まるのだ。（Foucault 1976a=1986: 177、一部訳語を変更）

生権力においては、幼児の死亡率を下げ、感染症を予防し、住居や都市環境を整え、生活条件に介入することで、生き共存する人間たちの健康を増進し、ひいては国力を高めることが目指される。

こうしたフーコーの公衆衛生論に早くから着目していた日本語圏の研究として、阪上孝の議論をあげることができる。阪上は一九九〇年代から統治を主題としたいくつかの論考を発表していた（阪上 1999; 阪上編 1997）。たとえば、『大日本私立衛生会雑誌』での議論をもとに、統治の観点から公衆衛生を捉えて分析している（阪上 1995）。まず阪上は、近代日本においてコレラなど急性感染症に対する強権的な対策から、次第により間接的な関与による公衆衛生の確立が模索されるようになっていった変遷をみる。そして、森林太郎（鷗外）の言説から、公衆衛生は身体よりもそれをとりまく空気や水、住居などの環境を対象としているがゆえに、医学以外のさまざまな知識を必要としていたこと、それゆえこうした広範な領域を対象とする知識の必要性が行政との結びつきを強めることにつながっていくことを確かめている。こうして、公衆衛生は〈統治の技術〉と不可避に結びついていたことを明らかにした。さらにそのうえで、長与専斎や後藤新平の議論から、公的領域と私的領域とを区別し再編するという文脈で地方自治にもとづいた公衆衛生が説かれていたことを示し、それが日本における〈社会的なもの〉の領域を作りだしてきたと論じている。この社会的なものの浮上と公衆衛生との関連については、本書の第3章で検討する。

一方、近代日本の衛生の展開と受容を包括的に探ろうとする宝月理恵は、衛生規範や知識についての受容者の戦略をみることで、衛生規範の身体化やそれへの抵抗の局面を描き出そうとしている（宝月 2010）。宝月は、従来の衛生史研究が受け手側の経験に十分な関心を向けてこなかったことを批判する。そこから、衛生規範を受容する家族の「生きられた経験」の考察が課題として提示される。また、やはりこれまでの衛生史研究が捉えられていなかった規範への抵抗や不服従の側面にも注意を向けていく必要性に言及している。この点については、医療専門職の専門職化過程の分析を通して、学校における子どもの身体の衛生管理の実践をみることで検討している。こうした問題意識のもとで宝月は、行政、専門家、そして受容者という重層的な連関のなかで子どもの身体の医療化について考察している。

2　人間ならざるものたちのざわめき

ここまで、近代日本の公衆衛生を主題とした研究状況を概観してきた。次に、これらの先行研究の批判的検討を通じて本書の課題を明らかにしておきたい。

これまでの研究はいずれも、いかにして衛生秩序が成り立っていたのかを探究してきたといえるだろう。人間の生はそれ自体で営まれるわけではなく、それを可能にする政治的で社会的な条件があったという歴史を描き出してきた。しかし、自然と共にある人間の生を理解しようとする本書の問題意識からすれば、先行研究には看過できない限界があることもまた明らかである。ここからは、インフラストラクチャー（インフラ）、結核菌、自然という三つの論点から近代日本の公衆衛生史が抱える課題を再構成し、生態学的な理解のもとで人びとの生を位置づけることが不可欠であると論じていく。順を追って確認していこう。

2－1　インフラストラクチャー

先行研究の検討において確認しておいたように、身体の規律化論では個人の身体に焦点を当てる方法が戦略的に採られてきた。そして身体を媒介にして衛生規範が広く浸透し、近代日本に衛生秩序が打ち立てられたと考えられてきた。だが、こうした研究は、近代日本の公衆衛生において環境衛生が果たしていた役割にあまり注意を向けてこなかったように思われる。[★6] しばしば指摘されるように、感染症の制圧には個人の衛生規範の涵養のほかに、身体をとりまく空気や水、住居などの環境的要因の改善が功を奏してきた一面がある。人と人の距離や、人とモノの循環を再編する方法としての公衆衛生である。こうした環境的要因への働きかけに対する分析を切り捨てることはできない。

もっとも、公衆衛生における環境衛生に焦点を当てるような研究も少なからず認められる。たとえば見市雅俊は、先述の衛生史研究と同様にフーコーの議論を参照しつつ、西欧近代における公衆衛生と身体の規律化について論じているが、特筆すべきは環境衛生の側面に紙幅をより費やしていることである（見市 1990）。そこでは、一八世紀に生じた公衆衛生の転換、すなわち「環境主義の医学」にもとづく環境の改良による積極的な感染症予防へと至る流れに焦点が当てられる。都市空間の改造によって感染症の原因となる腐敗した空気を清浄化し、管理していこうとする公衆衛生の新たな展望が、そこに切り開かれたのだとした。

小野芳朗もまた、これまで環境衛生に注意を向けてきた一人である。小野は、戦前期における衛生工学の成立過程や都市における上下水道の敷設について、衛生工学技師に目を配りながら、丹念に追いかけている（小野 2006）。そして、こうした衛生技術が台湾や満州に「輸出」されていくことを「帝国の衛生」という大きな文脈から位置づけた議論を展開している。小野によるこれまでの一連の研究は常に衛生を環境との関わりでみているところがあり、決して身体にのみ関心を寄せてきたわけではなかった。

★6　もちろん、すぐあとで述べるように、身体の規律化論が環境衛生にまったく触れていないわけではない。だが、医療史や制度史との差別化を図るために、それらが個人の身体に分析を限定する傾向にあったように思われる。とはいえ、本書においても身体の規律という論点は重要な論点として引き続き着目していくことになる。

さらに、ここで思い起こしておきたいのは、都市を対象としたかつての社会的差別論では環境衛生に着目していたということである。安保則夫は『ミナト神戸　コレラ・ペスト・スラム』で、社会的差別が近代都市形成のなかで構造化されていった過程を明らかにしている（安保 1989）。そこでは、コレラやペスト防疫の一連の取り組みによって「貧民部落」が病毒の温床であるとする行政のキャンペーンがとられ、そうした地域が市区改正という都市計画事業のもとで解体され、追放されることを経て、再形成されていくプロセスを説得的に論じている。注意しておきたいのは、安保が衛生行政を、単に取り締まりを中心とする防疫対策としてだけではなく、住宅や道路、上下水道といった都市の環境整備を含むより広義の意味で捉えていることである。

環境衛生に着目したこれらの研究は特筆に値する。疾病を予防し健康を増進することを目的とした公衆衛生が標的としていたのは、個々の身体だけではない。身体の周辺を取り巻く環境もまた介入の対象となっていたのである。空気の流通や清浄化、安全な飲料水の確保や下水の排除、道路舗装などインフラの整備もまた、人間の健康を大きく向上させる要因として考察の対象に含めたことの意義は大きい。

以上から、公衆衛生における物質性の水準についても分析の射程に収める必要性を強調しておきたい。都市インフラの整備が感染症の予防にどのように関わっていたのか。それだけでなく、住居や居室のスケールにおいても、防疫の観点からいかなる物理的環境が整えられていたのか。こうした点については、いまだ明らかになっていないことは多い。そしてまたこうした視点は、自然との関係において人間の生を捉える本書の問題関心に答える有用な手がかりとなる。

たとえば、日光は大正・昭和初期に問題となっていた健康増進や精神衛生の健全化のための環境づくりにおいても重要な役割を果たしていた。だが、衛生環境が悪化する原因がそもそも都市化にあったように、日光は必ずしも都市全体にくまなく行き渡っていたわけではなかった。そのため、日光を都市空間に行き渡らせるためには、都市空間や建造物の調整を必要としたのである。水道というインフラが浄水場や配水管、蛇口といった個々の物的設備やそれを運用し維持管理するための制度や実践と結びついて利用されていたように、日光の利用の場合も日光が射し込む広い道路や住宅における窓の設置、さらにそれを維持管理する営みと不可分な関係にあった。こうした環境整備を考えるうえで都市計画や住宅改良が果たした役割を見逃すことはできない。

また、本書ではこうした物理的な環境を構築するうえで窓ガラスという科学技術が有していた機能に大きな関心を寄せている。★7 まず、窓ガラスは上記のような都市空間を作るうえで住まいの内外を媒介するような働きをしていた。都市の建造物を調整し日光や風を循環させたとしても、それを水道の蛇口のように、住宅内に引き込むための設備が必要である。窓はそうした役割を果たしていた。反対に、室内での活動によって排出された汚れた空気を屋外へと放出する換気のための設備としても、窓は衛生上欠かすことはできない。さらにガラスの透明性を活かして、屋外気候から切り離されながら景観を観ることを可能にもしていた。それだけでなく、日光療法や日光消毒など結核療養所や住宅で行われていた衛生の取り組みにおける道具としての側面もまたもっている。病原菌や自然など人間ならざるものを包含する生態学的な観点からみても、この窓ガラスという技術がもつ重要性は強調するに値する。

2-2 結核菌

近代日本の公衆衛生をみる先行研究の多くは、コレラやペストといった急性感染症への防疫体制が整えられる明治期を分析対象に据えてきた。そこにはいくつかの理由があると考えられる。まず、「コレラは衛生の母」としばしばいわれるように、明治期は日本において公衆衛生体制が構築された時期であり、それがもつ政治的、経済的、文化的な影響の大きさがある。そのため、公衆衛生の揺籃期に多大な関心が寄せられてきたことは不思議なことではない。また、明治期には公衆衛生体制の構築に携わった数々のビッグネームがいたということもあげられるだろう。近代日本に衛生観念を持ち込んで内務省の初代衛生局長ともなった長与専斎をはじめ、やはり衛生局長にもなり『国家衛生原理』(一八八九年)を記した後藤新平、文豪であるとともに軍医としても有名であった森林太郎(鷗外)などがその代表的な例である。事実、従来の研究で分析の対象となってきたのは、こうした人物の思想や実践であることがほとんどであった。

それに比べて、大正・昭和初期の公衆衛生については、これまであまり注目されてこなかった。医療史・制度史の研究が明らかにしているように、おおよそ大正期以降の衛生行政の重心は感染症対策から疾病予防や健康増進へと移行していった。そのなかで結核の治療や予防は社会的な手段でもって解決されるべき問題として捉えられるようになる。なぜなら、結核の要因として職業や教育、栄養、そして住居など国民の生活全般が関わっていたからである。そのため、公衆衛生制度が次第に専門分化していった結果、全体を見渡すことのできる人物はほとんどいなくなり、顔のみえない専門家集団や行政官僚によって制度は運用されていくことになる。

しかし、大正・昭和初期の人びとにとってもっとも身近に経験されうる病のひとつが結核であったことは忘れてはならない。序章ですでに述べたように、結核による死者数や患者数は明

★7　ガラスという技術をめぐっては、たとえば、モダニティやポストモダニティにおける視覚との関連で論じられることが多い（Friedberg 1993=2008, 2006=2012; McQuire 2008; Schivelbusch 1977=1982）。また、これらの議論の多くで参照されているものとして、ヴァルター・ベンヤミンのガラスへの関心があげられる（Benjamin 1982=1993-5）。さらに、社会学においてガラスを扱ったものとしては、吉見俊哉や原田隆司らの研究をあげることができる（原田・寺岡 2003; Vera 1989; 吉見 1992）。しかし、これらの研究において公衆衛生の観点から窓ガラスについて言及したものはみられない。ただ、富永茂樹は衛生や健康といった主題のもとガラスについて、ごく一部ではあるが、触れていることを付記しておく（富永 1973）。

治期のコレラよりもはるかに多かった。「国民病」とも称された結核とともに、この時期の人びとの生は営まれていたのである。

また、見市雅俊は、感染症においては病原菌を含む他の生物とのエコロジー的な関係性のなかで人間を捉えるとともに、「病原菌それ自体としての歴史」を軽視しないよう注意を促している（見市 1990）。こうした見市の声に真摯に向き合うのであれば、コレラと結核は同じ感染症とはいえ、その特徴が大きく異なることに無関心ではいられない。コレラは消化器系の感染症であり、発症率が高く致死率も高い。感染から死亡するまでの時間も極めて短い急性感染症である。これに対して、結核は呼吸器系の感染症であり、慢性感染症である。発症率はそれほど高いわけではなく、そのため長期間にわたり体内に潜伏することができる。

それに加えて、病原体それ自体がもつ感染経路にも違いがみられる。コレラはコレラ菌に汚染された水や食物を介して感染が広まるために、水道の敷設が感染対策として有用であった。だが、結核は保菌者がせきやくしゃみによって排出する結核菌を他の人が吸い込むことで飛沫感染する。それゆえ、水道などのインフラ整備だけでは感染を防ぐことができず、都市や住宅における空気の流通を促進するなど居住環境の変更が必要であった。

こうした結核予防の特徴がもたらす状況は極めて生政治的であるといえる。金森は生政治にとって、ペストなどの古典的疫病よりも、半ば恒常的に集団に蔓延する習慣的な疾患（風土病）のほうが問題になるとしている（金森 2010: 37）。前者が短期間のあいだに猛威を振るい終息するのに対して、後者は長期間にわたって集団を弱体化させるからである。結核もまたその治療が長期にわたる分、個人の身体よりも集団を取り囲む周辺の環境や都市全体の管理にまで公衆衛生の範囲が及ぶことになる。結核という感染病は生政治との「相性」がよい。

以上からも、結核を中心的な分析対象に据える意義は十分にあると考えられる。★8 同じ感染症であっても、コレラと結核とでは病原菌それ自体の特性は大きく異なる。結核菌の存在を前提として日常生活が組織されなければならなかったのであれば、結核菌がもつ固有の性格が人びとの生活を大きく変えていたと考えられる。この病原体の伝播経路はどのように都市や住居をかたちづくっていくことになったのか。一朝一夕では病状が好転しない長く続く療養生活において、患者の営みや看護者によるケアの実践はいかにあるべきとされたのか。

スーザン・ソンタグはかつて人間にとって結核がどのような意味をもっていたのか、そのイメージを読み解いた（Sontag 1978=1992）。しかし、こうした意味や表象という観点からのみではたどり着けない、結核菌そのものの歴史とともに人間の歴史を捉え返すことが必要なのではないか。生歴史は決して人間という種だけの歴史なのではない。結核菌を含む複数の生の歴史

★8　近代日本の結核をめぐる研究は一定数蓄積されている。比較的近年に出版されたものに限定すれば、たとえば、政策的・医療史観点から分析を加えた研究（小松 2000; 常石 2011）や、結核の文化的側面に着目した研究（福田 1991, 1995, 2001; 北川 2009, 2021）、都市化や都市の形成と関連づける議論（花島 2020; 竹村 2008）などがある。

でなければならないだろう。

2-3 自然

先行研究において環境衛生に関心が向けられてこなかったということは、インフラだけでなく、インフラによって利用可能になる水や空気などの自然物の役割に対して十分な注意が払われてこなかったことをも意味している。結核の場合、都市化や工業化が都市の居住環境に悪影響を及ぼしたことが蔓延する大きな要因を作った。工場から排出される煤煙は太陽光を遮り、大気を汚染した。しかし、こうした環境の変化はこれまで結核の蔓延をもたらす条件として言及されることはあっても、生活環境の改善に向けて日光や空気がしばしば生政治的な主題となっていたことは分析されてこなかった。しかし、衛生環境の改善や健康増進に日光や風などの自然物が果たしてきた役割は、決して過小評価されるものではないだろう。

ジャン゠ピエール・グベールは、一九世紀から二〇世紀にかけての「水の征服」と共和国の確立を重ね合わせることで、衛生や健康が民衆に平等にもたらされる過程を描いている(Goubert 1986=1991)。清浄な水が広く利用できるようになるには、医師や科学者、行政官、技術者などさまざまなアクターによって、導水管を敷設し、給水塔を設置し、街路に水道栓を置くことが不可欠であっただけでなく、上水道や下水道、水洗トイレなど住環境という私的空間に至るまでの大改造を必要とするものであった。併せて、社会教育を通じて人びとの衛生観念や心性を変化させる必要があったほか、衛生習慣を大きく変えていくことを不可欠とした。さらに興味深いことに、こうした清潔な水の獲得によって、ワクチン接種より以前に、腸チフスによる死亡率を大幅に減少させることが可能になっていたという。このように、グベールは水という自然物をめぐる公衆衛生の普及プロセスを巧みに描き出すことによって、近代西欧における「水の征服」がいかに政治的、経済的、文化的に大きなインパクトをもたらしたのかを明らかにした。

ここで本書の関心に引き寄せると、近代日本の公衆衛生において日光や風という自然物がもたらした影響は、これまでの研究では十分に明らかになってはいない。しかし、歴史を紐解けばすぐにわかるように、結核予防において日光と空気はもっとも重視されるべきものであった。結核を分析の中心的な対象とする本書において、これら自然物は結核の蔓延をもたらす前提条件としてだけではなく、より積極的に人間の生の環境を構成するアクターとして理解することにしたい。

また、序章において、戦前社会においては結核の治療法が確立されていなかったことを確認しておいた。そのため、当時の社会では実にさまざまな結核治療やその予防策が試みられていたが、そのなかには今日からみれば決して科学的とはいえないような取り組みも数多く含まれていた。治療法のない時代に人びとがこうした方法に藁をも掴む想いですがりついていたことは想像に難くない。そして一般的に、こうした実践については当時の人びとが十分な科学的知識を持ち合わせておらず、誤った知識にもとづいて医療行為が行われていたと説明されることが多い。

だが、従来の制度史がもっていたような「ホイッグ史観」——感染症に対する医学の勝利という進歩のプロセスとして歴史を記述しようとするやり方——から距離をとり、医療行為の実際の有効性に関しては一端保留しつつ、日常的に行われていた医療行為の現実をつぶさにみようとすることは、依然としてその重要性を失ってはいない（見市 1990）。

本書では、医療行為のなかでも太陽の光を利用した結核の治療法である日光療法が行われていたことに焦点を当てる。二〇世紀初頭に欧米ではじめられた日光療法は、一時的に広く社会のなかで採り入れられたものの、有効な治療法として定着することはなかった（Carter 2012; Freund 2012）。今日からすればその効果には疑わしいところがあるといってもよい。場合によっては身体にとって有害であるとも考えられるようになっている。そのため、現在の結核治療の歴史からは日光療法に関する記述が消去されているといっても過言ではない[★9]。しかし、病因の医学的同定から治療法の開発に至る直線的な歴史ではなく——繰り返せば、それは事後的な視点から書かれた歴史にすぎない——、同時代の医師の苦悩や身近な材料を用いたなかばアドホックな治療法にみられるような試行錯誤の歴史のなかにこそ、人びとの実践のリアリティをみいだすことができる。はたして医療行為や感染予防の過程でいかに日光や風といった自然物は動員されていくことになったのか。

ここで注意すべきは、水と同様に太陽光や風も時間的・場所的に偏りがあるということである。それはいつでもどこでも使うことのできる無尽蔵なエネルギーではない。昼と夜があるのは当たり前であり、季節や緯度によって太陽の傾きや高さが異なる。それに気象条件によっても大きく左右される。それだけでなく、居住環境には階層的な偏りが影響しており、煤煙による妨害もあった。

このことは、自然が人間の生の環境を構成するアクターとなるためには、それに働きかけ、調整し、新しい流れを生み出すための技術的な媒介を必要としていることを意味している。自然物の活用についてはすでに述べたように、都市や住宅などの物理的環境と結びついていたのではないか。はたして都市や住宅は自然を活用するためにどのような計画でもっていかなる設備や道具が整えられることになったのか。そうした設備や道具を用いていたのはどのような人びとであったのか。本書では、公衆衛生上の目的から自然が活用されるために、どのような政治的・技術的なアレンジメントがなされていたのかを探ることも大きな課題となっている。

★９　川喜田愛郎は、二〇世紀の医学を振り返るなかで、放射線医学の先駆的試みとしてアーク燈を用いた紫外線治療法を位置づけている（川喜田 1977: 1110）。そして二〇世紀初頭に、結核に対するより簡易化された人工太陽燈を用いた紫外線療法が流行したことや、それ以外でも高地での日光療法の取り組みがあったことを付け加えているが、わずかな言及に留まっている。

3　エコロジーのなかに人びとの生を問う

前節では先行研究で十分に検討されてこなかった論点を提示し、検討してきた。これまでの近代日本の公衆衛生史では人間を中心とした社会的な活動におもな関心が向けられていた。しかし、それだけにすべてを帰すことはできない。本書では、人間以外の要因もまた公衆衛生上で大きな影響をもたらしていたと考える。とりわけ、結核菌の特性、それを運ぶ空気の流れやそれを死に至らしめる太陽の光線、そしてそれら自然の作用を調整する都市インフラや住宅の窓などの人工物、これらに焦点を当てることにしたい。人間の生はこれら他の存在者との関係のなかでかたちづくられてきたのではなかったか。大正デモクラシーに熱狂し、百貨店で華やかな消費に勤しむ都市民衆の健康的な身体は、さまざまな人間ならざるものによって支えられていたのではないか。したがって、人間と人間ならざるものとの絡み合いのなかで公衆衛生を捉え返すことが、先行研究の検討から導き出された本書の課題である。

この課題に対して、本書は史料にもとづいた歴史を再構成することによって応えていく。分析の対象となるのはおもに一九一〇―一九三〇年代の日本でなされた、医師や技術者による科学知識や活動、建築学や工学、衛生学における言論や実践、国家の行政官僚による都市政策に関する言論、さらには一般大衆による言論や実践である。おもに分析対象とする具体的な名前をここで列挙しておけば、医師の正木不如丘や田辺一雄、医学者である藤原九十郎、内務官僚の池田宏や高野六郎、建築家の藤井厚二や山田醇、家政学者の大江スミ、技術者の杉江重誠、そしてジャーナリストとして活躍した市島謙吉などがある。ただし、こうした一部の専門的な科学者による知や実践だけでなく、市井の人びとが持ち合わせていた在来知や営みもまた重要な考察の対象となる。具体的な分析素材については、各章においてさらに詳しく説明する。ここでは本書の分析対象がもつ特徴について述べておきたい。

まず、本書ではさまざまなスケールの空間を横断的に把握し、相互に結びつけて分析するという方法をとっている。具体的には、サナトリウム（結核療養所）、都市、住宅、書斎という四つの空間を考察の対象に据えている。一般的にはこれらの空間のあいだに共通したものを見つけ出すことは難しいだろう。しかし、これらは公衆衛生上いずれも重要な場所であるだけでなく、人間以外の観点からみれば相互に関連し合いながら全体としてひとつの生態系をかたちづくっている。

結核はおもに肺の病気である。感染者によって排出された結核菌が空中に浮遊しそれを呼吸によって吸い込むことで、気道を通って肺に入り定着する。そのため、結核菌からみれば人間の肺は室内の空気や都市空間の気候とおおよそ地続きであるといえる。人間と環境の境界線はきわめて曖昧であり、それらは互いに結びついている。文化人類学者のエリザベス・ポヴィネリは、人間の肺について考えてみるとき、皮膚によって内と外を境界づけることは想像されたものにすぎないことがわかる、と述べている（Povinelli 2016）。スケールを変えてみれば、人間の肺は周囲のより広大な環境に開かれているのであり、呼吸によって地球規模での炭素循環と不可分に結びついているのである。このような考えのもとに立てば、結核菌や空気にとって人間の身体の内と外は決して強固な境界線で隔てられているものではないことがわかるだろう。

したがって、本書の特徴のひとつとして、複数の空間的スケールを横断するかたちで史料を渉猟し、分析を行うことがあげられる。

もう一つの特徴として、これまで公衆衛生を主題とする研究においては扱われなかった領域の史料も検討することが挙げられる。統治性研究を専門とするクリス・オッターは、都市の歴史は政治家や行政者だけでなく、その物理的基盤を開発し維持管理する技術者や衛生工学者の歴史でもある、と述べている（Otter 2005）。たとえば、これまで公衆衛生が論じられる場合、法制度や行政資料が主要なデータとして利用されてきた。もちろん、本書もこうした史料を扱ってはいるが、これまで先行研究では見落とされてきた自然科学や技術、あるいはその維持管理といった実践に関する史料もまた分析・考察の対象に含めるところに特色がある。それゆえ、これまで重視されてきた長与専斎や後藤新平、森林太郎（鷗外）といった公衆衛生のビッグネームについては、本書ではほとんど直接の分析対象に含めていないことをあらかじめ断っておく。そのほかにも、気象学や地球物理学、鉱物学など従来の日本の公衆衛生史ではあまり触れられてこなかった領域にも、必要に応じて踏み込んでいる。

このように、これまでの近代日本の公衆衛生史とは異なる分析対象を含んでいるところに、本書の特徴がある。では、このような対象をどのように分析するのか、その視角についても触れておかなければならない。次節では、関連するいくつかの研究を参照することによって、本書の課題に応えるための方法論を検討していきたい。

4　統治性研究の新たな展開

本節では、フーコー自身の公衆衛生論から、ANTを受容したポスト・フーコー派の統治性研究、複数種の民族誌と地権力論、さらに近年の環境史を中心に概説し、公衆衛生に対して生政治や統治の議論がどのように用いられてきたのかを明らかにする。その後、それらの議論から本書の主題である近代日本の公衆衛生を分析するにあたっての方法論的エッセンスを抽出する。

4-1　フーコーの公衆衛生論

フーコーの生権力および統治性の概念にもとづき、近代日本の公衆衛生を論じた議論についてすでに確認したが、それらが十分な概念的検討を経ていたとはいえない一面がある。そこでまずはフーコー自身の議論をより詳細に検討するところからはじめる。

『安全・領土・人口』のなかでフーコーは、自由主義的な統治のあり方を特徴づけるものとして「人口」(population)の出現をあげている。この人口は自律した存在ではなく、たとえば

「ポリス」や「安全メカニズム」という知や技法の効果として立ち現れたとされている。まずはポリスから具体的にみていきたい。一七―一八世紀にかけてのポリス（police）とは国力の増強を目的として「社会集合「体」」（«corps» social）を管理する手段の総体である。ここでの「社会集合体」とは、「複雑で多様な物質性［matérialité］であって、それは、個人の「体」を越えて、彼らの生活を保証し、その活動の枠組みや結果を構成し、移動や交換も可能にするような、物質的要素全体を含んでいる」★10（Foucault 1979＝2001: 11、一部訳語を変更）とされる。より具体的には、そこには天然資源や労働生産物（商品）とその流通、商取引のほか、都市や道路の整備、居住環境などが含まれる。さらに、フーコーは続ける。ポリスはこの「社会集合体の「肉体的」要素を引き受ける。いわば、この市民社会の物質性をである」。ここで使われている「市民社会の物質性」という概念はその後発展させられることはないが、社会体の「肉体的＝物理的」（physique）要素の言い換えとして使用されていることは重要である。そして、「この物質性の中心にある要素が現れるが、その要素の重要性は一七世紀、一八世紀において常に強化されて、高まっていく。それは人口である」（Foucault 1979＝2001: 11、一部訳語を変更）。こうしてその特有の存在条件と結びつきつつ、出生率や死亡率として計測される生物学的な現象としての人口が現れる。人口の出現という出来事は、ポリスという物質的な諸要素の全体（物質性）を管理する実践――健康政策もそのひとつ――を通して分節化されるひとつの形象、ということになる。

同様に、「安全メカニズム」(les mécanismes de sécurité) の説明として、フーコーは「環境へと向かう政治技術」(たとえば、公衆衛生) の出現をあげている。ここでの「環境」(milieu) とは何か。「環境とは何か? ある物体が他の物体に距離をおいて及ぼす行動を説明するために必要なものです。つまりそれは、ある作用の流通の支持体・境位です。つまり、この環境という概念において問題となっているのは流通と因果性という問題です」(Foucault 2004a=2007: 25)。環境とは、偶然的な諸要素が展開する空間であり、単なる自然環境 (environment) のことではない。そして、一八世紀の建築家や都市計画家は、この概念に見合った図式のなかで都市空間に働きかけ、整備するようになったとされる。具体的には「環境とは、河川・沼地・丘といった自然的な所与の総体、個人や家の密集といった人工的な所与の総体」で「そこに住まうすべての者たちに関わる一群の効果」(Foucault 2004a=2007: 26) だとされる。環境においては、自然的な所与でも人工的な所与でもとくに区別される必要はない。そして、この環境を通して働く安全メカニズムが目指すのは、法権利の主体でも規律的身体としての諸個人でもなく、人口――「自らが身を置く物質性に根底的・本質的・生物学的に結びつくという形でのみ存在するような個人の群れ」(Foucault 2004a=2007: 26)――とされた。

★10　なお、ここでの「«corps»」は当初「肉体」と訳されていたが、のちに「体」に改められているため、ここでもそれに従って変更している。

このように理解しておくことで、はじめて公衆衛生の位置づけが明確になる。序章でも触れたリオ・デ・ジャネイロでの講演のなかでフーコーは、人口に対する諸科学のひとつとして社会医学、すなわち公衆衛生の出現について扱っている（Foucault 1977a=2000）。ハンセン病やペストに対する医学的処置とは異なり、一八世紀後半にフランスで発達した都市医学においては、都市計画家たちが水や空気などの自然の諸要素に関する知識を参照しつつ環境の整備を行っていたという。★11 あるいは、都市医学とは人間やその身体を対象とする医学ではなく、生活条件に関わる大気や水、腐敗物を対象とする「物の医学」であったとしている。こうした新しい都市医学こそが公衆衛生に他ならないとした。それは先ほどみた「環境」への働きかけの一環、医療化としてのそれ、として理解することができるだろう。すなわち、「公衆衛生とは、健康を助長したり、あるいは逆に健康を損なったりする環境要因を検査したり、変更したりする技術」であり、「環境を政治的・科学的に管理すること」なのであった（Foucault 1977a=2000: 294）。

以上のようにフーコーは、ポリスから安全メカニズムへと統治の技法が変遷するなかで浮上してきた権力メカニズムの一つとして、公衆衛生を位置づけていた。繰り返せばそれは、環境への介入を通して人口を管理する新しい権力のかたちの一つであった。こうして、医学は個人の病気を治療するだけでなく、一八世紀を通して人口全体の健康のために行政機構のなかで重要な位置を獲得するようになったという。

ここまで、フーコーによって展開された公衆衛生論を詳細に検討してきた。公衆衛生を権力の働きとして捉え、医学やその専門家としての医者が次第に行政機構のなかに組み込まれていったというその指摘は重要である。

ここでより重視しておきたいことは、フーコー自身の議論において人間の生がその物質的な要素との関係において把捉されていたという視点がすでに示されていることである。フーコーが生権力を人口の管理として捉えていたことはこれまでにもよく知られているが、その人口と物質性との関係性についてはこれまで丁寧に議論がなされてこなかった。[★12] フーコーを参照しつつ近代日本の公衆衛生を分析した既存の研究においても、このような議論を十分に踏まえていたとはいいがたい。

しかし、ここまでの議論でみてきたように、フーコーが描き出そうとしてきたのは物質と結びつく限りでの身体の水準、すなわち「市民社会の物質性」をめぐる権力作用に他ならない。

★11　一八世紀のフランスで発達した都市医学の目的は、①都市内部にみられる過密で、無秩序で、危険な区域の分析、②水や大気などの流通の管理、③共同生活に必要な要素（給水場や下水道）に関する分配と手順の編成、にあったとされる（Foucault 1977a=2000: 290-293）。なぜなら、「それぞれの界隈の所在地、そこの湿気や日当たり、町全体の風通し、下水や使用水排水のシステム、墓地や屠殺場の場所、人口密度、それらすべてが、居住者の死亡率や罹患率の上に決定的な役割を及ぼす要素となる」（Foucault 1979=2001: 16）からであった。

★12　統計学との関連からのみで人口概念を捉える一般的な理解とは異なり、檜垣立哉が人口を場所や環境と結びついた実在する生命として読み解き、さらに独自の議論を展開していることは特筆に値する（檜垣 2012）。

それは人間を物質性のもとで捉えようとする権力の働きであり、人間と自然が分かちがたく結ばれているものとして管理しようとする権力である。人間と自然を区別したうえで政治的分析の領域を前者に限定する近代政治思想から、彼は距離を取ろうとしていたはずだ。自然とされるものがいかに人間の政治のなかで語られ、それへの介入がなされてきたのか。こうしたプロセスを分析するために「環境」という概念に着眼していたのである。

こうした議論を踏まえたうえで、本書ではフーコーの統治性論を援用する。さまざまな領域で縦横無尽に使用され、すでに手垢にまみれたともいえる彼の議論を用いることに懸念がないわけではない。しかし、統治性研究のなかで論じられている環境概念は、後述するように、その後さまざまな研究領域のもとで発展的に取り入れられ、人新世や複数種の民族誌など今日的な議論のなかで改めて注目を集めるようになっている。ジョルジョ・アガンベンやアントニオ・ネグリ＝マイケル・ハートによって生権力概念は新たな方向へと拡張されることになったが（Agamben 1995＝2003; Hardt and Negri 2000＝2003）、本書はこうした方向性とは異なるかたちでフーコーの統治性研究を拡張する可能性を示す。

とはいえ、フーコーの公衆衛生論が開くこうした視点の有用性をくみ取りつつも、西欧社会をおもな対象にして練り上げられた議論をそのまま本書で用いることには慎重でいなければならない。いうまでもなく、西欧とは政治や経済、文化、地勢が異なる日本の特異性については、分析に際して視野に収めておく必要がある。そして何より、本書で着眼している人工物や細菌、そして自然については、これらの概念でそのまま分析できるわけではない。上記でみたようにフーコー自身の議論においてこれらの視点がまったくなかったわけではないが、その後十分に展開されることはなかった。したがって、生権力や統治性という視座を練り上げるためには、ポスト・フーコー派の議論を中心にさらなる検討を試みる必要がある。

ただし、フーコー以後の研究史の蓄積はすでに膨大な量にのぼっており、そのすべてをつぶさにみていくことはおおよそ不可能である。したがって、ここでは本書が着眼している人工物や細菌、そして自然を分析するうえで関連する研究を中心にみていくことにしたい。

4-2　ポスト・フーコー派とANT

一九九〇年代以降の英語圏では、フーコーの後継者によって統治性研究が大きな展開をみせている[★13]。あらためて確かめておけば、「統治性」(gouvernementalité, governmentality) とは、フーコーによって一九七七年から七九年にかけて考察された概念である (Foucault 2004a=2007, 2004b=2008)。統治性の分析とは、もっとも抽象的には、ある行為が他者の行為可能性の領域を構造化する手段・方法としての権力行使を探ること、とされる (Foucault 1982a=2001: 27)。ときに「振る舞いの導き」(conduct of conduct) の分析ともいわれている。

こうした統治性の観点から公衆衛生を分析する試みはすでに国外では一定の蓄積がみられる。それらは、フーコーの分析視座を発展させ、生権力が介入する対象として都市を取り上げ、それが生の空間として編成されてきたことを経験的に確かめようとしてきた（Joyce 2003; Osborne 1996; Osborne and Rose 1999; Rabinow［1989］1995; Rose 1999）。これらの研究は、「環境」のなかでも都市が介入の特権的な対象として浮上してきたというフーコーの議論を引き継いでいるものと理解することができる（Foucault 2004a=2007: 78）。それらは、人びとの行動への働きかけが啓蒙的なキャンペーンだけでなく、都市インフラなどの物質的な水準で――すなわち、集団的で無意識的な水準で――働いていることを明らかにしてきた（第3章で後述）。

ところで、フーコー以後の統治性研究のなかには、物質（モノ）に対して理論的射程を広げる独自の方向を切り開いていったものがある。ここで注目しておきたいことは、そうした研究がしばしばアクターネットワーク理論（Actor Network Theory: ANT）を参照していることである。先述のローズやトマス・オズボーンが編者を務めた『フーコーと政治理性』（*Foucault and Political Reason*）がその代表といえるだろう（Barry et al. eds. 1996）。[★14] また、この論集のもう一人の編者であるアンドリュー・バリーの『政治機械』（*Political Machines*）は、アネマリー・モルの『多としての身体』と並んで、ブリュノ・ラトゥールによって「連関の社会学」の入門書として紹介されている（Barry 2001; Mol 2002=2016; Latour 2005=2019: 23）。この本のなかでバリーは、技術と不可分の関係にある統治の実践という問題について、ラトゥールのいう「社会的なもの」による説明を回避しつつ、その実践がもつ複雑性やローカル性を記述することを試みている。そのことを通して、国家がいかに局所的な技術的実践や装置の組み合わせによって成り立っているか

★13　統治性研究の系譜についてはウーリッヒ・ブロックリングらによる紹介が詳しい（Bröckling et al. 2010）。彼らによると、統治性研究は一九七〇年代当初、フーコーとともにフランソワ・エヴァルドやジャック・ドンズロなどの手によってフランスを中心に行われていたが、一九八九年にニコラス・ローズによってThe History of the Present Networkが設置されたことや『フーコー効果』（*The Foucault Effect*）の出版が契機となり（Burchell et al. eds. 1991）、アングロサクソン圏へとその中心が移動したという。『フーコー効果』において扱われた犯罪や保険テクノロジー、統計をはじめ、その後は教育や会計、企業、医学、精神医学、児童虐待などの主題のほか、さらに「社会的なもの」の出現や新自由主義におけるその危機などに関する議論が国内外で盛んになっているとされる（Bröckling et al. 2010: 7-10; Rose 1999: 7）。また、各国における統治性研究の実例について知るにはパトリック・ジョイスを参照してもらいたい（Joyce 2003）。なかでも、英国におけるフーコー受容の特殊性についてはコリン・ゴードンを参照のこと（Gordon 1996）。

　また、日本における生権力論や統治性研究を用いた近年の研究動向に関して、ここで簡単に言及しておきたい。二〇〇〇年に入る頃から国内においても、生権力論が受容されていくことになる。そのきっかけとなったのが、ジョルジョ・アガンベンやアントニオ・ネグリ＝マイケル・ハートらの議論であった（Agamben 1995＝2003; Hardt and Negri 2000＝2003）。他方、ジル・ドゥルーズの管理社会論に引きつけるかたちで、物理的環境の調整によって集団の行動を管理しようとする権力としてフーコーの議論は紹介されるようになる（東・大澤 2003）。また、新自由主義下での「社会的なもの」の後退という文脈においてフーコーを用いる研究（酒井 2001; 渋谷 2003; 佐藤 2009; 芹沢・高桑 2007）や、バイオテクノロジーや生命科学の発展をバイオポリティクス（生政治）の視点から位置づける研究（美馬 2015; 山崎 2011）など、それぞれの時代関心からフーコーの議論を援用したものが出てきた。そのなかにあって、ウィリアム・ウォルターズの『統治性』が二〇一二年に翻訳されたことは、国内での統治性研究に対する見通しをよくするうえで重要であった。そして、コレージュ・ド・フランスでの講義内容を踏まえたフーコー研究が近年立て続けに刊行されるなかで、改めて彼の議論がもつ今日的重要性や理論的な射程の広さに目が向けられている（重田 2018; 小泉・立木 2021; 佐藤・立木 2021）。

を明らかにしようとした。このように、英語圏で受容された統治性研究の一部は、ANTに接近することによって、独自の方向性を切り開いていったといえる。

この点については、ウィリアム・ウォルターズの議論も合わせてみておこう。ウォルターズは、フーコー以後の統治性研究の特徴のひとつとしてローズやピーター・ミラーの研究をあげ、それらがANTの枠組みとの共通点をみいだし、近代における統治テクノロジーを経験的に説明してきたと評価している（Walters 2012＝2016: 108）。それらは、装置や人工物によって統治の対象がかたちづくられるというように、権力関係を媒介するものとして日常にある物質やその配置に関心を向けてきたという。このように統治性研究は、近代における統治の技法や戦略を理解するために、その可能性の物質的条件に目を向けてきた。

他方でウォルターズは、ローズらの研究が統治性の分析を洗練させ、概念をより精緻なものにしてきたとしつつも、それらが統治性を自由主義や新自由主義とほぼ同義的に捉えてきたとして、その限界を指摘している。そのうえで、彼は権力における支配や戦略の多様な形態を理解するために、統治性研究をより広い研究領域のもとに位置づける必要性を示唆している（Walters 2012＝2016: 39）。

ここで再度、フーコーの議論における環境概念に立ち戻ってみたい。この概念の要点は、少なくとも一八世紀の建築家や都市計画家にとって、環境はそこに住まうすべての者に関わる効果なのであって、自然的な所与と人工的な所与をとくに区別しないところにあった。だが、これまでにみてきた統治性研究ではおもに都市インフラや建造物にのみ焦点が当てられていたように思われる。当然ながら、上下水道などの都市設備を扱う以上、そこを流れる水にも間接的には言及されている。しかし、これら人工物を論じることでおのずと自然についても論じたことにされているようなきらいがある。

本書がエコロジーという観点から公衆衛生の分析を目指す以上、物質性に目を配る九〇年代以降の統治性研究は大いに参考になるが、もう少し別の分析視角も必要とする。そこで注目に値するのは、二〇〇〇年以降に新しく登場してきた人間以外の種や自然のもつ作用を強調する議論である。人新世や気候危機、エネルギー資源の枯渇、感染症対策など今日的な課題に応じるために近年重要度を増しつつあるこれら人文・社会科学のさまざまなアプローチが、大きな足がかりを提供してくれる。

本書ではこれらのうち、生政治や統治という観点から人間ならざるものに関心を向ける議論に着目しておきたい。フーコーの生権力の議論が人間の生にのみ関心を向けていたのに対して、近年は人間の生の問題を人工物はもちろん、動物などの他の生命、さらには岩石や気候などの

★14　その他にも、ローズはラトゥールやイアン・ハッキングの影響を受けていることをたびたび明言している（Rose［1989］1999=2016: 437）。なお、この時期の英国社会学が科学社会学あるいはＡＮＴを重視していたことについては、*The Sociological Review* 誌に掲載された英国社会学レビュー論文を参照のこと（Osborne, Rose and Savage 2008）。

非生命との関係のなかで問い直す方向へと、議論が展開されている。そこで、これらの議論がどのような見通しを与えてくれるのか、複数種の民族誌と地権力論を中心に確かめてみよう。

4-3 複数種の民族誌・地権力論

まず、人類学において新たな潮流となっている「複数種の民族誌」(multispecies ethnography)は注目に値するだろう。★15 エベン・カークセイとステファン・ヘルムライヒは、動物や植物が人間にとってもつ役割や意味をみてきたそれまでの議論を批判し、さまざまな種や生態環境との関係性のなかで人間の本性(自然)を理解しようとする研究の台頭を捉えている(Kirksey and Helmreich 2010=2017)。ラトゥールやダナ・ハラウェイらの影響を大きく受けているこれらの研究は、自然と文化のあいだの境界線、あるいは種と種のあいだの境界線を引き直すよう促している。

注目すべきは、こうした研究のいくつかがフーコーの生政治の理論を受け入れているということである。クリスティン・アスダルらは、フェミニズムに触発された科学技術社会論(STS)や動物研究、とりわけイザベル・ステンゲルスやハラウェイに着想を得た議論には生政治的な観点が欠如していると指摘する。そのうえで彼女たちは、ANTの側からフーコーの生政治の議論を鍛え直し、動物をはじめとする多様な種の絡まり合いのなかから生が生み出される「人間以上の政治」(more-than-human politics)を経験的に把捉しようと試みている(Asdal et al.

2017）。

アスダルらによると、フーコーの生政治や統治性の議論は物質的・技術的な条件のもとで人間の生を理解する可能性を示唆しつつも、依然として人間の実践を第一としている点で批判される。これに対して、STSあるいはANTは、誰／何が社会的なものを形成するかについては宙吊りのままでその秩序の生成を記述する手段になりうるのだとして、その有用性を説く。この点においてANTはより非人間主義的な立場をとっているとしている。こうして、フーコーの議論がいまだ残していた人間中心主義の痕跡を拭い去ることによって、物質的で記号的な実践――道具立てや装置、技術をもちいた書き込みの実践――のなかで、人間（非人間）という「生き生きとしたもの」（liveliness）がどのように立ち現れるのかを理解しようとしている。

こうしたアスダルらの方法論的な関心のもと、『人間・動物・生政治』ではさまざまな論者が議論を展開している。とりわけ、非人間のなかでも動物（魚や羊、病原菌など）に着目しつつ、それらの動物が人間との相互作用のなかでどのように「生き物」として把捉されるようになるのかが経験的に分析されている。たとえば、ナタリー・ポーターは鳥インフルエンザを事例に、今日のグローバルヘルスにおける複数の種のもつれ合いを説明するために生権力概念を

★15　国内でも奥野克巳をはじめとする人類学者たちによって活発な議論が展開されている。その成果は著書や論文に限らず、ウェブ上でも公開されている（奥野・シンジルト・近藤編 2019; 奥野・近藤・ファイン編 2021）。

発展させようとしている（Porter 2017）。そこでは家禽の群れと人間の集団との関係性に対して行使される統治のありようが分析される。

生権力や統治の問題から複数種の民族誌を描くこうした試みのなかには、動物や植物だけでなく微生物にも目を向けるものもある。たとえば、ヘザー・パクソンは微生物と人間との相互の関わりを理解する枠組みとして「ミクロ生政治」（microbiopolitics）という概念を提案している（Paxson 2008）。パクソンは、微生物がもつエージェンシーが、チーズ作りや利害関係者のあいだの関係性に作用することを事例を通して示している。また、海洋微生物学の民族誌を記したステファン・ヘルムライヒは、複数種の生のもつれを統治する「共生政治」（symbiopolitics）というアイデアを提案している（Helmreich 2009）。

ところで、複数種の民族誌を描く名著とされる『マツタケ』のなかでアナ・チンは、「個体群についての科学は、勃興しつつある歴史を重視する複数種間歴史生態学（multispecies historical ecology）に道を譲るべきではなかろうか」（Tsing 2015＝2019: 217）と問いかけている。多くの生物は他の種と出会い、その偶然性のなかで進化してきた。遺伝子をもった個体からなる個体群（population）を重視する総合説の立場からはこうした種間の出会いをみることができないのだという。

こうしたチンの問いかけは、人口概念にもとづく生政治や統治という考え方を大きく揺さぶるものである。複数種の民族誌は、フーコーにおける種の理解が人間の種に限定されていたことを逆照射してくれる。生かす権力である生権力はあくまでも人間を生かす権力であった。人間以外の生物はそのための背景に退かざるをえない。もちろん、フーコーは一八世紀の知において種としての人間、人口としての人間集団が浮上してきたことを示したのであって、今日的な議論におけるような複数の種の関係性に関心が向いていなかったことをここで批判したいわけではない。また、複数種の民族誌で提示される生政治や統治に関連した新しい用語の数々は、必ずしもフーコー的な意味での生政治や統治性概念の十分な理解にもとづいているわけではない。

しかし、生権力や統治性の議論がもつ射程を広げるうえで、この複数種の民族誌がもたらすパースペクティヴが示唆的であることも、また確かである。こうした議論は、本書が関心をもつ公衆衛生、とりわけ結核菌という他種の存在を考察するうえで重要な参照軸になる。病原菌である結核菌の場合は必ずしも人間との共存をめざすような肯定的なものではなく、生と死をめぐる関係性のなかで排除すべき対象として捉えられることになるだろう。しかし、治療薬が存在しなかった戦前日本において、結核菌の存在を前提として、つまり共存を前提に社会生活を組織しなければならなかったことも事実である。こうした歴史に鑑みても、結核菌の特性が人びとの振る舞いや住まいのあり方にも作用していたことを分析するうえで、複数種の民族誌というアプローチはたいへん魅力的である。結核菌との絡まり合いのなかで近代日本の人びとの生を理解するためにも、こうした視点から光を当てることが必要だろう。

次に、非人間的な要素のうち自然をより強調した議論についてみていく。比較的早い時期にフーコーの統治性研究を自然環境にまで拡張したものとして、環境統治(environmentality)の議論があげられる(Luke 1995)。だが、近年ではこうした環境に向けられる知‐権力の新しいありようを指し示す言葉として「地権力」(geopower)という用語がおもに用いられてきている。[★16]やや暴力的にその特徴をまとめておくならば、次のようにいえるだろう。地権力とは、地球それ自体——すなわち、複数の種や生態系システム、そして生物地球化学的で物理学的なプロセス——を統治の対象としている。こうしたなかでは、人間の生はこれらのより大きな諸関係のなかに再配置されることになる。だが、さまざまな論者によって用いられるこの用語の意味内容は必ずしも同じものではない。ここではフーコーの議論の延長線上にこの概念を位置づけているいくつかの論者を確認するに留めておきたい。

クリストフ・ボヌイユとジャン＝バティスト・フレソズによれば、地権力の議論は人新世との関係で浮上してきた。生物学的な知識によって新たに生命を統治の対象とした生権力は、産業化や国民国家の成立に連動して登場してきた。これに対して、冷戦以降のグローバルな環境についての知識や今日の人新世の語りは、「地」を冠する新たな知‐権力と捉えることができるのだという(Fressoz and Bonneuil 2016=2018: 116)。この「地‐権力」がねらいを定めるのは岩石圏から成層圏までを含む地球すべてである。人類を地質学的な問題領域のもとで理解する知識の出現や、人工衛星による地球モニタリングシステムという観察装置の誕生、そして「地球市民」という主体性の到来は、こうした地‐権力の浮上を示めす一例に他ならない。そして、人類が地球環境を破壊してきたことに気づいた一部の科学者たちが、この問題を技術的に解決するために地球の統治に乗り出そうとしている。こうしたストーリーテリングを含めた知とそれにもとづく技術こそが、彼らのいうところの地‐権力である。この議論は、人新世をフーコーの議論の延長線上で捉えようとしたものとして理解することができるだろう。

また、フェミニズム研究においてもフーコーの議論を新たな方向へと拡張しようとする試みがみられる。★17 なかでも、先にも言及した文化人類学者であるポヴィネリは、フーコーの生権力論が生命（bios）と非生命（geos）という存在論的区別を前提としていることを批判し、それらの差異を形成し維持するために後期自由主義において用いられる一連の言説や情動、戦略——彼女はそれを「地存在権力」（geontopower）と呼んでいる——を分析している（Povinelli 2016）。人新世概念の出現や炭素循環という気象学的モデル、生物地球化学などの新たな自然科学の組み合わせの誕生、さらに（新しい唯物論や思弁的実在論、オブジェクト指向存在論など）新しい存在論の増殖など、複数の分野にわたるこれら新しい議論においては、生命と非生命のあいだの

★16　「地権力」概念をめぐる近年の議論を概説的にレビューしたものとして Luisetti（2019）がある。
★17　本文で触れているポヴィネリやグロスのほかにも多くのフェミニズム研究者が、人新世との関連のなかでフーコーの再解釈に取り組んでいる（Grusin ed. 2017）。

境界線はますます重要でなくなりつつある。生物学的、地質学的、気象学的存在の存在論的な区別は曖昧なものと考えられ、これらが提示している新しい概念のモデルや形象が生権力概念に置き換わってきているのだとした。

そのうえでポヴィネリは、オーストラリア先住民のフィールドワークを通して、入植者政府や搾取的な資本がいかなる存在論的な区別にもとづいて政治的、経済的な実践を行っているかを考察している。先住民にとっての「生き生きとした」岩石も、鉱山資源を採掘する企業が用いる区分においては「不活性なもの」にすぎない。風や岩、入り江などの具体的な対象を取り上げながら、彼女は気象学的、生態学的、地質学的な存在もまた法的、政治的、倫理的な議論において声をもつ存在として置かれるべきではないかと問いかけている。

こうした地権力をめぐる議論は、論者によって多少異なるものの、おおむね人間の生命と他種の生命との関係ではなく、生命と非生命とのあいだの境界線をめぐって作動する知や権力を捉えようとしている。この点についてエリザベス・グロスもまた、ドゥルーズ＝ガタリに依拠しつつ、より存在論的な立場から地質学的なもの（the geologic）は生命と環境（milieu）を区別する条件となるのだと述べている（Grosz et al. 2017）。すなわち、生命はそれ自体で同一性をもつものではなく、地質学的で化学的な組織の出現に依存している。このグロスに近いところで議論を展開しているキャサリン・ユソフもまた、フーコーやドゥルーズを用いながら、人間や集団の存在や営みが可能になる地質学的な力の作用の理論化に取り組んでいる（Yusoff 2017）。★18

他方で、政治権力がいかに物質的・エネルギー的な資源に依存しているのかを問うことで、権力概念を見直そうとする研究もみられる。人新世におけるエネルギーと権力の問題を取り上げたものとして、メキシコのテワンテペク地峡の風力発電を舞台とした民族誌を書いたドミニク・ボイヤーの研究をあげることができる（Boyer 2019）。ボイヤーもまた、フーコーのいう生権力が人間の生にのみ関心を向けていたところにその限界をみる。そのうえで、権力の理論が燃料や電気といったエネルギーに対して無関心であったことを指摘し、今日の人新世的状況を読み解くための新しい権力理論を提示している。彼のいう「エネルギー権力」（energopower）とは、エネルギーと政治権力のもつれ合いを批判的に分析することで、中央集権的で巨大なインフラを前提とする社会から分権的でより民主的な社会への転換を喚起する作用をもたらすとしている。

こうしたエネルギーに着目した近年の権力論の多くが、ティモシー・ミッチェルの研究に触発されていることは付け加えておいてよい。ミッチェルは炭素エネルギーの歴史を紐解くことで、近代の民主主義が炭素エネルギーに依存していることを明らかにした（Mitchell 2011）。そ

★18　ここでみたグロスをはじめ、地権力概念をめぐってはジル・ドゥルーズとの関係から議論を展開するものが多い（Diller 2016; Grosz et al. 2017; Yusoff 2017）。しかし、本書ではドゥルーズについて特段の言及をしていない。なぜなら、それが筆者の能力を超えているという理由もあるが、フーコーとドゥルーズとのあいだには哲学的な立場に大きな隔たりがあることにも拠る。したがって、ドゥルーズの議論については今後の課題としておきたい。

こでは戦後の福祉国家体制と経済成長が無尽蔵に産出される石油と結びつけて考察される。こちらも社会と自然の混ざり合いを描く優れた環境史的試みといってよいだろう。

ここまで確認してきたように、自然や地質、エネルギーなど従来自然科学の領域とされてきた対象がいかに政治や権力と結びついているのかを探る企てが、二〇一〇年代以降とくに顕著にみられる。[★19] それらの多くが、社会と自然を切り分けることに対して抗い、人間の生を地球規模の空間や時間のなかで捉え直そうとする知や技術に焦点を当てている。その認識の背景には、人新世がこれまでの生政治的な状況を根底的に覆していることを認めざるをえない状況がある。人間の生命の自律性はもはや疑わしく、非生命との境界線をも再考を余儀なくされている。そのなかで人間の生は改めて非生命との関係性のもとに置かれるようになっており、それゆえこの境界線をめぐる知や技術が分析対象として浮上してきている。

本書の主題が近代日本の公衆衛生にあることから、直接的にこれらの議論を参照することは難しい。しかし、日光や風などの自然物との関係性のもとで公衆衛生の諸実践や人間の生を分析するにあたって、こうした議論が重要な参照軸になりうることも確かである。人新世をはじめとする地球規模を対象とした議論とは異なるが、人新世の歴史やエネルギーの歴史とも重なりあう部分があるという点からすれば、本書の課題も今日のアクチュアルな問題とまったく無関係というわけではないだろう。

4－4　環境史

ここまでフーコーの公衆衛生論から統治性研究、さらには人間ならざるものを扱う近年の議論に至るまでを概観してきた。フーコー以降の研究はいずれも生政治や統治の議論に、その程度の違いはあるが、依拠していたことがわかる。

だが、本書の課題に応えるためにはさらに参照しうる議論がいくつか残されている。これらは生政治や統治などの概念をおもだって用いているわけではないが、やはり人間の生や健康の問題を環境との関係のもとで理解しようとする試みとして、有力な糸口を提供してくれる。そのすべてに言及することはできないが、本書と関わりが深い議論を中心に触れておくことが望ましいだろう。

環境史はそうした健康と環境の接点をみいだしてきた研究の筆頭にあげられる。こうした研究は人間以上の世界における健康とは何かという視点をもたらしてくれる。すなわち、人間の健康を形成するうえで非人間的な要因が影響を与えていることをより重視する。

たとえば、グレッグ・ミットマンらは環境やエコロジー、場所性への問いを問わずして近代

★19　本文中でとりあげたもの以外にも、政治学や人類学、地理学の領域において統治の視点から気候を論じたものとして、ハンナ・ノックスの『気候のように考える――環境変動の時代における都市を統治する』や、ヨハネス・ストリップルとハリエット・バークリーが編者となっている『気候を統治する――合理性・権力・政治への新たなアプローチ』などがあげられる（Knox 2020; Stripple and Bulkeley eds. 2014）。

の公衆衛生史を描くことは困難であると論じる（Mitman et al. 2004）。環境と健康の近代史を記述するには、人間の社会活動に加えて人間以外のアクターの活動もまた見逃すことのできない要素となる。だからこそ、国境を越えて移動する人びとの流れや資源の移動はもちろん、病原菌や汚染物質の移動にまで目を配る必要があるという。それゆえ、分子の世界から特定の空間、地域社会、そしてグローバルな規模にわたる範囲を対象に、それぞれの場所に埋め込まれた健康や病気の生態系を分析しなければならない。このような視点を参照すると、近代の公衆衛生の歴史は、生態学や気象学、環境工学などの環境科学を包含する学際的な観点から検討することが求められる。

なかでも、彼らが場所と身体のもつれ合いを「曝露」（exposure）という概念を用いて考察していることは興味深い。もともと曝露とは、特定の因子に個人や集団が曝されることを意味している。これまでの医学史や公衆衛生史が個人の身体の病気やより集合的な人口を対象とする感染症を前面に置いていたのに対して、ミットマンらの論集では無数の曝露のかたち、すなわち細菌やウイルスなどの病原微生物に対する生物学的な曝露だけでなく、汚染物質などの化学物質に対する化学的で産業的な曝露にも関心が寄せられている。この曝露の概念は、健康と環境の接点について考える際にひとつの鍵概念になっており、彼ら以外による放射性物質や化学物質への曝露をめぐる研究にも影響を与えている（Murphy 2006; Peryna［2002］2013＝2016; Shapiro and Kirksey 2017）。結核菌や日光（紫外線）、汚染物質などを分析の対象に含める本書においても、この曝露概念がもつ有用性は大きい。

リンダ・ナッシュもまた、カリフォルニアのセントラル・バレーを舞台に公衆衛生の歴史を書き換えようと挑んでいる（Nash 2006）。彼女もこれまでの環境史研究者と同様に、病気や健康の問題を環境との関係性のもとで捉えようとする立場を共有する。こうした認識のありようは二〇世紀の終わりに突如として現れたわけではなく、彼女からすれば一世紀ものあいだ忘却されてきた。その大きな契機となったのが、一九世紀の終わりに現れた細菌説（germ theory）である。病気の原因を微生物に還元する実験室医学の登場によって「近代的な」身体観が主流となった。こうした近代的な身体観の登場によって周囲の環境はもはや積極的な役割を果たさない単なる「舞台背景」としてみられるようになる。そして、そのことによって姿を消したのがヒポクラテス主義的な身体観であった、とナッシュは主張する。前者が「健康」を病気のない状態として定義するのに対して、後者はそれを身体と周囲の環境とのあいだでの均衡状態や調和した状態として捉える。環境は決して大人しい存在ではない。この周囲の世界と相互作用する多孔的な身体観を彼女は「エコロジカルな」身体と呼び、その歴史を再び明るみに出そうとしている。

このナッシュの議論を別の角度から論じたものとして、ファビアン・ロシャーとジャン＝バティスト・フレソズによる研究を位置づけることができるだろう。彼らは、現代の気候危機で用いられる支配的な語りがあまりにも単純化されているとして、人びとの環境に対する認識をめぐる歴史を明らかにしようとしている（Locher and Fressoz 2012）。彼らが分析の対象とするかつての気候理論は、一八世紀後半から一九世紀にかけての西洋社会において人間と環境との関係を説明するさまざまな場面で使用されていた。その一例をあげれば、フランスにおいては、風土とエピデミック、そして気温とのあいだにある連関を研究し、政策に活かす新しい学術団体が創設されたり、またヒポクラテス医学が人口の統治において用いられたりするなどしていた。しかし一九世紀後半にもなると、衛生学者による統計調査によって、風土よりも社会的な条件のほうがより健康を規定する要因となることが明らかとなってきた。[20]あるいは、パストゥール革命により、健康はただ人間と微生物の関係の分析にもとづいて、殺菌や予防手段によって達成されるものとなった。人口はもはや健康的な風土よりも産業的な繁栄に依存するものとなり、生政治の基礎として政治経済学が気候に取って代わることになった、とロシャーとフレソズは主張する。

このように、気候理論の系譜を辿る彼らの試みは、人間と気候が相互関係に置かれているという認識が、今日の人新世の議論よりも先行して、すでに歴史のなかに認められることを明らかにした。

以上、ここまでフーコーの公衆衛生論からポスト・フーコー派の統治性研究、複数種の民族誌と地権力論、さらに近年の環境史までを概観してきた。そして、現在の議論の多くが、いかにフーコーの生権力論や統治性論を発展的に読み解くなかでかたちづくられてきたのかをみてきた。このように考えると、今日的な問題を考えるうえで、いまだにフーコーはその思考の源泉となっていることがわかる。

だが、本書はここまでフーコーの議論がもつ方法論的な要点については論じてこなかった。統治の分析が具体的にどのような手法であるのかについては、まだ明らかになっていない。さいごに統治性研究がもつその方法論的本質を抽出しておきたい。

４－５　統治の分析とは何か――方法論の検討

前節において、フーコーの生権力論が人間の生にのみ関心を向けていたとして、近年の議論が生権力や統治の概念を非人間――人工物や他種、自然――との関係のなかで問い直す方向へと展開していることは、すでにみておいた。これらの議論の多くが、人間以外の要素がもつ役割を分析可能にするためにＡＮＴの概念を取り入れようとしている。たしかに、これまでに自然科学的対象を扱ってきたＡＮＴ（をはじめとする人類学やＳＴＳ）は、統治性研究がもつ理論的含意をより見通しのよいものにすると同時に、新しい方向へと進展させる大きな要因となっている。[★21]われわれもまた、統治性研究にＡＮＴを持ち込むことで分析の精度を上げることがで

★20　見市は一八―一九世紀西洋社会において病気の原因をめぐって使用された「素因」概念について論じている（見市 1990）。

きると考えている。しかし、それらの関係性についてはいまだ十分に議論が深められていないように思われる。★22 単にANTの分析概念を類推的に用いて分析したようにみせるだけでは、これらの方法論がもつ重要な共通点に目が向けられないのではないか。ここでは、統治性研究とANTの共通点について掘り下げて検討する。

まずは、権力概念から考えてみたい。繰り返せば、統治性の分析とはある行為が他者の行為可能性の領域を構造化する方法として権力行使を理解し、分析するための方法であった(Foucault 1982a=2001: 27)。それは「振る舞いの導き」の分析ともされる。フーコーはその講義のなかでおもに国家を対象に取り組んだが、自己や他者の振る舞いの導きは、子どもや魂、家族、病者などさまざまな領域においても認められるものである。どのような対象であるにしても、あくまで「いかなる手段・条件のもとで行為や出来事が可能になるのか」を明らかにしようとするものである。ただ、フーコーはある行為や出来事が生じたときにそれをより一般的なプロセスや特定の要因(原因)に還元するような見方からは距離を置く(まったく関連づけられないというわけでもないが)。むしろフーコーが注意深く目を配っているのは、こうした行為や出来事を構成する具体的な実践の数々である。とりわけ、『監獄の誕生』で示したような権力の微視的物理学の分析からは継続して、その異種混交的な要素(言説や制度、建築上の整備、法、行政的措置、科学的言表)を検討する重要性について強調している★23(Foucault 1977b=2000: 410, Walters 2012=2016: 46)。これら無数の要素が条件となってある振る舞いを導くわけだが、特定の要素にその振る舞いの原因を還元することはしない。

★21　実際、フーコーの分析対象は人文・社会科学が中心であったため、自然科学的な対象に考察を広げる場合はＳＴＳやＡＮＴの議論が大いに役立つ。しかし、フーコーをポストモダニストや社会構築主義者として措定し、その批判のためにＡＮＴの議論を持ち出すことには疑問が残る。このあとで述べるように、本書ではＡＮＴと統治性研究の共通点を強調する立場に立つ。なお、トーマス・レムケもまたフーコー自身の統治性研究のなかに人とモノの関係を分析する視点が萌芽的にみられるとしている（Lemke 2015）。

★22　統治性研究（フーコー）とＡＮＴ（ラトゥール）の近接性については、これまでにも早くから指摘されてきた（Dean 1996; Kendall and Wickham 1999=2009; Law 1999）。国内でもいくつかの研究において、これら両者がもつ共通した特徴について議論されている（久保 2019; 牧野 2017; 山崎 2011）。だが、本書はこうした議論とは異なり、非還元という観点から両者の親和性について論じている。

★23　この箇所は一般的にフーコーが「装置」（dispositif）概念を定義した箇所――すなわち、権力行使に言説だけでなく非言説な要素も含んでいたことを示す箇所――として理解されている。しかし、フーコーはこの少し後で、「私の装置なる代物については、これは言説的なもの、これはそうではないもの、と述べることはあまり重要ではありません」としたうえで、たとえば「建築物がそのプログラムと一致していない場合にしか私には興味がない」（Foucault 1977b=2000: 414）と述べている。これはおそらく、言説／非言説の区別は具体的な実践のもとで示差的にしか指し示せない、ということを述べているのではないか。つまりフーコーは、実践に先立って何が言説で何が非言説なのかを分析者は決められないといっているようにとれる。ここからも、フーコーの権力分析が非還元的アプローチであると考えられる。

　なお、バリーはこのフーコーの装置概念が機械的で固定されたシステムのような意味合いを含むとして、プロセスという側面を強調しているドゥルーズの「アレンジメント」の用語を採用しているが、後者はラトゥールらの「アクターネットワーク」と同様の位置づけにあるとしている（Barry 2001: 218）。

他方、ラトゥールは権力をどのように理解しているのか。まず、ANTではアクション（行為、作用）の源泉を特定のアクションに還元しない。この「行為の起源の不確定性」をラトゥールは、「*make* someone *act*」（〈誰かが何かをする〉ようにする）という用法を用いることで表している。「するようにすること」、言い換えれば、あるアクターに「行為させること」はその行為の「原因であること」ではなく、また、あるアクターが（自分の意志によって）「すること」でもない、とANTでは考える（Latour 2005＝2019: 415）。アクターに行為させるのは、特定のアクターに還元できないような、分かちがたい結合の巨大なネットワーク――これを「アクター－ネットワーク」と呼ぶ――であるとしている。

この「*make* someone *act*」の解説において伊藤嘉高は、この表現により「行為の二重性と双方向性」（行為の起源の不確定性）に焦点が置かれていると述べ、それとフーコーの権力論との類似性について鋭く指摘している（Latour 2005＝2019: 502）。ラトゥールのいう「子どもは勉強している」と同時に、母親に勉強させられている」のような「すること」と「させられること」とが区別不可能である点が、フーコーの権力論にみられる「主体化＝従属化」の議論と通底しているというわけである。どのような行為も別の行為の原因となることはできず、〈誰かが何かをする〉ようにすることができるだけである。このように、ANTの考えを表す「*make* someone *act*」は、統治性研究でいうところの「振る舞いの導き」と類似した理解の仕方であると捉えることができるだろう。

さらに、ラトゥールはより直接的にフーコーとの近接性に言及している。ANTは権力関係を無視しているとする批判に応答するなかで、ラトゥールは権力とはプロセスの結果であり、それは生み出され、作り上げられ、組み立てられなければならないものだとしている（Latour 2005=2019: 120）。権力は行為の原因ではない。そして、権力が局所的な相互作用から時間的・空間的に越え出て拡大するためには、モノを含む非人間的な要素を含めなければならないとした。「権力は、眠らない事物と壊れないつながりを通して行使されてはじめて、さらに長く続き、さらに遠くに広がることになる――そして、そうした離れ技を成し遂げるためには、社会契約よりもはるかに多くの道具が考え出されなければならない」（Latour 2005=2019: 132）のだとしている。ここにおいて、法的なモデルとは異なるかたちで権力を分析したフーコーとの近接性はもはや明らかである。「権力を構成するとても小さな要素を分析することに対してフーコー以上にこだわる者はおらず、フーコー以上に社会的説明に批判的な者もいなかった」（Latour 2005=2019: 162）。★24

このように、両者のアプローチは「異種混交性」や「アクター－ネットワーク」によって行

★24　ラトゥールは別の著作のなかでも、意図的な行為や志向性は人間の特性ではなく、フーコーが「装置」と呼んだものがもつ特性であると述べている（Latour 1999a=2007: 247）。なお、ラトゥールはフーコーの統治性研究をコスモポリティクスの下位区分として位置づけている（Latour 2007）。

為や出来事を説明するところに特徴があるが、それは以上のような方法論的な要請にもとづくところからきている。人間にしろ非人間にしろ、それを行為（振る舞い）の究極の原因とするのではなく、それらにもまた人間／非人間がたたみ込まれている（振る舞いの導きの連鎖）として理解しなければならない。このようにフラクタルな構造として捉えることが肝要である。したがって、行為や出来事が生じた理由を社会や人間、ましてやモノに還元してしまうことはできない。

このように両者はいずれも権力の分析において非還元的アプローチという立場をとっている点で共通している（Barry 2001: 20; Lemke 2015: 8）。次に、そこから導かれる方法論的な含意と本書での分析の指針をいくつか確認しておきたい。

まず、これまでにも述べてきたように、振る舞いの導きはひとつの原因に還元されえない。そのため、権力の源泉として国家を中心に据えることはできない。もちろん国家は制度上からも重要な役割を果たしていたことには変わりないが、人びとの生や健康を成り立たせる権力はさまざまな知識や技術、道具によって行使されると考える。したがって、国家はこうした権力の諸関係のあくまでも一要素として位置づけなければならない（Rose［1989］1999＝2016: 24）。本書では、人びとの生の環境に働きかける方法のひとつとして都市計画に着目するが、そこでの国家の位置づけはこうした理解のもとでなされるだろう。

同様に、人びとの生をめぐる環境の構築が特定の個人を原因として達成されたと考えることもできない。ラトゥールがフランス社会のパストゥール化をパストゥール一人に帰属させていないように（Latour 1984=1988）、われわれも特定の医師を分析の対象としつつも、その思想や活動が近代日本の人びとの生のすべてを可能にしたというつもりはない。われわれは次のフーコーの語りと立場を同じくしている。「私が医師やその他の人々に言及した時の企図は支配的な人物像を描き出すということにあったのではなく、彼らを通して権力が働くような人々、もしくは権力の諸関係の領野の中で重要であるような人々を記述することにあったわけです」（Foucault 1982b=2001: 76-77）。

ところで、統治性研究とANTがもつ「行為の起源の不確定性」という特徴は、誰／何がアクターなのかを宙吊りにすることを意味していた。それは行為や出来事を生じさせるものが人間社会だけではなく、物質や技術をも含みうることを示唆している。このことは次のような方法論的態度を導く。

まず、統治の分析が社会構築主義的なアプローチとは異なることがわかるだろう。社会構築主義は人間と非人間の区別を前提としたうえで、人間や社会がある観念や対象を言語的・実践的に構築する過程やその産物が分析される。しかし、統治性においては人間の生や健康が社会的に構築されるとは考えない。個人や集団の生に働きかけ調整する権力の主体は曖昧であり、分散している。このことは、人間の言語や記号的な活動だけでなく、さまざまな技術や道具にも注目しなければならないことを意味している。統治それ自体が高度に技術的なのである

（Barry 2001）。近代日本の公衆衛生をめぐる実践においても、医師や建築家は単独で環境に働きかけていたのではなく、都市の街路や病院施設、住宅の設備、窓などの多くの人工物とともに活動していたはずだ。このように、行為や出来事はアクターが曖昧なまま「社会的‐物質的」に組み立てられているとみなす必要がある。

あるいは、ここでもアネマリー・モルの議論が理解の助けとなるかもしれない。ANTの影響下にあるモルは『多としての身体』のなかで、構築ということばの代わりに「実行」（enact）を用いることを提案している（Mol 2002=2016: 64）。彼女は疾病というものを実践から切り離して理解することはできないとしている。そして、疾病を診断し治療する実践において物質性は排除されない。出来事は人だけでなくモノによっても引き起こされる。このように、物質をともなう実践のなかで疾病という出来事が立ち現れる過程を分析することばとして「実行」を用いている。ある存在者は独立して存在しているわけではなく、さまざまなアクターと結びついているのだ。[25]

とはいえ、こうした物質それ自体が行為や活動を規定するということも、もちろんできない。ANTはモノのエージェンシーを等閑視できないと述べてはいるが、そうした非人間にもともと能動的な力があるとはしていない。同様に、統治性研究においては、ある物質が何らかの作用をもたらすとしても、そうした振る舞いがいかにして可能になっているか、そこにたたみ込まれている人間と非人間の混ざり合いをひらくために分析を続けるよう要請される。したがって、統治性研究もANTもともに唯物論という立場とは相容れないものである（Asdal et al.

★25　同書のなかでモルはフーコーの意義を、一九世紀以降、医学的知識や医療が身体と社会を媒介するかたちで秩序化をもたらす社会的権力となってきたことを喝破した点にみたうえで、そうした知の体系（エピステーメー）が物質的でもある、すなわち建物や機材、身振りを構造化してもきた面に言及している。その一方で、医療がもつ権力が統一的な性格やエピステーメーという一つのまとまりをもつとする主張に関しては放棄されてきたとしている。そして、こうした権力の一貫した作用を認めることから離れようとしたものとして、ラトゥールを位置づけている。モルによれば、ラトゥールはフーコーがエピステーメーとして説明した知の体系が、いかにさまざまな人や物の連携によるネットワークによってかたちづくられたのかを明らかにしようとしたという。「「科学」は自らを押しつける権力をもたない。科学が広まるとすれば、それは実験室の外に科学と連携したアクターがいるからだ」（Mol 2002＝2016: 98）。

だが、こうしたモルによるフーコーの理解には首肯しがたい。少なくとも、フーコーの統治性に関する議論をみる限り、そこにモルが想定するような一貫した構造的な権力をみいだすことは難しい。また、モルは医学という知および権力を受動的な他者に秩序を押しつけるようなものとして捉えているが、フーコーの議論を丹念に読み込めば、こうした理解もやや一面的であることがわかる。むしろ統治の理解においては、「知識はもはや、実在についての言表ではなく、他の実践に干渉する一つの実践だとされる」（Mol 2002＝2016: 215）とモル自身が述べていることに近いように思われる。モルのこの本が書かれた時期にフーコーの統治性に関する議論の全容がいまだはっきりしていなかったことは考慮すべきだが、振る舞いの導きの連鎖を追尾する統治性の議論はこうしたエピステーメーや権力の理解とは一線を画していることは明らかだろう。

なお、モルはフーコーとラトゥールの橋渡しをジョン・ローの「複数の秩序化の様式」にみいだしておりそれは的を射ているように思われるが、本書はこうした橋渡しを経由しないかたちで両者の方法論的な近さを認めるものである。

2017; Latour 1999a=2007: 244, 2005=2019: 144)[★26]。

ここから次のように結論づけることができる。権力関係に先立ってある技術やモノの本質が定まっているわけではない。何がエージェンシーを獲得するのかは局所的な実践(権力関係)のなかで決まる。したがって、たとえばある社会においては特定の作用をもたらしていた知や技術も、別の社会においてそのまま同じように働くというわけではない。あるいは、あるアクターが政治的なエージェンシーをもつようになるかどうかは時代や場所によって異なる[★27]。あくまで誰/何が人びとの生の環境を作り上げているのかを局所的な実践のなかで経験的に確かめる必要がある。こうした分析なしにあるアクターにエージェンシーがあるとみなすことはできない。

このような理解にもとづいて、統治性研究では統治の技術や道具も人びとの生や健康を可能にするアクターとして分析の対象に含めることができる。ここではモノを例に論じてきたが、もちろん非人間的な要素は人工物に限られるわけではない。ここでフーコーの公衆衛生論を思い起こしておきたい。公衆衛生が働きかけるとされた「環境」とは、そこに住まう人びとに関わるとみなされたあらゆる要素であり、それらが自然的な所与か人工的な所与かは関係がなかった。そのため、すでに前節まででみてきたように、他の種や自然、大地などもまたそうした要素になりえる。したがって、統治の分析は、人間/動物、人間/自然、生命/非生命などの区別を所与とすることなく、むしろそれらの境界がかたちづくられ、エージェンシーが割り当てられるような出来事を経験的に分析するものであるといわなくてはならない。★28 ここまで掘り下げていけば、今日までにANTや複数種の民族誌、地権力論などで生権力や統治の概念が持ち込まれていることも、なんら不思議ではないことがわかるだろう。

★26　ただし、新しい唯物論のような潮流においては、フーコーは依然として重要な参照点——ときに乗り越えるべき対象——となっている（Barad 2003; Coole and Frost eds. 2010）。なお、カレン・バラッドはフーコーの議論では、権力が人間や社会の領域に限定されており、それゆえ物質は受動的なものとして理解されているとして批判している（Barad 2003）。この点についてはより詳細な議論が必要であるが、本書で論じるようにフーコーの統治性の議論にもともと非人間を強調するような視点が内在していたと考えている。

★27　たとえば、本書では近代日本の公衆衛生における日光がもつ衛生的な作用に着目しているが、太陽の光がどのようなエージェンシーをもつかは局所的な実践に依存している。実際、戦後の日本では日光は日照権というかたちで人間の権利として位置づけられるようになるほか、現代社会において広く太陽光は再生可能エネルギーとして理解されている。だが、太陽光エネルギーは一九世紀末にはすでに将来的な資源枯渇を見越して大きな注目を集めており、動力や家庭向け電力として技術的開発が進められていたことが指摘されている（Fressoz and Bonneuil 2016=2018: 142）。あるいは、今日でいうところの環境共生型住宅である「パッシブ・ハウス」の諸技術もまた、当時すでに研究が行われていた。このように、太陽光というエネルギーがいかなる作用をもたらすものであるかは、それが置かれる具体的な実践のもとで確かめる必要がある。こうした観点から、太陽光エネルギーと社会の関連を分析した試みとして、ミッチェルらの議論をあげることができる（Jensen 2019; Mitchell 2011; Scheer 2002）。

★28　ここからも、分析の対象に含める要素は分析者ではなく、分析対象としているアクターたちの実践のなかで経験的に決まるといえる。「どこまでをアクターに加えるか」という分析における実践的な問いについては、ラトゥールの議論を参照のこと（Latour 2005=2019）。

以上からも、生権力や統治の概念は権力一般を説明する理論ではなく、分析のための方法論だという指摘もきわめて当たり前のことに聞こえてくるに違いない。

統治性という観点から日本の公衆衛生を分析するにあたって、日本という歴史的文脈の固有性をどのように考えるかについては注意を要する。なぜなら、フーコーが提示した「公衆衛生」や「環境」などの概念は西欧というやはり歴史的に固有の文脈で出てきた概念だからである。「フーコー理論」というものがないように、われわれは生権力や統治性の議論を「公式化」し、他の国や地域に対して安易に応用することはできない。

そして、これまでの統治性研究の論者が戒めるように述べているのは、統治性が理論ではなく、ひとつのパースペクティブであるということである（Rose 1999）。ウォルターズは、統治性はしばしばある時代精神を一刀両断できるような便利なグランドセオリーとして用いられてしまっていると指摘している。しかし彼によれば、統治性はグランドセオリーではなく一連の道具立てや分析概念である（Walters 2012＝2016: ch.4）[★29]。重要なのはそのように世界を「鳥瞰的に」みることではなく、局地的で、部分的で、一部バラバラなものを注意深くみることであるとしている。このように、経験的な研究対象にそのまま上からあてはめるだけの固定化されたものであるという統治性研究の理解に対しては距離をとらなければならない。統治性は現実的で地道な分析のための方法論であり、大きな概念として用いられるものではない。それは、些末に映るかもしれない細かな実践を詳細に記述、分析するための方法なのである。

以上、本章では近代日本の公衆衛生をめぐるこれまでの研究の批判的検討を踏まえたうえで、本書がとりうる分析枠組みを検討してきた。その結果、統治性という観点から、人間を自然から切り離す近代の二元論を回避しつつ公衆衛生を分析することが確かめられた。次章からは、いよいよ近代日本を対象にした公衆衛生の歴史を紐解くことにしたい。

★29　そのほかにも、「文字通りリサーチ・パースペクティブ」（Bröckling et al. 2010: 15）といわれることもある。さらにフーコー自身の言葉を用いれば「全体史ではなく一般史」（Foucault 1969=1995）である。なお、ANTもまた理論ではなく方法であると位置づけられている（Latour 1999b）。

第2章

曝される身体

サナトリウムにおける日光療法

１　医学と建築と化学が交差するところ

結核は人びとの想像力をかき立て、医師もそこから逃れることはできなかった、とスーザン・ソンタグは述べている（Sontag 1978＝1992）。第二次世界大戦以前の社会では、さまざまな医学的・通俗的治療法が考案されては実践されていた。しかし、そのほとんどが決定的な治療法とはなりえず、サナトリウムでの治療に一縷の望みが託されていた。

一般的に、サナトリウム（結核療養所）とは医師の指導・監督のもとで厳格に療養を実施する施設のことをいう。また、患者を家族から引き離すための、すなわち危険な感染源を隔離するための社会防衛を目的とする施設でもあった（高野 1942: 204）。いずれにせよ、日常生活が営まれる空間とは異なる特別な施設であったということができる。

だが、サナトリウムは次の二つの点において重要な場所であったと考えられる。まず、サナトリウムでは医学が建築に与えた影響をより純化したかたちで観察することができる。フーコーは医学の視線がどのように社会空間に刻み込まれたのかを知るために、一八世紀後半の病院に生じた変化を分析している（Foucault 1978＝2000）。フーコーによれば、それまでの病院は病人や貧しい人を収容するための施設であり、病気を治療する機関ではなかった。医学と病院は根本的に異なる二つの範疇に属していた。だが、観察や監視、調査、治療といった規律という技術が導入されることによって、個人を対象とした医学的な病院へと変貌する。病院内部の空間は分割され、患者一人一人の空間も分けられるようになった。他方で、フーコーはこのとき医療のありようも大きく転換したと述べている。すなわち、かつてのような病気そのものに働きかける医学ではなく、身体やその周囲の環境を対象とするような環境医学（médecine du milieu）が浮上してきたという。こうして、病人を空間的に分離すると同時に、その病人が呼吸する空気や周囲の気温、水、食べ物などの環境を整えるという、この二つのプロセスが結びついたとき今日的な意味での病院が誕生したと論じた。

「権力の眼」と題されたテクストにおいてもフーコーは、この病院建築に新たに求められるようになった原理を「空間を分割しながらかつ同時に開放状態におく」と表現している（Foucault 1977c=2000）。すなわち、病院では「換気、通風を確保しながら、しかも接触、伝染、近接、密集を避けねばならなかったのです」（Foucault 1977c=2000: 256-257）。

この病院の医学化という議論は、サナトリウムを読み解くうえでも重要な参照軸になる。サナトリウムもまた、医学的に組織化された規律の空間として理解することができるだろう。しかし、一般的な病院と比べて、そこには少なからず差異が認められる。サナトリウムの建築もまた治療や療養のための手段として機能していたが、とりわけ自然により依存していたことは見逃すことができない。たとえば、身体を自然のもとにおく自然療法などはそれに適した建築空間を必要としていた。医療設備として知られていた日光浴のためのテラスが近代建築にも受け継がれたとする指摘を踏まえるならば（Colomina 2019）、サナトリウムという特殊な施設に着

目する必然性がある。★1

この病院の医学化という議論のほかにもサナトリウムに着目する理由が、やはりフーコーから導き出すことができる。フーコーは「社会医学の誕生」のなかで、ペストに対してとられた隔離という方法をより洗練させたかたちがフランスの都市医学、すなわち公衆衛生であったと論じている（Foucault 1977a=2000）。一八世紀に出現したこの都市医学の特徴として、まず、それが人間の身体や有機体を扱う医学ではなく、大気や水、腐敗物など生存環境のなかの生活条件に関する医学であったことを指摘している。これは先にみた環境医学に他ならない。他方で、都市医学のもう一つの特徴として、それを媒介にして医師が化学との関係をもつようになったことをあげている。この時代、感染症や風土病を生み出す危険性のある墓地の移転や、都市空間における空気の通り抜けの確保において、新たに化学者の意見が求められるようになったという。水や風通し、生活条件、呼吸作用を分析することによって、医学が化学と接触するようになったとされる。

★1　建築と医学という文脈とはやや異なるが、ジークフリート・ギーディオンは『空間 時間 建築』のなかで、現代建築と切り離すことのできない関係にある公共建築を三つあげている（Giedion［1941］1967=2009: 714）。ヴァルター・グロピウスによるバウハウス（一九二六年）とル・コルビュジエによる国際連盟会館（一九二七年）に加えて、フィンランドのパイミオにあるアルヴァ・アアルトのサナトリウム（一九二九―一九三三年）をあげて分析している。

ここでは、水や風だけでなく、日光もまた同じように身体や有機体に影響を与えるものとしてこの時代に分析の対象となっていたことを指摘しておきたい。一八〇〇年の赤外線に続き、その翌年にドイツの化学者ヨハン・ウィルヘルム・リッターによって紫外線は発見された。[★2]赤外線と紫外線の発見によって人類ははじめて可視光線の外側にある「目に見えない光」に目を向けるようになった。とくに結核菌に対する殺菌作用や人体への刺激作用が確認されると、太陽光線に含まれる紫外線は医療や衛生、健康増進の観点から大いに歓迎された。やがて「紫外線という文字や言葉が、我々日本人の生活にも日用語となりかけて来た」(増山 1929: 18)というように、紫外線療法や日光浴、太陽燈などのかたちで一九二〇年代末までには日本においても広く一般的に知られる知識となっていく。[★3]こうして自然のもたらす化学作用への認識が、サナトリウムにおける日光療法(heliotherapy)の隆盛へとつながっていくことになる。当時のサナトリウムはこうした医学と化学が合流するところに生まれたといってよい。

このように、サナトリウムは特殊な空間ではあったが、この時代の医学と建築および化学の関連性をみるうえでもつ重要性は決して小さいものではない。フーコーが近代の建築は健康の問題と関わりをもたざるをえなくなったと述べたように、換気や採光、清潔さといった環境への配慮の数々が都市空間やあらゆる建物を医療装置へと変えていくからだ。次章以降でこうした都市空間や住宅における動きをみていくが、本章ではまずそれらがもっとも純化したかたちで現れたサナトリウムという医療施設を中心に分析していくことにする。いかにしてサナトリウムという空間は成り立っていたのか。そして、この空間のなかで人びとの生がどのように社会的‐物質的に可能になっていたのか。とりわけ、正木不如丘《まさきふじょきゅう》（一八八七―一九六二）が行っていた日光療法を事例とすることで、近代日本の結核をめぐる「生歴史」の端緒を開きたい。

2　自然のなかのサナトリウム

ボヌイユとフレソズは、一九世紀末から二〇世紀初頭という期間がブルジョワによる工業主義的な社会秩序に対する批判が新たに展開された時代であったと考えている（Fressoz and Bonneuil 2016=2018: 321）。彼らはそうした批判的な運動として、イングランドのユートピア社会主義や、自然主義者やアナーキストたちの運動に加えて、ドイツにおける生活改善運動を位置づけている。ヴィルヘルム皇帝体制下での生活改善運動は、都市の汚染に対する闘争から、

★2　リッター（Johann Wilhelm Ritter）による紫外線の発見について、詳しくは中川徹や佐々木政子の論考が参考になる（中川 1972; 佐々木 1996）。ちなみに、明治から大正にかけては、「紫外線」（ultraviolet rays）の訳語として「菫外線」や「化学線」があてられることもあった。紫外線のもつ化学作用に関心が寄せられていたことがわかる。

★3　紫外線を利用した治療法には、一般的に人工光源によるもの（「紫外線療法」と呼ばれることが多かった）と太陽を光源とした「日光療法」とに分けられる。本章では、日光療法に限定して議論を進めることにする。なお、紫外線発生装置を用いた医療実践の分析を含む当時の日本の紫外線ブームについては金凡性の研究が詳しい（金 2012, 2020）。

その衛生環境の向上あるいは田園都市の追求、そして自然保護や自然療法、ヌーディズム、菜食主義の推奨に至るまで広範囲に及んでいた。注目すべきは日光浴もまたこうした運動のなかで捉えられていたということである。これら生活改善運動の数々は、いずれも深刻な影響をもたらす工業主義に抵抗し、環境の保全や人びとの健康に価値を置こうとする生活様式全般にわたる変化を追求する動きであったとされる。

森貴史もまた、『踊る裸体生活』において、西洋市民社会がもたらした進歩主義の矛盾を変革する新しい生活様式として一九世紀末の〈裸体文化〉を描き出している（森 2017）。一糸まとわぬ姿で日光浴や野外運動を行うこの運動は、自然がもたらす治療上あるいは健康上での効果を期待する生活改革運動と自然療法を不可分に展開していたとされる。生活改革運動の背景にあるものとして指摘されているのが、一九世紀末のコッホやパストゥールによる細菌の発見とそれに伴う衛生観念の発達である。こうした衛生という考えのもと、衣食住にわたる生活習慣を改めることが重要とされた。他方、自然療法は一九世紀中期から後期にかけて発明され普及していった。自然療法は、日光や空気、水、土壌などを治療の手段として用いようとする医療方法である。たとえば、菜食や日光浴、新鮮な空気に触れる空気浴によって自然治癒力を高めようとするものだ。また、自然と直に触れることができる裸体文化は自然療法と親和性が高かったともされる。とくに結核の場合は戦後になってようやく治療薬が一般的に用いられるようになるが、それまでは自然療法も一定以上の信頼を得ていたとされる。近代科学にもとづく一般医学から距離を置きたい人びとにとって、自然療法は魅力的に映ったと考えられる。

森によると、サナトリウムはもともと自然療法を施術する施設であったという（森 2017: 63）。興味深いことに、サナトリウムには肺病患者だけでなく、アルコール依存症者や薬物依存症者、精神疾患を抱えた患者をもが収容され治療がなされていた。こうしたさまざまな療養者に対して、冷水浴を基本とする「水治療法」や空気浴を中心に行う「空気療法」、そして「日光浴療法」といった自然療法が実施されていた。日光浴療法に関していえば、一九〇三年にスイスの医師オーギュスト・ロリエがレザン地方に日光療養所を設置し、そこでの治療が著しくよい成果をあげたことが知られている。ロリエ自身、近代医学を学び、日光浴療法に関する著作を数多く出版し、さらにヨーロッパ各地に療養所を運営するなど、当時の医学界からも高い評価を得ている（森 2017: 71）。また、自身が運営する以外の病院の外科室でも日光浴療法が盛んに採用されるなど広く支持を集めていたといわれている。

したがって、サナトリウムは単なる結核療養所という医療施設としてだけでなく、自然の力を借りながら結核をはじめとする療養者の生活全般を変えようとする生活改善運動の潮流に棹さすものとして理解しておく必要がある。それは繰り返しになるが工業化された社会に対するオルタナティブな実践としてあった。こうした太陽光や空気を重要視する考えは、ドイツではやがて裸体文化へと昇華されていくことになる。裸体文化は、おそらくは公序良俗に反するという観点から日本においては受容が進まなかったが、自然療法やそれにもとづく日光浴に関しては一定の広がりをみせていくことになる。

では、日本においてサナトリウムはどのようなものであったか。福田眞人は、『結核の文化史』において日本における近代的サナトリウムの歴史を概観している（福田 1995）。それによると、日本では明治中期頃からサナトリウムが設置されはじめる。設置当初は海浜地域での私立サナトリウムが主だったものであった。一八八七（明治二〇）年に長与専斎が設立した鎌倉海浜院や、一八八九（明治二二）年の鶴崎平三郎による須磨浦療病院が国内私立サナトリウムの嚆矢とされている。

須磨浦療病院についてもう少し詳しくみてみよう。須磨浦療病院は木造二階建一〇棟、木造平屋建五棟から成り、病床四四床で開院している（小松 2000: 122）。鶴崎が患者の心得として示した方針からは、サナトリウムがただの結核治療のためだけではなく、正しい生活の方法を教授するための一種の学校として認識されており、規律を重視していたことがわかる。[★4] やがて結核療養地として有名になり、全国から患者が集まったという。ただ、私立のサナトリウムの入院費用は極めて高額であったことから、一般的な患者には手の届くものではなかった。この時期のサナトリウムはあくまでも都市部の富裕層を主な対象としていた。

大正に入る頃からは、都市部の平地や高原にもサナトリウムが設置されるようになっていく。とくに一九一四（大正三）年の「肺結核療養所の設置及び国庫補助に関する法律」や一九一九（大正八）年の「結核予防法」が制定されたことで、全国に公立の療養所が設置されるようになった。大阪市の刀根山療養所を皮切りに、東京や京都、神戸など全国一七の都市に公立の結核療養所ができていくことになる。★5 こうした公立療養所は事務棟や病棟から成り、病棟はさらに病室やそれに隣接するベランダ、診察室、検査室、食堂、喀痰消毒室、娯楽室・慰安室、外科室などから構成されていた（田澤 1932: 95）。ただ、結核感染者数に比べて療養所の病床数はあまりにも少なく、多くの患者は自宅での療養生活を余儀なくされていた。★6 他方、ヨーロッパの山岳地帯にサナトリウムが設置されたように、日本の高原地にも新たに結核療養所が作られた。一九二六（大正一五）年、八ヶ岳麓に日本初の高原療養所として設立された富士見高原療養所が、それである。

★4　小松良夫によると、須磨浦療病院のパンフレットには以下のような「患者心得」が記されていたとされる。「サナトリウム療法は、ただ結核病を治療するための一時的手段でなく、一生涯を通じて行うべき正しき生活方法を教授する一種の教育であり、この教育をなす場所すなわちサナトリウムである。ゆえにサナトリウムでは医師が教師、看護婦が教師の介補［、］患者すなわち生徒である。［…］サナトリウムに必要なるは規律である」（小松 2000: 124）。

★5　大正末期には公私立の結核療養所の病床は約三〇〇〇床に増加しているが（日本公衆衛生協会編 1967: 736）、この病床数は十分なものではなかった。その理由の一つに近隣の人びとが感染への恐怖から、しばしばサナトリウムを忌避し反対していたということが考えられる。たとえば、生活改善同盟会はその啓蒙書のなかで、「もし一朝これらの施設［サナトリウム］が計画されるとでも聞こうものならそれら地方の者ども、やれ病毒地となるの病源地となるのと、愚につかぬ迷信謬説を振りかざして、虎か獅子かにでも追い駆け廻されでもするようにわいわい騒ぎ建てるではないか」（生活改善同盟会編 1929: 320）と述べていることからも、当時は地域社会にサナトリウムを受け入れることは容易ではなかったことが推察できる。

では、これら日本のサナトリウムではどのような治療が行われていたのだろうか。明治半ばにはすでに結核菌が病原体であるという正確な病理学的知識が知られていたものの、当時は効果的な治療法がなかった（福田 1995: 258）。そのため、サナトリウムでは大気療法・安静療法・栄養療法を中心に治療が組まれていた。すなわち、新鮮な空気のもと身体を安静に保ちつつ、栄養のある食べ物を食べることで、もともと身体に備わっている抵抗力を高める方法である。ここからサナトリウムが置かれた気候や地勢——気温や湿度、雨量、地質、周囲の環境——がもつ医療上の効果が説かれることも少なくなかった。実際、一八九九（明治三二）年に医師の高田畊安《たかたこうあん》によって開設された茅ヶ崎の南湖院には、結核治療は気候と不可分の関係にあると考えられていたことから、気象観測所が設けられていた（小松 2000: 128）。気候を重視するこうした姿勢は、自然の力を医学的に利用してきたヨーロッパにおける自然療法の影響を受けていたことを示している。

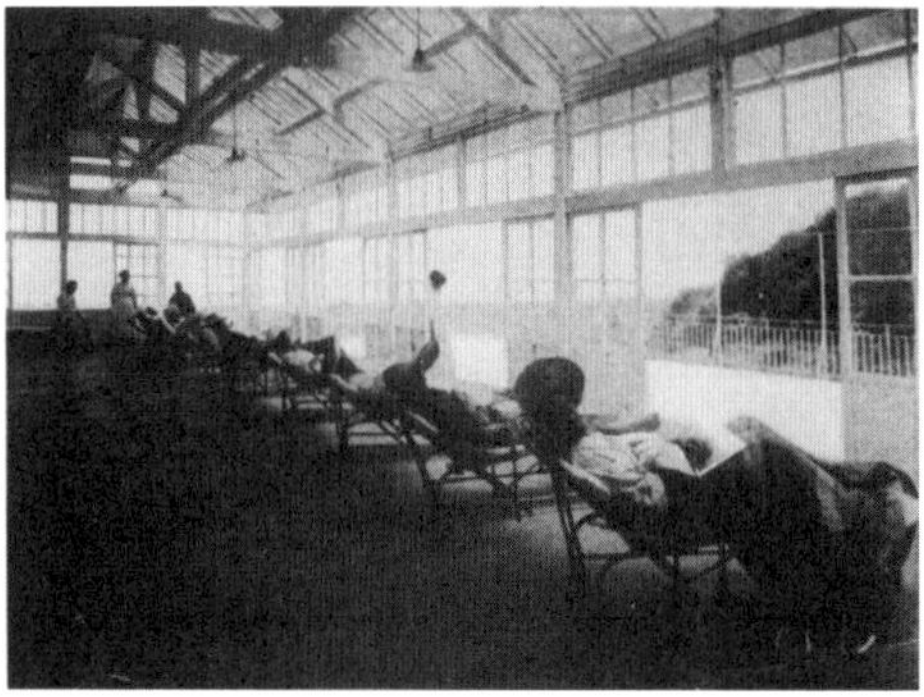

図1 日光浴室（鳥潟 1923: 巻頭）

このように自然療法が重視されていたことからもわかるように、当時の患者は結核を抱えながら自然と波長を合わせて共に生きるしかなかったともいえる。だからこそ身体と周囲の環境との接触を調整することによって、結核が進行しないように粘り強く長期に及ぶ療養生活を過ごすことになる。やがてサナトリウムにおける治療は外科的手術やワクチンの注射療法が併せて行われるようになり、周囲の気候のもつ重要性はそれほど強調されることはなくなるが、抗生物質による化学療法が主として用いられる第二次世界大戦後まではそれほど状況は変わらなかったといってよい。

3　日光療法――正木不如丘の試み

日本の療養所がいつから日光療法を本格的に採り入れたのかは、これまで正確なところは明らかではない。ただ、ヨーロッパでの日光療養所の設置の流れを受けて、遅くとも一九二〇年代半ばまでには、日本においても日光の紫外線を利用する療養所がみられるようになったと考えられる[★7]（**図1**）。そのなかでも、慶應義塾大学の医学部に勤める医師であり作家でもあった

★6　少し時代が下る一九三七（昭和一二）年に高野六郎は、行政による結核予防の重点的対策について述べている（高野 1937）。高野は、対策推進の背景として、軍人が結核を発症するケースが多いことから、国民の衛生状態が国防にも重大な関係にあることをあげている。そのうえで、今後の取り組みとして結核療養所の拡充、結核予防相談所の普及、結核予防教育の徹底をあげている。その計画によると、一九三七年時点で一万数千床ある病床を一〇年間で三万床増加させるとした。しかし、これも当時の結核死亡者数からすれば決して十分とはいえないとしている。このように、日本政府による結核対策は当初より後手にまわっており、欧米諸国に比べて大きく遅れをとっていた。

正木不如丘（俊二）は、実地で日光療法を活用していた人物としてよく知られていた。正木は東京帝国大学医学部を卒業後、パリのパストゥール研究所に留学、その際にスイスの山岳サナトリウムを視察している（荒川 2013）。帰国後の一九二六（大正一五）年に富士見高原療養所の院長に就任した正木は、結核治療のための太陽光線の利用法を研究し、その運用に取り組んでいた。併せて、『日光療法』（一九二八年）などの出版を通じて、その啓蒙活動にも努めていた。その努力の甲斐あって、療養所を開設してから四年間で日光療法を実施した患者数が二〇〇〇人近くに上ったという（正木 1930）。★8 ちなみに、院長就任にあたり正木は、肺病を怖れる地元住民に配慮して内科以外にも外科や眼科などを置いたとされる（児平 2005: 12）。

まずは、正木が日光療法をどのように位置づけていたのかをみておこう。正木は、治療に用いる材料によって治療法を化学的治療と理学的治療に分けている（正木 1927: 212）。前者が内服薬など薬品を用いる治療法であるのに対して、後者は日光やX線あるいは温度や湿度を用いる物理的な治療法としていた。この理学的治療の一つとして日光療法が位置づけられている。日光療法は日光のなかでも紫外線がもつ刺激作用をおもに利用するものであり、これを直接皮膚に働かせる療法とされた。紫外線は人間の身体を通過するわけではないため、皮膚への刺激作用を通じて新陳代謝を活発にし、最終的には抵抗力を増すことが目指されていた。なかでも３２００Å★9から２９００Åまでの紫外線は「ドルノ線」と呼ばれ、保健上その効果が有効なものとみなされた。

では、この日光による治病効果はどのような疾患に有効とされていたか。正木は次のように説明している。

慢性的疾患は、それが外科的疾患と、内科的疾患とにかかわらず、それが常に適当なる手法で日光浴を行えば、他の治療法よりは、より速なかつ自然治癒に近い状態で、全快するものであります。特に結核性疾患の大部分は、最も治療のむずかしいものでありますか

★７　医学者の前田友助をはじめ当時の説明によると、日光療法が欧米各国で盛んに行われるようになったのは、先述のロリエによる日光療法が著しくよい成果をあげたからだとしている。これ以降、日光療養所がヨーロッパ各地に設立され、また病院の外科室では日光療法が盛んに利用されるようになったとしている。他方、日本での取り組みについて、前田は『日光療法』を出版した一九二六（大正一五）年当時、「吾国には二三の先輩諸氏が熱心に日光療法の効果について説かれた事があるにも関わらず、未だ多く行われるに至らない」（前田 1926: 7）と述べている。だが、正木不如丘は一九二八（昭和三）年の『日光療法』において、「本邦においては、慶応の大学病院、大阪の一病院、その他湘南地方にある海浜病院、東京府結核療養所等でも盛んに行う様になりました」（正木 1928: 10）と述べており、この頃が日光療法が本格的にはじめられた時期だと推測できる。

★８　ちなみに、富士見高原療養所の患者のなかには竹久夢二や堀辰雄ら、文化人や文学者も多くいたとされる。とくに堀辰雄の小説『風立ちぬ』（一九三八年）がこの療養所を舞台としていることはよく知られている。そこでは結核を患った婚約者とともに療養所で過ごす日々が美しい自然描写とともに描かれているが、日光浴場（バルコニー）で日光浴をする患者たちの姿も出てくる。

★９　「Å」（オングストローム）とは長さの単位のことである。他にも「nm」（ナノメートル）の単位も用いられることがあった。それらの関係は、「$1\,\text{Å} = 10^{-10}\,\text{m} = 0.1\,\text{nm}$」となっている。

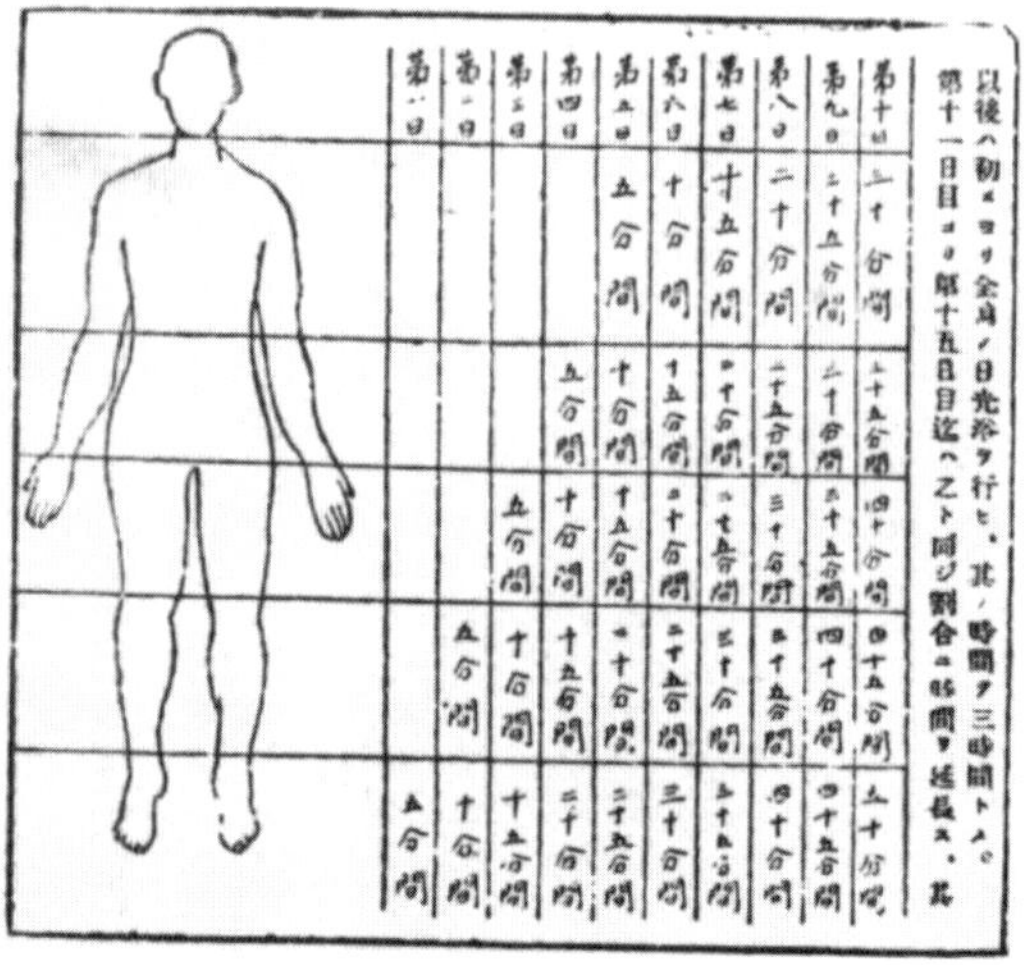

図2　身体の部分ごとに定められた日光浴の時間（正木 1928: 104）

ら、それに対して日光療法が著明の効果をもたらし得るということは、日光療法の最も顕著なる功績というべきであります。（正木 1928: 83）

とはいえ、肺結核などの慢性疾患だけでなく、虚弱体質や神経衰弱についても日光の治病的効果が期待できるとして、一般家庭においても広く実践できる治療法だとしている。★10「表に出でよ、日にさらされよ」（正木 1927: 298）という言葉が端的にそれを表していた。

正木は日光浴の実行方法として三つの条件を提示している（正木 1928: 102）。まず、日光浴は直接すること、とした。これは、日光を遮るものをなくし、皮膚に直射する必要があることを意味している。そのため、衣服を身につけずに裸体で行わなければならなかった。次に、日光療法は太陽光線のすべてを利用する完全なものであること、とした。これは日光のすべての放射線を利用するということであり、たとえばガラスを通してしまえば大部分の紫外線が吸収されてしまうことからきていた。最後に、日光療法は常に漸進的に行うこと、とした。すなわち、日光の直射にさらす体の範囲も時間も順に広く長くしていくことが必要であるということだ。とくに全身に日光浴を行う場合、最初から全身に直射すると頭痛や発熱、日光性紅斑などの副作用が生じることから、日を経るにつれて少しずつ曝す体の範囲や時間を調整していく必要があった（**図2**）。

こうした日光療法を行うのにもっとも適した場所や日光浴場の構造、設備についても、正木は事細かに説明している（正木 1928）。まず、日光療法が用いられる場所として、日光中の紫外線が大気や水蒸気、煤煙等によって吸収されにくいところ、併せて日照時間の多いところや気温や湿度が適したところ、風当たりが少ないところが望ましいとした。これらは正木の経験にもとづくものではなく、国内の各測候所による気象観測データとスイスのレザン地方のそれとを比較考慮した結果にもとづいている点は注目に値する。こうした科学的知見にもとづいて、都市部から離れた海抜の高い高原が日光療養所によりふさわしい地勢だと判断された。

次に、日光浴のための場所として、長い時間日光の直射を受けられる南向きの日光浴場を病室に連なるかたちで設けるものとしている。富士見の療養所では基本的には日光浴場に並べた

★10　当時、紫外線を治療に応用した場合に適用可能な病症は驚くほど多岐にわたって捉えられていた。たとえば、山田幸五郎があげていた病例は、皮膚病、新陳代謝の不調、神経系統病、呼吸器病、粘膜のカタルおよび炎症、リュウマチスムスおよびその種の病気、結核病、打撲傷・創傷及び火傷等、に及ぶ（山田 1929: 182-185）。

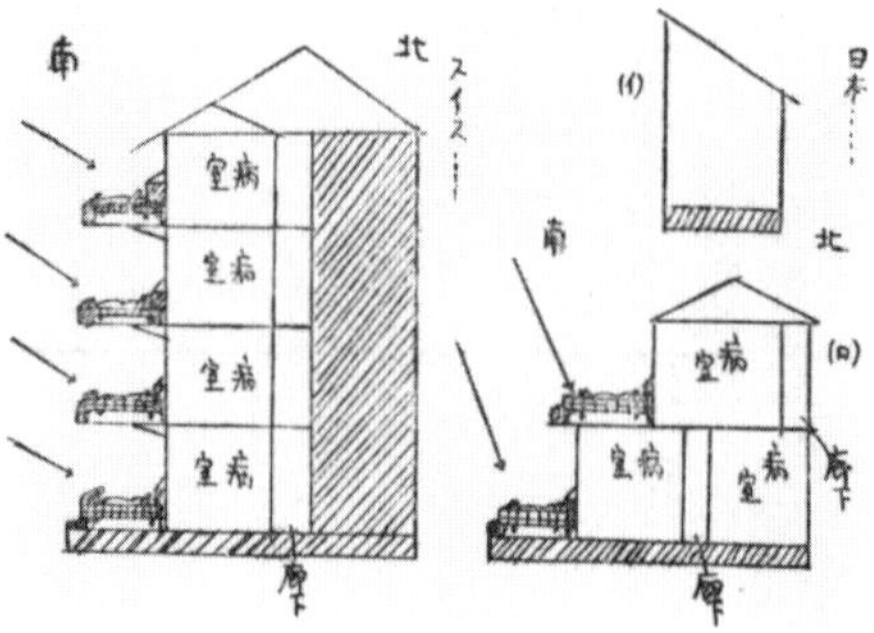

図３　日光の射し込む角度の違い（正木 1930: 95）

ベッドに患者を横臥させていたが、患者によっては病室からベッドのまま運び出す必要があったことから、病室の床と日光浴場の床は同一にしていたという。また、日光浴場の構造としては、日光療法が大気療法をかねて行われることから、天井を含めできる限り遮るものがないほうがよいとした。この点に関して、正木は日光浴場にまで突き出した病室の軒の長さにはとくに注意を払っており、その長さは療養所のある場所の緯度と経度によって決められる必要があるとしている。すなわち、スイスの高原療養所と富士見のそれとでは日光の射し込む角度が異なるため、軒の長さによって下の階に日が直射しないことを避けなければならなかった（**図３**）。そのほか、治療とはいえ他の患者たちと裸体になって横並ぶことに抵抗を感じる人に配慮して、両隣とのあいだに簡単な仕切りを設けている。これらのことから、スイスの高原療養所の仕様をそのまま受け入れるのではなく、藤井は日本の地理や慣習に合うよう最適化していることがみてとれる。

　このように、結核療養所で紫外線が治療に用いられる際には、その手順や設備の配置・調整、技量について細心の注意が払われていた。「日光療法というものは、選ばれた患者を、選ばれた土地で、選ばれたる方法によって行った場合にのみ、充分なる効果を挙げうるものである点を、特にここに御注意いたします」（正木 1928: 57）と述べていることからも、正木がいかに日光療法の実施にあたって留意していたのかがわかる。

科学活動の産物として科学知識を捉えられるということは、これまでにも多くの論者が指摘してきた。★11 なかでもジョセフ・ラウズは、科学知識やその技術的応用は「標準化」（standardization）の過程を経ることによってはじめて、別のローカルな文脈へと移転することができるのだと述べている（Rouse 1987＝2000）。標準化とは、実験室外への応用を可能にするために（科学的）生産物や道具を変容させること、また、非専門家がそれを利用できるように容易な解釈を展開することだとされる。注意深く制御された実験室で扱われる対象や知識がその外部へと拡張されるためには、実験室と同等の環境づくりやそこで用いられる道具や手順において、さまざまな訓練（discipline）を人びとに課す必要があるとした。

ここまでみてきたように、正木は西欧のサナトリウムで行われていた日光療法を日本に持ち込むために、さまざまな調整を行っていた。たとえば、地理的な差異を考慮して日光浴場の軒の長さを変える工夫を凝らしていた。加えて、正木をはじめとする複数の医師たちは出版を通

★11　科学技術社会論では、科学的事実や科学知識を自然の普遍性から根拠づけるのではなく、それらがローカルな状況に依存していると捉え、そこでなされる科学活動の物質的で行為遂行的な実践に着目してきた。詳しくは第4章の★5を参照のこと。

じて日光療法に関する知識や技法を国内に展開するよう試みていた。彼らは日光療法の効果や治療可能な病気、効果を生むためのノウハウ、建築物の構造や設備について実に多くの紙幅を費やしている。

だが、それでも日光療法を実地で行うことは必ずしも容易なことではなかった。というのも、紫外線がもたらす効果はその強度や照射時間、さらに個人の感受性の差や照射時の外的条件など、あらゆる要素が関わっていたからである。とくに自然光線である日光は季節や時間、場所、気象状況によってその紫外線量が一定ではないことから、光線量を測定して標準を定め、患者個々人に合わせて加減する必要があった。また、日光療法の実施にあたっては医師の指導が必要とされたが、実施する医師の熟練度などその技量によっても効果は左右されてしまった。それゆえに、実際のところ日光療法は「治療問題の如き利害関係の多い方面になると肯定者、否定者、礼讃者、誹謗者の対立が中々盛んで、異論百出、帰結不能の状態」（増山 1929: 20）であったという。

このことは、標準化が成し遂げられ、臨床の現場で日光療法を再現することが簡単ではなかったことを示唆している。日光療法の効果を再現することができた者もいれば、再現できない者もいた。両者にはどのような違いがあったのか。医師の実践的な技能に何か問題があったのか。あるいは道具立てや手続きに何か不備があったのか。そもそも本当に効果があるのか——。日光療法の地理的な拡散は予想以上に複雑で困難であったといわなければならない。

また、サナトリウムは医師の指導監督のもとで厳格に療養を実施する施設であったことから、規律が重んじられていたことも特徴的である。とりわけ長時間の太陽光線への曝露は日射病を引き起こすなどの危険性が伴うことから、日光浴の実行に際しては医師の指示に従うことが強く求められた。また、規則正しい生活を送るために一日のスケジュールが定められており、入院患者はそれに従順であることが必要とされた。

とはいえ、サナトリウムにおける療養生活が徹底して医師の支配に貫かれていたと考えることはできない。病院が規律訓練のための場所としてより巧妙に――すなわち、人称性を排した、より自動化されたかたちで――組み立てられていることはもはやいうまでもないだろう(Foucault 1975=1977)。とくにこの著作でフーコーがパノプティコンを分析するとき、窓からの光の作用に触れていたことは過小評価すべきではない。受刑者の身体が可視化されてはじめて、監視が可能になっている。だが、光の作用が所与の条件として置かれていたことは否定できない。パノプティコンに光が射し込まないことなどありえない。それに対して、サナトリウムにおける療養や治療においては、太陽の一日の動きや風向きに依存しなければならず、天候が悪くなればそれに応じてプログラムを再調整しなければならない。日光の射し込みが期待できなければ、どうしようもない。ここでは患者の振る舞いを導いているのは医師だけではない。飼い慣らすことなどできない自然によってもそれは導かれているのである。

4　日光療法の問題

ところで、科学知識を拡大するために実験室と同じ環境をその外の世界に再現することだけが科学活動ではない。論争が起きている状況で科学者が行う言語的活動もまた、重要な科学活動である（Latour 1987＝1999）。そこで、日光療法が効果をもつという主張をより確かなものにするために正木が行っていた言語的活動の一例を検討しておきたい。

日光療法はその普及当初から、治療効果を説明する科学的根拠が欠けているという大きな問題を抱えていた。たとえば、『日光療法』を出版した医学者の前田友助は、日光療法に関する医学は比較的新しいものであるため、「その実際上の方法や、効果については、かなり多くの実験研究があるのに反し、その理論的方面は甚だ幼稚である」（前田 1926: 69）と述べている。そして、「今日日光療法は何故に治病の効を奏し、人を健康ならしめるかという問題に対し完全なる説明が出来ない」（前田 1926: 69）のだとした。つまり、日光療法が効果的であることは経験的に疑いえないのだが、なぜ効果があるのかははっきり説明できないという問題が浮上していた。★12 そのため日光療法の科学的根拠をめぐって、科学者集団のなかでも論争の最中にあったのだといってよい。

正木もまた、この問題に苦悩していた一人であった。科学者としての医師が、科学的な根拠のないような治療法を実地において講じてもよいのか、というわけである。おそらくは当時の日光療法をめぐる論争を再現したであろうある二人の対話形式の文章のなかで、正木は登場人物の医師に次のように語らせている。

現今は日光療法というものは、効果があるものであることは認められているのだが、さてどういう機転で日光が有効に働くかは分っていないのだ。機転は分らない、つまり科学的根拠はまだ確定されていないのだ。しかし日光が有効に働くことは、僕も経験上知っているのだ。で僕が日光療法に専念するのは間違いだろうか、つまり医者として誤った態度かどうかを君にききたいのだ。（正木 1928: 313）

日光療法は適切な方法で運用しさえすれば実際に効果がある。結核の患者を目の前にして、その治療に効果があるのであればたとえ科学的根拠がなかったとしても活用しないわけにはいかない。臨床の現場に立つ者であるがゆえの苦悩が吐露されている。

★12　医学者以外でも、たとえば物理学者の山田幸五郎は次のように述べている。「医学の歴史において実地が理論的弁明より進んでおり、科学的研究を待たずして応用された療法の例が沢山ある。紫外線療法はさらにその一例となった。紫外線の人体に対する治療的作用よりもさきに起る反応について今日の医学が完全な説明を与えることが出来ないが、これらの有益なる性質については疑う余地がなく、実際に試みて有効であったかどうかは試みる医師の熟練とやり方によって確証される」（山田 1929: 159）。

正木はこの科学的根拠の欠如という問題に頭を悩ましつつも、次のような論理を持ち出すことによってこの問題を乗り越えようとした。やはり重要な箇所であるため、そのまま引用しておきたい。

僕は日光療法というものは人類の祖先がやっていたものだと信じているのだ。日南《ひなた》ぼっこなのだ。[…] だから日光療法は祖先の生活に帰ることで、すなわち自然人になるのだ。訳などはどうでもいいのだ。自然と同化すれば、病気など癒るべきものでなくてはならない。だから僕は自然の心の最もよく体得した療法だと思っている。(正木 1928: 318)

日光療法に関する当時の医療書や物理学書は、しばしば過去に遡ってこの療法の歴史を記述している。そこでは日光療法の起源をエジプトやバビロンにおける太陽信仰や、古代ギリシアのヒポクラテスによる日光浴の活用に求めることが多かった。「古代の人には日光が健康並に治病上重要なるものであることが知られ、したがって今日吾人等の行う日光療法と相似たる方法が治病のために用いられていた」(前田 1926: 3) というわけである。正木もまた、日光療法がはるか昔から行われてきたものであり、いつの時代にも医学的な効果をもっていたことを示そうとした。

他方で、正木が強調するのが「自然」である。さきほどの対談形式の文章のなかでも正木は、人智でもって自然を征服しようとする近代科学の万能主義に対しての危惧を表している。日光療法のように人間の理屈では説明がつかない自然の力を認めるべきである。自然科学の本質は「自然の声」に耳を傾けることにあるのであって、人智で押し切るものではない、というのが彼の考えであった（正木 1928: 304）。そして正木が苦悩の末に辿り着いたのは、科学によってすべてを説明する「科学万能」でも、科学を否定する「非科学」でもなく、「不科学」という第三の道であった（正木 1928: 307）。このような、科学万能に陥らない医療のあり方を提示し、そこに日光療法を位置づけようとしたところに、正木の独自性を認めることができる。

このように、正木は日光療法の科学的根拠の欠如という問題に対して、「自然」を持ち出すことによって解決しようと試みた。もちろん、こうした解決法に至った理由は、正木が生きた同時代の歴史からも説明できる。そもそも正木が日光療法という自然療法を選択していること自体、世紀転換期に科学への信頼に揺らぎが生じていた西欧からの影響を受けていたであろうことを物語っている。それは彼が当時西欧で大きなインパクトをもっていた精神分析学の泰斗ジークムント・フロイトの邦訳を手掛けていたことからも納得できる。★13 彼自身の他の仕事からも、理性中心で科学一辺倒の進歩主義的な価値観から少し距離を置こうとしていた様子がうか

★13　この点は、第4章で言及する建築家リチャード・ノイトラや医師のフィリップ・ロヴェルと共通するところも少なくない。詳しくは、第4章を参照のこと。

がえる。

さらに、ここでみてきた正木の語りは、欧米における日光療法をめぐる有効性についての科学的な信憑性を獲得するためのロジックと図らずも共鳴している。二〇世紀初頭の医療における太陽光の活用について論じている社会学者のサイモン・カーターは、欧米で日光療法が盛んになった時代的背景として社会衛生運動とホーリズム、ネオ・ヒポクラテス主義の興隆という三つをあげている（Carter 2012: 98）。社会衛生運動が社会全体の改革を目指すより大きな流れであったとするならば、後者の二つは二〇世紀前半における医学のありようを再定式化しようとする流れとして理解できるとした。

カーターによれば、一九世紀から二〇世紀にかけての世紀転換期を挟む時代は医学のあり方が流動化していた時代であった。実験室医学の拡大や専門性の向上などによって、それまでのジェネラリストとしての医師の地位が大きく揺らいでいたのである。そうしたなかで、体の不調を特定の部位・臓器や体内に侵入した微生物の問題に還元するのではなく、身体全体と、それをとりまく周囲の環境との相互作用のもとで理解しようとする「医学的ホーリズム」（medical holism）を強調する動きが出てくる。日光療法や紫外線療法はまさにこうしたホーリズムの一種として位置づけられるという。太陽光線に身体を曝すことによって、人間のもつ本来的な自然の治癒力を活性化させようというわけである。加えて、こうしたホーリズムの動向は、第一次世界大戦後に起こった、ヒポクラテス医学を再評価する動きともよく連関しているという。日光療法を実践していた当時の人びとにとって、太陽を用いた治療法の系譜を古代にまで遡って記述することは共通の関心事となっていた（Carter 2012: 96）。日光療法の国際的な普及に多大な影響を与えたロリエを筆頭に、日光療法に賛同する人びとの多くが過去の古代文明と科学とを結びつけることによって信憑性を確立することができると考えていた。そのような彼らにとって、古代ギリシャのヒポクラテス医学は日光療法の信憑性を高めるための拠り所となっていたのである。

本節でみてきた正木の言語的な活動の内実は、こうしたカーターの指摘する世紀転換期の医学をめぐる大きな潮流との関係から理解することができる。正木は明らかにホーリズム的な見方で日光療法を捉えていた。自然は征服するものではなく、それに親しみ、同化するものだった。★14 だが、近代医学にもとづいた教育を受けてきた正木にとって、こうした考えは自らの拠って立つ地盤を大きく揺るがすものであったに違いない。なぜなら、近代医学では人間の身体は

★14　別の著書においても正木は、健康を増進するためには自然に親しまなければならないとして日光浴を重視していた。「自然に還れ！」というモットーの下にここに問題になりますのは日光浴であります。人類は衣服と住居とのために、今日は日光からかなり遠ざかっております。それが人類を虚弱にする大きな原因となっております」（正木 1929: 22）。それゆえに、人工的に紫外線を出す人工太陽燈はあくまでも都会や曇った日に日光の代わりに用いられるものであって、紫外線だけを用いるよりはさまざまな光線を含む自然の日光のほうが人類を幸福にするのだとも述べている（正木 1929: 32）。

周囲の環境に対して閉じられているという前提に立つからである。それゆえに、彼は悩み苦しみながらさいごには「不科学」なる言葉をひねり出していたように思われる。また、日光療法の系譜を古代ギリシャにまで遡って説明するだけでなく、「日南ばっこ」というおおよそ日本においても行われていたであろう在来の慣習と結びつけることによって、国内においてもより受け入れやすくなるように努めていたといえるだろう。

5 分子の世界における抵抗——紫外線・煤煙・ガラス

5―1 煙都・大阪と空気の衛生

ここまで正木による科学活動を中心にみてきたが、日光療法はその効果の有効性をめぐってさまざまな異論が出ていたのであった。しかし、日光療法に立ちはだかったのはなにも人間だけではなかった。太陽光線に含まれる紫外線を遮ることで日光療法に「抵抗」(Callon 1987; 平川 2002; Pickering 1995)していたものとして、ここでは煤煙とガラスをあげておきたい[★15]。人間の身体と病原菌、紫外線、ガラス、大気汚染物質が織りなす化学的で分子的な世界へと歩みを進めていきたい。

まずもってサナトリウムでの日光療法の障壁となったのがその立地であったことはすでにみてきた。煤煙のある都市部から離れた大気のきれいな場所が求められたのである。というのも、当時、都市部では工業化にともなう大気汚染が深刻な問題となっていた。とりわけ工場の集積が進む大阪は石炭燃焼によって発生する煤煙問題を抱えていた。[★16] たとえば、一九〇二（明治三五）年に大阪の中之島で火力発電所が運転を開始しているが、その煤煙による汚染が酷かったことから、大阪府知事に対して府会からの意見書が提出されている。それによると、大阪に発電所や各種工場が増加してきた結果、一九〇一（明治三四）年末には煙突の数が大小合わせて数万本に達していたという。それら多数の煙突から吐き出される有害な煤煙が地上に降り注ぎ、衣服などを汚損するだけでなく、飲食物に混入し、さらにもっとも恐るべきことに肺結核患者の増加の誘因になっているのだと訴えかけた。こうしたことから、「もし歩を野外に移し市内および接近群村を顧望するときは黒煙天に漲り真に煙都の名また適実なるを知る」（日本科学史学会編 1965: 452）とまで言い表している。

煙都・大阪の大気汚染に公衆衛生の観点から警鐘を鳴らしていたのが藤原九十郎であった。

★15　産業化がもたらした煤煙や都市の建造物、そしてガラスが紫外線を遮る障害となっていたことは金の研究においても触れられている（金 2020）。本書はこれを分子というスケールから捉え直し、さらにより大きなスケールとの関連のもとで分析しようとするものである。

★16　当時の大阪が「東洋のマンチェスター」と呼ばれていたことはよく知られている。なお、紡績産業の発祥地として知られるイングランドのマンチェスターは当時、世界でもっとも汚染された都市の一つとなっており、呼吸器疾患や、太陽光不足と栄養失調による「くる病」が蔓延し、その死亡率は国内でもっとも高かったとされる（Fressoz and Bonneuil 2016=2018: 315）。

当時、大阪市立衛生試験所が煤煙の測定や保健衛生調査を行っていたが、その所長を務めていたのが藤原である。彼は大阪における公害研究のパイオニアとしても知られている。この試験所内の家事衛生研究会が発行する雑誌に「空気の衛生」と題した論考を寄せた藤井は、「工業都市として東亜に覇を唱うる我大阪市は、また黒煙の都市としてその冠たりで、市民の保健生活上に一大暗影を投じつつあるは明かなる事実である」（藤原 1928: 27）と前置きしたうえで、人間の生活において空気の生物学的、化学的な質が健康上に大きな影響を与えることから、空気の衛生がいかに必須であるかを説いている。

藤原は、煤煙による被害として煤煙を直接吸入することによる身体的な影響よりも、環境を悪化させる保健生活上での影響をより重要視していた。石炭の燃焼にともなう亜硫酸ガスが植物にもたらす被害[★17]や、石炭の不完全燃焼による大量の可燃性物質の放出、あるいは衣類や室内家具の汚染などをその具体的な例としてあげているが、それらに加えて次のような悪影響を指摘している。

> 太陽光線は塵埃微粒子により遮ぎられ常に曇天が多く、市民は終始鬱然その頭上を圧迫せられて、心身殊に精神上に蒙る悪影響は偉大である。微粒子は光線の中特に波長の小なる、そして吾人の生活に最も関係深い紫外線をよく遮ぎるのである。（藤原 1928: 28）

太陽光線に含まれる紫外線がもつ健康上の効果については、これまでにみてきたように当時広く認められるところとなっていた。その紫外線が煤煙由来の微粒子によって遮られてしまうことで、間接的に心身に悪影響を与えることが危惧されていたのである。

また、藤原は室内空気の危険性についてもあげている。市内では窓や戸を開放しておくと大量の煤煙が室内に入り込んでしまうことから、夏でも開口部を閉じきってしまう悪習があるという。だが、大気中の空気と異なり閉めきった室内の空気は自浄作用が働かず、室内の温度や湿度の上昇にともなう不快感や能率の減退、さらには細菌や塵埃の飛散による呼吸器系の疾患という健康障害をもたらす危険性があると指摘していた。

このように、工業化によって生じた煤煙が紫外線を遮ることで、その影響が当時の人びとの健康にも跳ね返ってきたのである。地球の大気に放出された汚染物質は地上に降り注ぐはずの紫外線の振る舞いを大きく変えてしまっただけでなく、地上で生活する人びとの生活習慣をも作り変えた。そのことで人間や結核菌の生存環境を大きく変容させることになったのである。

★17　のちに酸性雨による公害として広く知られることになる被害である。亜硫酸ガス（二酸化硫黄：SO_2）は石炭や石油などの化石燃料の燃焼によっておもに生じ、それが溶け込んだ降雨が植物相を破壊することにつながる。なお、藤原自身はここで「酸性雨」という言葉を使用しているわけではない。

5-2 窓硝子越しの日光浴は有効か

サナトリウムや後の章でみるような家庭での日光療法の効果を否定するような動きは他にもあった。とくにガラス開発に携わる技術者たちから報告されたのは、窓ガラス越しでは紫外線の効果が得られないということであった。室内での日光浴や日光消毒は窓ガラスという当時の新技術に大きな恩恵を受けていたのだが、そのガラス自体が紫外線を吸収してしまうことが明らかになったのである。つまり、日光療法で用いられる設備それ自体の透明性が疑われたともいえる。

この問題を考えるためには、文字通り不可視の存在として機能していたガラスに再びその姿を現してもらう必要がある。技術革新の現場はそのための最適な場所となるだろう(Latour 2005=2019:151)。技術者たちが対策を協議し、必要であれば開発にとりくむような研究および製造の現場へと目を向けることが有益である。そこではガラスは、不可視の中間項(intermediary)になってしまうことはなく、報告の対象となる可視的な媒介子(mediator)となる。

官設の試験研究機関であった大阪工業試験所でガラス研究に携わっていた杉江重誠は、一九二六(大正一五)年に「窓硝子越しの日光浴は有効か」という論文を発表している(杉江 1926)。そこで杉江は、「この頃医療の方面において紫外線療法とかまた紫外線殺菌消毒とかいって紫外線の応用が大変唱道されるようになって来た」としたうえで、それにもかかわらず

「未だ硝子が紫外線とどんな関係にあるか普通の硝子ははたして紫外線を透過するものであるかどうかという事についてはなんらの記述もない様であるから、多少この間の関係を明かにして世の誤解を正したいと思う」と切り出した（杉江 1926: 37）。そして、紫外線の性質について確認し、波長の関係上、普通の窓ガラスは紫外線を透す割合が低いと説明した。「窓硝子越しではいかに日光の強い時でも日光消毒も甚だ覚束ないものであり、また日光浴も名ばかりで実際は何の効果もない」（杉江 1926: 39）と、杉江の口調は厳しい。そして、ガラス張りの日光浴室を設けている病院や、児童衛生のためにガラス張りの部屋を計画している小学校、さらには窓ガラスが用いられる文化住宅は果たして紫外線がよく透過されるのか、と問いかけた。

別のところで杉江はさらに詳しく説明しながら、それに対する当時の人びとの反応に言及している。

しかるに意外にもガラスの紫外線透過性に関する研究から、現在一般に使用されている普通の窓ガラスは紫外線には比較的不透明であり、しかも３２００Å（オングストローム）位より短い波長の紫外線は絶対に透過しないので、前記生理的有効な太陽紫外線は当然窓ガラスを透過しないことが判明して、当時世人の以て意外としたところであった。（杉江 1933: 143）

このように、紫外線の効果を利用するために病院や住宅で用いられた窓ガラスであったが、まさにそのガラス自体が紫外線を吸収してしまうことが明らかになったのである。「吾々が一般に使用している窓硝子は皆無色透明であって眼に感ずる光線、すなわち可視光線に対しては全く透明であるが吾々の眼に見えない紫外線に対してはかなり不透明である」（杉江 1926: 38）。当時の人びとが意外としたのも無理のないことであった。

こうした思いもよらない事態を受けて、技術者たちは紫外線を透過するガラスの研究開発に乗り出した。杉江によると、一九二三（大正一二）年のはじめ頃から大阪工業試験所が研究に着手し、それ以来数年にわたってガラスの組成を変えることによる紫外線の透過量の変化について繰り返し実験を行い、その結果を論文などで公表した（杉江 1933）。杉江自身もこの時期実験結果を数多く報告している。こうした一連の研究から、ガラスに不純物として含まれる鉄分（酸化鉄：Fe_2O_3）が紫外線の透過を妨げていることが明らかになったのである。

また、民間企業の研究所にいた不《ふ》破《わ》橘三《きつぞう》も、そうした研究開発に勤しんだ一人である。一九一八（大正七）年に設立された東京電気株式会社研究所に初代所長として就任した不破は、研究室内に国内初のガラス研究室を設置し、ガラスの研究に従事していた。不破もまた論文「紫外線透過硝子に就て」（一九三一年）において、紫外線を透過させるガラスが生物学上、医学上、そして保健上において必要であるとして、各国の温室や光線療養所において使用されてきたとしている。ただ、「現今紫外線透過窓硝子の製作の目的は、この太陽光線中の効果ある健康線を出来るだけ多く透過する板硝子を工業的に出来るだけ廉価に産出せんとするのである」（不破 1931: 527）としていたが、国内においてその製品化はなかなか達成されなかった。その結果、英国やアメリカ、ドイツなどが紫外線透過用窓ガラスの生産・商品化に成功し、それらの商品が日本国内の市場にも流通することになる。★18

京都帝国大学の工学者で建築家でもある武田五一は、紫外線透過ガラスの効能について次のように述べていた。

明るさ――温かさ、照明、暖房の設備を以て充分必要が満たされ光と熱とは石炭からいかようにも採ることが出来るが健康上必要なる紫外線は日光から直接採って来るより簡易なる方法は目下の所では考えられていない。建築物――特に住宅において窓の必要なる所以は主としてこの紫外線の摂取のためであるともいえる。もし紫外線を充分透過し得る材料が出来たら窓の面積も現在のものより小にしてよいかも知れない。学校、病院、養生院等のごとく許す限り大なる窓面積を要求される建物などではその構造上どんなに便利になるかわからない。［…］それによって都市に免れない死亡率の増大も阻止され積極的には人口繁殖率は増して来るであろう。（吉川 1932: 691）

このように、ガラスが紫外線を遮ることは当時広く知られた事実であった。サナトリウムにおいても同様で、富士見高原療養所の正木もまた普通のガラスでは紫外線の透過率が不充分であることを認めていた。そのため、「硝子張の建物の中に生活する事は、精神的には爽快な気分を与えますが、保健上の立場から考えると、紫外線の不足のために、健康増進上の能率は、ほとんどないと考えなくてはなりません」(正木 1930: 39)と注意を促していた。

この紫外線透過ガラスをめぐる一連の過程は、日光療法の効果を再現するために必要な道具を実地で調達することが簡単ではないことを示唆している。こうした歴史的事実は、ある実験結果が別の場所で再現されるには実験器具の複製が不可欠だが、それは決して容易なことではないという科学社会学の知見を思い起こさせる(Shapin and Schaffer 2011=2016)。

そもそもガラスの場合、その国産化の過程でたいへんな苦労があったことを思い起こさなければならない。おもに建築物に使用される板ガラスの製造をめぐっては、江戸時代末期以降その製造に失敗し続けてきた歴史がある。[19] その原因としては、この時期の製造には不可欠とされた熟練工がおらず、製造のためのノウハウが十分ではなかったことが大きかった。板ガラスの輸入品への依存は、帝国議会でもたびたび取り上げられるほど問題とされ、その国産化は国策としても重要課題とされた。そうしたなか、明治末期にようやく旭硝子株式会社が国産化に成功する。その後旭硝子は着実に生産量を増やし、一九一五(大正四)年には国産品の割合が輸入品のそれをはじめて上回ると、大正末期には世界第三位の生産高を記録するまでになった。[20]

こうして国内の需要を満たせたことで一般家庭でもガラス窓を設置しやすくなり、衛生環境の向上や健康増進に一役買うことになるのだが、そのガラス自体が紫外線を吸収していたことが明らかになったのである。

★18　医師や技術者が普通の窓ガラスが紫外線を透さないことを指摘し、紫外線透過ガラスの使用を促していたことに対して、ときに批判的にみる者もいた。こうした語りはあまりみられないことから、ここでは少し長くなるがそのまま引用しておきたい。

「一般の人民共の中には、「それじゃあ、日光浴は直接太陽にあたらなければ効果がないのかな」というので、冬のサ中に、寒風に曝されながら、歯を食いしばって日光浴をする衛生家（？）や、病人を砂ほこりの中へ放り出して日光浴をさせる慈悲深い（？）看護人などが出るという、実に由々しき事とはなったのである。

そして、一方にこのような事が喋られていると、同時にまた一方には、学者が研究して作った、短波長の紫外線を良く透す硝子というのを「健康増進硝子」なんかと名付けて、どしどし市場に出し、「さあさあ、皆の衆、この硝子こそは紫外線を良く透す最新科学の応用によって作られた硝子。これを窓に付ければ、寒い目を見ずに日光浴が出来ますゾ、生命の惜しい人は一刻も早くこの硝子を窓に付け給え」という様な工合に宣伝にこれを努めた結果、気の早い連中、といってもいずれも御金持であるが、我れも我れもと、大金を惜し気もなく投げ出して、その住宅の窓という窓を、この紫外線透過ガラスにしてしまったもんである。そして、金の無い連中［…］の中の神経質的衛生家は、自分の家の窓硝子が紫外線を透さないという事に、相当憂鬱を感じているというわけである」。（KN 1935: 67）

ただし、この論者の趣旨は、紫外線透過ガラスでないと透さないような短い波長の紫外線はすでに大気中で吸収されているので、普通の窓ガラスを透る波長の紫外線でも十分日光浴に適しているというところにあったことは付け加えておく。したがって、あくまでも健康を餌に人びとをあおり立てるような風潮に対する批判であったといえる。いずれにせよ、こうした人たちによる「抵抗」よりも、紫外線に対するガラスの「抵抗」のほうが当時の社会において重要であったことは間違いない。

日光療法の効果がそれを実施する医師の熟練度や技量に依存していることはすでに指摘しておいた。だが、日光療法の「効果を不安定化する」(destabilizing effects)ものはなにも人間に限られるわけではない(Jensen 2017: 237)。窓ガラスそれ自体による「抵抗」とでも呼ぶべき一面を、ここに見て取ることができる。日光療法の成否は医師個人の腕にのみ還元することはできない。その成功の鍵はガラスが大人しく姿を消していてくれるかどうかにかかっている。このように、日光療法は実験室で確かめられた紫外線がもつ化学的な効果をただ実地に適用すれば可能になるというわけではなく、ガラスという物質がもたらす「予測不可能性」(unpredictability)(Barry 2010: 110)と折り合いをつけながら遂行されていたのである。

5-3　大地のなかのガラス

しかし、サナトリウムにおける日光療法を可能にするネットワークがここで終わるわけではない。ガラスという科学技術の助けを借りることによって感染症を克服するという単線的なストーリーを描くことはできない。ここにはさらにより複雑な社会的-物質的な連関が見受けられる。「地社会性」(geosociality)という概念を用いてキャサリン・ユソフが述べているように、生命の可能性を構成してきた文化的で社会的な歴史は、地層における物質の歴史と結びつけて考える必要がある(Yusoff 2017)。さいごに、ガラスという科学技術それ自体にもまた社会と自然とがたたみ込まれていることをみておく。

そもそもガラスとはどのような物質なのか。ガラスは科学技術の産物であり、また化学物質でもある。その用途については建材でもあれば、治療のための道具でもある。さらに、固体とも液体ともいえないような性質を備えている。★21

ガラス窓などに使用される板ガラスはソーダ石灰ガラスとされ、珪砂（シリカ：SiO_2）と石灰（酸化カルシウム：CaO）とソーダ灰（酸化ナトリウム：Na_2O）を主な原料としている。これらを一定の割合で調合して粉砕し、石炭による燃焼によって融解させる。当時はこの熔解生地に蒸気を吹き込んで円筒状にしたものを切り開いて製造されていた。このうち珪砂の質がガラ

★19　幕末の薩摩藩主島津斉彬の集成館の試み以降、興業社（一八七三〔明治六〕年）、品川硝子製造所（一八七六〔明治九〕年）、有限会社磐城硝子会社（一八八七〔明治二〇〕年）、岩城滝次郎の試み（一九〇〇〔明治三三〕年）など数々の挑戦がなされてきたにもかかわらず、板ガラスの製造は成功には至らなかった。そしてようやく、島田孫市が一九〇二（明治三五）年に板ガラス製造に成功する。その後、一九〇六（明治三九）年には岩崎俊弥が旭硝子株式会社を設立、一九〇九（明治四二）年から生産を開始した。板ガラスの国産化への過程について詳しくは、本多昭一の研究を参照（本多 2000）。また、水野由美らの「板ガラス国産史の研究」は、数少ない板ガラス製造史に関する研究のひとつとして貴重である（水野ほか 2002a; 水野ほか 2002b; 野口ほか 2002）。

★20　旭硝子株式会社の歴史については社史を、生産量についてはいくつかの資料を参考にした（藤原編 1971; 故岩崎俊彌氏傳記編纂会編 1932; 旭硝子株式会社臨時社史編纂室編 1967）。

★21　一般的に、分子が規則的に並ぶ構造をとる結晶を「固体」と定義する。しかしガラスは固体のような固さをもつにもかかわらず、そうした規則的な構造をもたない（会誌編集委員会 2016）。そのため、分子レベルではガラスは固体と液体の中間に位置している。近年ではこれを「アモルファス」と呼ぶ。

スの品質にもっとも影響を与えるとされ、その産地によって良し悪しが分かれた（藤原編 1971: 11）。珪砂の主な産地は淡路島や香川、福岡、愛知であったが、板ガラスの製造には品質良好な朝鮮産のものが用いられていた。他方、石灰石は各地で採取できたが、とくに広島や愛媛、福島を産地とするものが使用されていた。大正末期時点では、国内板ガラス総生産額の約六割が福岡県にある旭硝子株式会社の牧山工場で製造されていたが、これは燃料が豊富にあり、原料の取得に便利であった立地がその要因とされている（藤原編 1971: 34）。

板ガラス製造には高度な製造技術と巨額の資本を必要としていたが、同時にそれは地球物理学的な作用がもたらす産物でもあったといえる。まず、ガラスの原料を溶解する燃料に石炭が用いられるようになったことで高温を得ることが容易になった。多くの近代産業がそうであるように、ガラス産業もまた石炭エネルギーに大きく依拠することになった。この化石燃料と同様に、ガラスの原料である珪砂や石灰石もまた大地を採掘して手に入れたものである。たとえば、日本に存在する石灰岩の多くは二—三億年前の熱帯の海での堆積物がもとになったものだとされている。すなわち、サンゴや石灰藻、コケ虫などの炭酸塩の殻を有する生物たちの死骸が作った生物礁がもとになっているのである。その後この生物礁として堆積したものがプレートにのって運ばれ、大陸側に沈み込む際に付加体として付加された。つまり、石灰石はかつて生物であったものであり、それが地球の運動によって堆積し、移動し、隆起することで鉱床がかたちづくられていたのである。

他方、珪砂もまた地殻変動を経て陸地に鉱床として分布するものや、もともと山地にあった珪石が川や海に運ばれて河口や海岸に集積したものを用いる。このように自然界に存在するものを利用していることから、その純度には差が生じうる。産地によって鉄分がどうしても含まれてしまうことがあった。これは地殻に一定量の鉄分が含有されているからである。この鉄分こそが不純物となってガラスを紫外線に対して不透明にしていたのである。

このように考えると、ガラスの生成過程においては、生命と非生命との境界線が極めて不明瞭になっている。先に確認したように、物質であるガラスはかつての生物の痕跡や地殻変動の産物を原料として、そこに石炭という化石燃料が加わることによって作り上げられていた。ここでもう一度、日光療法を振り返ってみると、こうした生命と非生命との絡まり合いのなかで人びとの生や健康の可能性条件が構成されていたことがわかる。生命はそれ自体で同一性をもつものではなく、地質学的で化学的な組織の出現に依存しているのである（Grosz et al. 2017）。

さらに、ここには生と死の境界線をめぐる統治ではなく、生と非生の境界線をめぐる統治が働いているといえるかもしれない。第１章でもみたエリザベス・ポヴィネリは、生命と非生命という存在論的区別を形成し維持するための言説や戦略を「地存在権力」（geontopower）と呼んでいた（Povinelli 2016）。先住民の土地が有する鉱物資源を採掘しようとする企業からすれば、岩石は客体としての自然にすぎない。搾取資本主義にとってそれは経済的な価値を生み出すための資源としてしかみなされないのだ。しかし、ポヴィネリはこうした非生命の存在もまた

「声」を持つ存在とみなすことで、生命と非生命の境界がもつ自明性に揺さぶりをかける。彼女の議論は、人間を生かす権力である生権力が、いかに植民地主義的で、別の場所から持ち込まれた資源に依存しているのかを逆照射してくれる。

もちろん、ポヴィネリによるこの議論が現代社会に向けられたものであることには十分留意する必要があるが、次の歴史的事実を考えるうえでもたいへん示唆に富む。周知のとおり、大正デモクラシーの時代はまた帝国主義の時代でもあった。板ガラス製造に用いられた珪砂が朝鮮半島で採取されたものであることは、すでにみてきた。不純物の少ない良質な珪砂を求めて、旭硝子は一九一〇年代に全羅南道の大黒山島の珪砂、さらには黄海道の九味浦の珪砂を発見している（旭硝子株式会社臨時社史編纂室編 1967）。とりわけ後者は埋蔵量も豊富で、当時急増していた内地の板ガラス需要を支えた。こうした事実は、植民地支配下にある朝鮮の鉱物あるいはそれを採掘する労働が内地に暮らす人びとの健康を支えていたことを浮かび上がらせる。生命を他の場所で開花させるために、非生命の鉱物を発掘する力がここには働いている（Wark 2019）。同時に、生かすべき生命とそうでない非生命の区別が人間のなかに引かれていたことは注視する必要がある（Yusoff 2019）。ここではまた、人びとの生が明らかな不平等のもとに置かれていたことを付け加えておかなければならない。日本にとってガラスは、西洋の科学技術がもたらす近代化（文明化）のシンボルとなっていたが、同時にそれは植民地帝国の象徴でもあった。

分子の世界にはその外部の世界が内在している（Barry 2010）。ガラスの分子構造の位相は、帝国というスケールだけでなく、惑星というスケールでの地球物理学的な力と深く結びついていたのである。

6　多元的な世界で生きる

フーコーによれば、近代の病院とは規律の空間であると同時に、患者の周囲の環境が配慮されるような場所として誕生した。病院建築が新たに求められるようになった「空間を分割しながらかつ同時に開放状態におく」という要求に対して、本章でみてきたサナトリウムはより極端なかたちでそれに応えていたといえるかもしれない。とりわけ、日光や風といった自然物がもつ働きは一般的な病院よりも大きかったように思われる。サナトリウムはそれら自然物に大きく依存しており、それらと歩調を合わせることではじめて機能することができた。正木が外科的な手法ではなく、自然の助けを借りて人間の治癒力や抵抗力を高める自然療法に重きを置いていたことも、それをよく表している。身体を紫外線に曝露させる日光療法は、まさにそうした身体を環境のなかに置く認識のもとで成り立つものである。正木によるこうしたホーリズム的な理解は近代科学のもつ還元主義的な認識に対するオルタナティブの提示であったともいえるだろう。

また、本章では実地での日光療法の施術がいかに困難を伴うものであったのかについてもみてきた。知識の移転が必ずしも日光療法の成功をもたらすわけではなく、「日南ばっこ」など在来の知識や慣習に合わせるかたちで調整されていた。また、その成功の可否は用いられる設備や道具に深く依存していた。たとえばガラスという物質がもたらす「予測不可能性」に対処しながらかろうじてそれは達成されていたのである。モノは医療実践において無視しえない重要な要素となっていたといえるだろう。こうした歴史的事実は、科学的知識やその技法を広く拡散することがいかに難しいかを示している。それらはローカルな実践のもとで軌道修正される必要があった。

さらに、このローカルな科学実践は生命と非生命の境界線を越える多元的な連なりのもとで展開されていた。日光療法はガラスの組成から煤煙由来の微粒子、紫外線、人間の身体、そして大地に至るまで、スケールの異なるさまざまな要素の絡まり合いのなかではじめて可能になっていたともいえる。こうしたなかでは非人間と人間は入り組んで存在しており、その境界線は曖昧にならざるをえない。分子的な構造から帝国日本の版図、そして地球の地質構造にまで広がるこの社会的‐物質的な連なりのなかでこそ人間の生は理解されなければならない。

さて、日光療法のその後について少しだけみておこう。抗生物質の登場によって戦後のサナトリウムの役割は次第に小さくなり、結核治療のひとつであった日光療法も姿を消していくことになる。正木もまた一九四六（昭和二一）年には富士見高原療養所を離れている。このように、日光療法という医療実践は二〇世紀初頭に突如として現れ、つかの間の成功を果たしたのち衰退していったのである。

しかし、猛威を振るう結核に対して有効な治療法をもたなかった戦前の人びとにとって、日光をはじめとする自然物との関わりはサナトリウムという空間に限られたものではなかった。それは都市や住宅の形態やそこでの医療実践に至るまで広く影響を与えることになる。なかには自宅療養というサナトリウムでの医療実践に近いものもあったが、その多くは未然に結核を防ぐための予防的な取り組みを含むものであった。そこで次章では、そのうちの都市計画に焦点を当て、みていくことにする。

第3章

日光の供給

国家なき統治としての都市計画

1　排除から包摂へ

公衆衛生の手法のひとつに環境衛生の整備がある。身体をとりまく空気や水、住居に働きかけ、衛生環境を改善させることによって、感染症を予防し人びとの健康を増進させようとする方法である。本章では都市という位相におけるこの環境衛生に焦点を当てる。公衆衛生のもとで都市空間はどのように再編されたのか。われわれは、それを生政治的な権力の働きとして理解することができるだろう。

明治に入ってから急速に近代化を押し進めた後発国の日本では、欧米とは異なり、一般市民の生活環境は長く政府に顧みられることはなかった（柴田 1976: 102）。明治政府によって道路や湾港など産業インフラの整備が優先されるなかで、市民生活のための都市インフラ――具体的には下水道や公園、住宅など――の整備がおおきく立ち遅れていたのである。そのため、都市における居住環境は日に日に悪化の一途をたどっていった。

公衆衛生を専門とする軍医であった森林太郎（鷗外）は、一八九三（明治二六）年に建築学会で行った講演のなかで、都市における居住環境について地方との対比から次のように語っている。

人間が生きているには、太陽の光を受け、空気を呼吸し、土地の上に住まい、水を飲みます。田舎においては、太陽の光線を受けるに、何の不自由もございません。金持も貧乏な人も、それぞれ家を持って、その家と家との距離が、大層大きくございます。既に光線がこれがために善く這入る位ですから、風も善く通ります。空気にも不自由はありませぬ。[…]都会では家が段々密接して出来ます。そのために光線は遮ぎられます。暗い所ができます。そのとおりに空気も幾らか遮られます。風の通らない場所が出来ます。[…]かように人の生活に必要な光線も、空気も、土地も、水も、皆都では悪くなります。それゆえに人の住っておりまする家にも光線をわざと入れなければならず、風もわざと通さねばなりませぬ。(森 1893: 117、一部引用者により読点を句点に変更)

なかでも、都市の最下層が生活していた貧民窟の生活環境は劣悪なものとなっていた。『日本之下層社会』(一八九九年)を刊行した横山源之助が都市の最下層にルポルタージュのかたちで関心を向けるなど、ようやく近代工業都市の負の側面に光が当てられることになったが、そこに社会政策的な関心が向けられることはなかった。むしろ政府による都市からの貧民の排除や貧民街のクリアランスというかたちがとられていたのである。

しかしながら、大正も半ばを過ぎた頃、こうした状況に変化の兆しが見えはじめる。第一次世界大戦後の好況のなかで生まれた貧富の格差が、一九一八(大正七)年の米騒動や相次ぐ労働運動というかたちになってあらわれ、その社会的矛盾を白日のもとに晒したのである。強権的な介入をもってしてようやく鎮圧されたものの、この出来事は当時の支配者層に大きな衝撃を与え、その後の政治において彼らの生活環境に目が向けられるようになるひとつの転機となった。[★1]社会不安の増大に直面した内務省は、それまでの農村中心の政策から都市政策へとその重点を移動させていく。住宅に対する認識のある変化について、内務官僚であった池田宏は次のように述べている。「その漸く世上の問題となったのはわずかに大正七・八年以来の事で、当時急に種々の社会問題が起って来ると共に識者の間に住宅供給の問題また突如として台頭して来たのである」（池田［1925］1940: 679）。

こうして、この時期を境にして社会問題は解決されるべき政治的課題として急浮上するとともに、社会政策にもとづく都市政策や住宅政策への取り組みが本格化していくことになる（渡辺 1993: 190）。なかでも、都市や住宅の衛生環境の改善は早急に解決されるべき課題であった。この頃には不衛生を体現する貧民窟を強権的に排除することよりも、衛生環境の改善によって都市下層や都市中間層を社会に包摂することで社会を安定化させることが目指されるように

★1　武川正吾は住宅問題に対する各国の取り組みの違いを説明するなかで、欧州諸国が良質な住宅を政策として供給するようになった背景に、労働運動や社会主義運動の要求のほかに、支配階級の側の動向も大きかったことを指摘している（武川 2009: 138）。たとえば、産業革命後の英国において積極的にスラムクリアランスに乗り出したのは支配階級であり、それは公衆衛生上の理由からであったとしている。このあと詳しくみるように、日本でも公衆衛生上の理由から住宅供給が要請されていた。

なっていたのである。

2　社会的なものの浮上と都市計画

明治から昭和戦前期にかけての都市計画行政や住宅政策を担っていたのは内務省であった。先述のような社会問題に対応するため、内務省は社会行政の統括機関である社会局を設置したり、都市行政機関を整備・拡充させ、都市計画課が都市計画局へと昇格したりするなど、矢継ぎ早に組織改編を進めていく。[★2]こうした一連の流れのなかで、一九一八（大正七）年に都市計画調査会が設置され、その翌年に都市計画法・市街地建築物法の両法を成立させている。これはスペイン風邪が猛威を振るうとともに、結核による死者数がピークを迎えていた最中のことであった。もっとも、都市の無秩序な発展をあらかじめ予防するために市街地を総体的に制御する「都市計画」の概念は、ごく少数を除いてはほとんど理解されていなかったようである（渡辺 1993: 92）。とくに内務省では地方経営や植民地経営と同様に、「都市経営」として捉えていたとされる。そのため都市計画法と市街地建築物法の両法が作りだした中央集権的な体制は「旧法体制」[★3]とも称され、戦前期の都市計画・建築規制をかたちづくるだけでなく、戦後の長きにわたって日本の都市計画制度を規定していくことになる。

この「旧法体制」の構築に大きく関与していたのが、池田宏（一八八一―一九三九）であった。池田は、大正期の後藤新平を理論的実務的に支えた内務官僚の一人である。池田が活躍していたこの時期は、「都市計画」という用語が作られ、都市計画技術とその概念、さらには都市計画制度の法律・組織・官僚制などがかたちづくられた時期として、その重要性が指摘されている（渡辺 1993: 6）。そのなかにあって池田は、初代都市計画課長という重要な役職に就き、都市計画法の起草者となるなど、近代日本の都市計画を考えるうえでもっとも重要な人物となっていた。

これまで池田の姿は、一言でいえば、官治主義者として描かれることが多かった（宮本 1999; 高寄 1990; 渡辺 1993）。たとえば、高寄昇三は、池田の都市論の特徴が共同体への信奉と個人主義への嫌悪感にあるとし、「池田はマクロの都市整備をより優先的に考えに入れて都市経営を展開していた。そのこと自体は責められるべきでないが、やはり官治方式であり、自治的発想による都市づくりの制度化には結局、関心をもつことはなかった」（高寄 1990: 358）と

★2　内務省に関して、通史的な観点からは大霞会による『内務省史』が、歴史社会学的な視点からは副田義也による研究が、それぞれ参考になる（副田 2007; 副田編 2010; 大霞会編 1980）。その他、大正期の住宅政策および都市政策については、福岡峻治の論稿が詳しい（福岡 1971a, 1971b）。

★3　一般的には、一九六八年の新都市計画法に対して一九一九（大正八）年に成立した都市計画法は「旧法」と呼ばれることが多いが、本章では単に「都市計画法」と記すことにする。なお、都市計画法および市街地建築物法について詳しくは、石田頼房の研究を参照されたい（石田 2004）。また、日本を対象にした「都市計画」概念の誕生については、渡辺俊一の研究が参考になる（渡辺 1993）。

評している。また、渡辺俊一もおおむねこれを追認している。渡辺は、池田の都市経営論の特異性を個人的自由よりも全体的利益を優先するものであり、その利害調整が住民参加ではなく官僚によって上からなされるところにみたうえで、「「全体的利害」を出発点とした官治主義としての、池田の（そして旧法の）都市計画がここにある」（渡辺 1993: 181）と指摘している。さらに、近年では社会学からも戦前の都市計画行政に目を向けた研究がみられるが、池田に関してはこれまでと同様の評価がなされている（牧園 2010）。

しかし、池田が開発優先であったからといって市民の生活を軽視していたということにはならない。むしろ池田自身はその都市計画論において市民生活の衛生状態に大きな関心を払っており、その健康に配慮しているようにみえる。[★4] ただ、池田は都市住民の意識改善よりも、より即物的な方法によって都市問題を解決することに重点を置いていた（渡辺 1993: 179）。電気・ガス・水道・市電などの公共施設やサービスの合理的で効率的な供給を優先していたところが、池田の都市計画論の目立った特徴のひとつとされている。

なぜ池田はこのような都市計画を構想していたのか。われわれは、池田のこうした都市計画論を「社会的なもの」の浮上と関連づけて理解する必要があると考える。そのためにも、まずは社会的なものとは何かを明らかにしておきたい。[★5]

一七―一八世紀の「ポリス（内政）」という統治技術を説明するなかでフーコーは、人間がともに生きて、食べて、働き、そして再生産すること、こうした「人間たちの共存の形式全体」を国家が次第に引き受けるようになったことに着目する（Foucault 2004a=2007: 403）。より具体的には、人びとの数やその活動、生きるための生活必需品やその流通に加えて、健康が問題になるような全体へと介入することによって、ポリスは人びとがただ生きるだけでなく、よりよく、幸福に、快適に生きることと国力を増強させることを結びつける道筋を開いた。この人びとの共存の形式全体こそやがて「社会的なもの」あるいは「社会」と呼ばれることになるものである。一九世紀以降、こうした社会的なものは社会問題として引き受けられるものとなる。

酒井隆史らは、一九二〇年前後の日本においても、都市空間や人口移動、労働の秩序を管理するべくさまざまな知や技術が新たに現れてきたことを指摘している（酒井 2013）。そして、これら統治テクノロジーの相関物として社会的なものが浮上してきたのだという。重要なのは、この新たな権力のかたちが国家という超越的な主体のまなざしが及ばない限界点に立ち現れて

★4　高寄もまた、池田に市民の生活環境を重視するような側面があったことを指摘している（高寄 1990: 357）。しかし、それが実際には政策として具体化されなかったとして、やはり池田は官治主義的であるという評価に終始している。

★5　社会的なものをめぐる議論については、ジャック・ドンズロによる『社会的なものの発明』にまっさきに当たらなければならない（Donzelot 1984=2020）。だが、ここでは都市衛生との関連というより限定的な文脈で社会的なものの議論に触れるにとどめる。

きた、としていることである。たとえば彼らは、行政の末端として働いていた方面委員制度にこうした国家なき統治のありようをみている。貧困を中心とした社会事業のひとつである方面委員制度では、官吏の姿は後方に退き、家族のような親しい関係性にある私人が対面するかたちがとられていた。この、国家や法が顔を覗かせることのないかたちでの社会の統制こそ「社会的なもの」――「〈法〉から解放される権力」(芹沢 2001)――として指摘されるところのものである。

池田の都市計画論にはこの「国家なき統治」という性格が色濃く表れているように思われる。それゆえに、池田は都市住民の健康に配慮しつつも、即物的な方法に重点を置いていたのではないか。国家の顔がなるべくみえないかたちで都市空間を管理することにおいて、物質ほど相応しいものはないだろう。なぜなら、社会から概念的に区別される物質には作為がみえにくいからである。

西欧の近代都市を対象にした一連の統治性研究では、都市の物理的基盤となるインフラがもつこうした権力性に目を向けてきた(Joyce 2003; Osborne 1996; Osborne and Rose 1999; Rabinow [1989] 1995)。そもそもフーコー自身、社会的なものの統治において都市空間が介入の対象となることを指摘していたが[★6]、その議論を引き継いだうえで、彼らはANTの議論を取り入れつつ都市インフラが果たした生政治上の役割を分析している。

たとえば、ニコラス・ローズは、自由主義社会の可能性条件を構成する実践のひとつとして都市インフラを位置づけている（Rose 1999; Osborne and Rose 1999）。彼は、一九世紀英国でみられた都市の統治プログラムを「健康的で「リベラルな」都市」を構築する実践として分析する。そこでは、都市計画によって人が密集する危険で不衛生な空間が道徳や公衆衛生がよく保たれた整序された空間へと改変されたことや、居住環境が改善され、街路が計画的に配置され、さらには公園や上下水道、あるいは街灯のある舗装された道路が敷設されたことなど、具体的な都市インフラの整備を統治のテクノロジーとして捉えている。

また、トマス・オズボーンは一八世紀と一九世紀の英国における公衆衛生の比較から、都市インフラによる統治の合理性についての議論を展開している（Osborne 1996）。オズボーンによると、一八世紀の英国では病院や軍キャンプなどの閉ざされた空間での疾病が主な衛生問題になっており、それらは検疫や個人の規律訓練をもって対処されていた。これに対して、一九世紀に疾病の規定要因としての「環境」概念が登場することで、より開かれた空間に応じた適切

★6　一八世紀に生じた健康をめぐる政策について、フーコーは別のところでより詳細に論じている（Foucault 1979=2001）。このときに健康政策は、病人を病人として引き受ける装置を編成し、恒常的に人口全体の健康状態を観察し、計測し、改善するための数々の仕掛けを整備することを軸に組み立てられるようになるとしている。具体的には、家族や都市、病院が医学的、衛生学的な観点から再編されるようになるという。さらに「社会医学の誕生」では、一八世紀後半のフランスに出現した都市医学について詳らかにしているが、それについてはすでに第1章で論じておいた。

な統治の問題が浮上したとされる。この問題解決のために、エドウィン・チャドウィックは水道や下水などの水の供給システムに着目し、それによって身体と都市、そしてエコノミーを一つのシステムとして結びつけたのだとした。そしてオズボーンは、これら都市のインフラが直接的な介入なしに家庭を衛生的な空間へと作りかえることを可能にしたとする。それは家庭への強制的な介入や個人の規律化の徹底といった方法を必要としない、きわめて「中立的」で「匿名的」な手段であった。それゆえに、公衆衛生はヴィクトリア期のリベラルな空間を成立させる政治的合理性に適合した戦略であったと述べている。

これら統治性研究によれば、都市インフラという物質的基盤こそが権力性を帯びている。人びとが健康な身体とともに自由に活動しうるためには注意深く調整された都市空間が不可欠なのであった。都市インフラという客観的な「物質」への介入によって「社会的なもの」は作動することができるのである（Joyce 2003: 70）。

都市の統治における物質性の観点から、なぜ池田が都市住民の健康に関心をもちつつも、施設整備というより間接的な方法を重視していたのかを考察することができる。われわれは、方面委員制度のようなきわめて人間的なものの働きではなく、非人間的な、物質的な水準において働く統治の回路にこそ目を向ける必要がある。次節からは、こうした「物理的」（physique）な側面から池田の都市計画論を分析していく。★7

3　「暗さ」の発見

まずは、当時の貧民窟に対する人びとの認識から確認しておきたい。端的に述べれば、貧民の置かれていた不衛生な生活環境は「暗さ」がその特徴として捉えられていた。明治の後半から労働者の視点に立って都市問題を論じていた一人に、都市社会主義者の安部磯雄がいる。安部は、その著作のなかで、下層労働者の長屋について「空気の流通光線の照射等に付き意を用いること甚だ少なし。往々窓を有せざる暗黒なる寝室あり」と、述べている（安部 1901: 93）。貧困層が住む窓のない不衛生な居住環境が暗さと結びつけて理解されていたことがわかる。

だが、より詳細に組織的にこうした表象がなされるのは、何より行政の手によってであった。[★8] たとえば、一九一一（明治四四）年に内務省が行った東京市の貧民に対する生活実態調査では、世帯構成や職業のほかに居住状態についても調べられている（内務省地方局編 1912）。その質問項目には、家屋の構造やその方向に加えて、日光の遮蔽物の有無に関する項目が設けられていた。また、その一〇年後に実施された同じく内務省の細民調査では、東京をはじめ大阪、京都、

★7　ここでは、一九一〇—三五年までに書籍や論文のかたちで公表された池田の言論を対象としている。また、この期間だけでも池田が論じた主題は非常に広範にわたるため、本章では都市計画について概説したもの以外では、日光について公衆衛生の側面から論じているものを中心に分析するに留まっている。ただし、この主題が彼の都市計画論の根幹となっていることは本論で明らかにされる。

神戸、横浜、名古屋の六大都市に対象を拡大し、より詳しく居住環境について調べている（内務省社会局編 1922）。[★9] そのなかでも質問項目に新たに窓の有無が付け加えられている点に注目することができる。それによると、地域によるばらつきはあるが、窓が無いと回答している者が六—九割もいる。ただ、ここではその実数よりも、こうした質問項目が設けられたということのもつ意味を重視しておきたい。つまり、行政の調査においても、住宅の構造設備が衛生を測定するための経験的な指標のひとつとして用いられるようになっていたのである。

池田もまた、不衛生をその居住環境の暗さや窓の欠如によって判定する認識のもとにあった。池田は調査で目撃した貧民窟の居住環境の劣悪さについて、「日光の入る窓も不充分であるから空気の流通は悪いし、部屋中陰欝で自ら気もボウとするし、一種の臭気に堪えない」（池田［1925］1940: 690）と生々しく語っている。そして重要なことは、池田がこうした貧民窟を感染症拡大の温床とみなし、社会にとっての脅威であると捉えていたことである。

> 細民窟はいかにも土地の利用をして不合理ならしめている、公共団体の共同的生活を非常に脅している、衛生についても色々の伝染病の本源はあそこに培養されている、殊に都会病と名付けらる結核菌はそこに成育するのである、都市の内外においてかような不良の地区が存在している限りは、吾々は常に脅されながしである、かくの如く衛生上から考えても保安上から考えても危険でありかつ有害である。（池田 1920: 18-19）

このように、貧民窟の不衛生な住宅が衛生上だけでなく保安上においてもリスク要因となりうることから、池田はそれを解消する必要性があると唱えている。★10

それでは、どのようにしてそれは可能になるのか。池田は次のように述べている。「結核は暗い所の病気である」のだから、「まことに成育する人には十分の部屋が供給せられることはあたかも花に日光が十分に供給せられる必要と同じことであって、どうしても人類には明るい住宅が供給せられなければならない」（池田［1925］1940: 698）。すなわち「明るい住宅」の供給によって衛生問題は解決されるだろう。そして、それは日光という資源によって果たされるこ

★8　祐成保志は、ここであげている内務省の調査をはじめ、貧困のなかの住居に対して、さまざまな主体による観察がなされていたことを示している（祐成 2008: 118）。それら主体として、①内務省などの中央官庁、②東京市など地方当局、③協調会などの半官半民組織、④民間の研究機関や個人、をあげている。ただ、住宅のみを対象にした調査はそれほど多くないとしている。また、鈴木晃仁は大正・昭和初期に行われた健康調査が特定の疾患だけを対象としていたのではなく、疾患を引き起こす生活様式や食事、住居などのリスク要因をも含むものであったことや、それら健康調査のなかで「健康」概念が作られていったことを指摘している（鈴木 2009）。

★9　この調査の同時期に池田は、「細民窟」と呼ばれる地区は東京市の内外に合計約一一万坪にわたって存在し、そこには一二万五〇〇〇人が居住している、と述べている（池田 1921b: 22）。

★10　祐成は、池田宏や関一らが「経営体＝有機体としての都市」という視点から劣悪な住居を「都市の癌」として位置づけたうえで、その改善に向かおうとした過程を分析している（祐成 2008: 第3章）。

とになる。

4 日光の供給

それでは、池田の目が資源としての日光に向けられていたことをより詳しくみておきたい。実際、彼の日光に関する言及は、他の都市計画の実務家のなかでも抜きん出て多くみられる。もちろん、それまでにも日光が人びとの健康にとって有益であることはよく知られていた。たとえば、先述の森のように、衛生学者は比較的早くからその効能に着目し、その活用を訴えかけてきた。だが、都市の衛生環境を向上させるために日光を資源として供給するという語り方が行政の側からなされているところに、大正・昭和初期の特徴がある。

池田は『都市経営論』（一九二二年）において、欧米の諸都市の事例をみながら、都市において自然をいかに保存し活用するかについて論じている。そのなかで、日光が結核治療において有効であるとする海外での調査結果を引きながら、「日光と空気の人体に必要欠くべからざるはなお水の如きものである」と喩えた（池田 1922: 184）。これに続けるかたちで、池田は次のように述べている。「日光と空気は造物主が吾人市民同胞に対し平等に賦与したる財宝である、これを侵奪するものあらば法律の力を以て相当の制裁を加うるは当然ではあるまいか」（池田 1922: 184）。つまり、衛生上で効果をもつと考えられていたからこそ、日光の利用は公権力によって法的に保護されるべきとしていたのだ。

同じく内務官僚で予防医学の先駆者でもあった高野六郎もまた、同じ時期に都市衛生上で日光がもつ有効性を説いていた。[★11] 雑誌『公衆衛生』[★12] において「都市衛生」という連載をもっていた高野は、そのなかで「都市生活は濃い衛生的暗黒に包まれてある」として、「畢竟生命の消耗と共に健康の建設があって然るべきである。そしてその闇き一面を除去して他の明かき一面を発展せしむるのが都市の向上である」（高野 1924a: 24）と語っている。また、別のところでは、「都市生活を健康に保つためには、第一に良き空気を与え、十分なる日光を与え、また良き水を供給することが肝要である。〔…〕すなわち都会に対する天然の供給もしくはその保存が重要な問題となる」が、「都会生活になると日光も、空気も十分これを供給するのが実は容易でない」（高野 1929: 5）としている。そのため、都市計画において衛生上考慮すべき点のひとつとして「日光の供給」（高野 1924b: 22）をあげていた。ここでもやはり明暗の区別をもって都市が語られ、そのなかで「日光の供給」という言葉を用いていることは興味深い。

★11　高野六郎（一八八四―一九六〇）は内務省衛生局を代表する技術官僚の一人。ながらく衛生局予防課長を務めたのち、一九三八（昭和一三）年の厚生省創設時には初代予防局長に就いている。高野をはじめ衛生局の技術官僚の特性について詳しくは株本千鶴の研究を参照のこと（株本 2010）。

★12　『公衆衛生』（一九二三年に『大日本私立衛生会雑誌』から改題）は、一八八三年に創設された大日本私立衛生会の機関誌であり、衛生知識の普及を目的とした啓蒙雑誌である。その寄稿者には医学博士や法学博士など著名な人物を多数抱えていた。

今日ではあまり馴染みのない「日光の供給」という言葉遣いも、この時期の内務省においては一定のリアリティをもっていたことがわかる。池田や高野にとっての問題は、本来ならば平等に分け与えられているはずの日光が、現状では都市空間に偏って注がれていることにあった。それは貧富の格差を如実に物語るものであった。「人もし都市における死亡率の統計を繙けば、直に日光の恵みに富める高級住宅地区と人口の集積過多にして日の影を見ざる陋屋《ろうおく》に蟄居する細民窟地区との間に禍福の著しくわかるるものあるを知るであろう」（池田 1929: 2）。それゆえ、「都市生活をして健全ならしめ、特に結核病を都市生活より撲滅せしむるの唯一最良の方策としては、市街地の隅々に至るまで、残る隅なく、人の居室という居室に日光の直射を能くする」（池田 1929: 4）ことが必要であった。★13 すなわち、都市の衛生環境を改善するためには、日光を都市空間に遍く行き渡らせることが決定的に重要だったのである。言い換えれば、日光の問題とは衛生問題そしてそれに密接に関連している社会問題を解決するための資源配分の問題であり、都市空間に偏って配分されているこの資源を全体にくまなく流通させることが大きな課題なのであった。

5　都市と統治

では、いかにして都市空間全体に日光を供給し、明るい住宅をもたらすことができると考えられたのか。平等に分配されるはずの日光を奪うものに対しては「法律の力を以て相当の制裁を加うるは当然」と考えた池田が念頭においていたのが、都市計画という考え方であった。つまり、「日光の供給」構想は広く都市計画一般と結びつけられていたのである。そこで、まずは、池田にとって都市計画がどのようなものであったかを確認してから、そこに「日光の供給」という主題が深く関わっていたことをみていきたい。

そもそも、池田にとっての都市とは「有機体としての都市」であったことからみておく必要がある。[★14] 池田は「都市は、言う迄もなく人間の力で以て自然に出来て来る社会現象」（池田 1931: 4）だとしている。人が集まって居住することによって自然に発生する現象が都市というわけである。そして、都市というものは隣接市町村との境界を越えて発展していくものであるから、自治法上の都市ではなく、そうした形式上の区分を越えて拡がる実質上の都市としてみなければならないとした。この意味において池田は、都市を自然に発達する一種の有機体とみ

★13　こうした表現は、明治末期に内務省地方局が地方行政のあるべき方針を示した『田園都市』においても共通していたことが確認できる。すなわち、「光線をして家屋の全部に普遍せしむるは、最も注意を要するの事たるべし」（内務省地方局有志編 1907: 90）。ただし、この『田園都市』は地方局の手によるものであることからわかるように、農村など地方を対象に書かれたものであった。

★14　なお、「有機体としての都市」を語る担い手は池田ひとりではなかった。大阪市長を務めた関一も行政区域を越えて膨張する都市を「有機体」として捉えており、こうした認識は都市が対象化されるこの時代のある程度共通した傾向であったともいえる。

なしている。こうして、「実在の都市は、自治制の機構を以て制約するを許さざる一種の有機体としての存在なりと承認するに至った事が、遂にこの法制を創設せしむるに至った」（池田 1931: 4）経緯として説明されている。

それでは池田のいう都市計画とは何であったか。池田はその目的を端的に次のように言い表している。「都市計画は、実質的都市の実在を発見して、その発達条件を確認し、依て以て都市に加わる公私一切の力を統制するの計を確立するところに、その使命がある」（池田 1931: 28）。そのなかでも、とりわけ交通、衛生、警察、そして経済の四つを重点的にみている。すなわち、「都市およびその付近町村において社会上および経済上一体を構成すべき実体上の都市の地域に対し交通、衛生、警察および経済等に関し永遠にわたり公共の安寧を維持し共同の福利を増進すべき各種の施設に関する重要なる計画を確立する」（池田 1922: 238）ことこそ、都市計画でなされるべきことなのであった。

このように、池田が考える都市計画とは、有機体としての都市を対象に、その発達の固有の条件を見出し、都市環境を物理的に整備することで、その健全な発達を導くための手段であった。ここで再び池田の議論を同時代的な広がりのなかにおいて理解するならば、池田が都市を通してみていたのはやはり社会ということになるだろう。つまり都市計画は、当時新しく現れた社会的なものを都市という具体的な空間のうちに可視化し、その物理的な環境と結びついたひとつの有機体として認識することで、統治可能なものにする技術であったと理解することができる。

ところで池田によると、都市計画は科学的観察に立脚して行われなければならない。衛生の面からいえば、内容面では公衆衛生学が主要な役割を果たしていたが、同時に統計という形式で観察がなされていたことにも注意しておきたい。たとえば、池田は都市の衛生について次のように述べている。「都市はなりゆきに捨てて置けば溜水の腐るが如く必然的に害悪がつきものであることを忘れてはならぬ。その最著しく眼に見えて酷くなるのは死亡率の増加である」（池田 1921a: 27-28、傍点原著者）。都市の衛生状態は死亡率によって把握されている。こうして都市環境と住民の死亡率とのあいだに因果関係を見出すことは、前者に働きかけることで後者を変化させうるという思考を可能にする。それこそが都市計画によって目指されたものであった。英国で実施されていた田園都市構想の事例を用いつつ、池田は「田園都市施設の結果はすこぶる良好で、その都市生活はすこぶる愉快であり便利であるが、［…］住民の健康状態を見るときにおいて何人といえどもその効果の偉大なるに驚かざる者はない。これらの田園都市においては住民の死亡率は千人につき十人を超ゆるものはな」（池田 1921a: 119、傍点原著者）いと述べている。このように、都市計画は公衆衛生学という科学的な知識と、統計という観察の技術にもとづいていた。科学的な観察は都市を発見しその発達の条件を確かめ、働きかけていくためには不可欠とされていたのである。

ここで池田が統計という観察の形式をとっていたことと彼の都市認識とのあいだに関連性を

見て取ることができる。池田の関心は人が集住することで自然に発生する社会現象としての都市に向けられていた。だが、都市は行政区域を越え出ていくために明確な境界線をもって把握されることはない。そのため、統計という技術によってはじめて実質上の都市は可視化される。そこでは人びとの生は集合的なかたちで捉えられることになるのだ。そして繰り返せば、都市計画とは環境を調整することで住民の死亡率を下げることを目指す統治の技術なのであった。

すでに述べたように、池田が起草者となることで都市計画法ができている。立法化に際して、この「有機体としての都市」は「都市計画区域」として制度化されている。そのことによって、池田のいう「有機体としての都市」は、地図上に明確な輪郭をもつ可視化された実在としての地位をもちうるに至った。他方、都市計画の議決主体として「都市計画委員会」が設置された。都市計画の主体を、地方自治体とせず、知事や官僚などで構成される都市計画委員会としたことによって、この制度はきわめて中央集権的性格の強いものになった。そのことで、近代日本の都市計画は行政の事務の範疇となったが、それはすなわち行政が人びとの居住環境の決定者となり、次にみるように、人間の生への介入者となることを意味していた。

6　自然の保健力と都市計画の技法

ここで重要なのは、池田のこうした都市計画論がこれまでにみてきた「日光の供給」という視点から構想されていた、ということである。池田が「実にや居室内における日光の直射こそは生命に活力を与えるものである。不用意より来る一切の病根を人間社会より駆逐するものである。蓋し日光の直射はそれ自身微生物を殺滅するに最も偉大の力あるものである」としたうえで、「故に吾人はこの日光の保有する強大にして無辺の自然の保健力を都市計画問題解決の出発点となさねばならぬ」としていたことからも、そのことがよくわかる（池田 1929: 4）。次の記述には、池田の日光と都市計画に対する認識がもっともよく現れている。

これ極めて普通の事実は、つねに吾人に健康に適する明日の都市は健全なる都市計画と聡明なる郊外土地の開発管理とがその職能を発揮するに依りてのみ建設せらるべきを語るもので、吾人はこの計画を導くに当りては必ず生命は日光の照射する所に栄えて暗黒なる場所に亡ぶるものなる事を牢記して、この自然大則が何人に依りても犯さるる事なきよう保障しなければならぬ。（池田 1929: 2、読点引用者）

すなわち、健全な都市計画がその機能を果たしてはじめて健康に適った理想的な都市ができるのであるから、日光が生命に活力を与えるという自然法則のもと、われわれはそれが妨害されることなく働くように計画を立てていかなくてはならない、ということである。さらには、同様の太陽光線についての知見を示したうえで「この万代不易の自然の法則は常に都市構築に関する土木及建築の技術者に依りて都市のあらゆる構築上に応用されなければならぬ」（池田

1929: 8）と語っていることからも、池田が都市計画をその自然法則が十全に働くための水路づけとして立案し、運用することを重視していたことがわかる。秩序を維持し福利を増進させるためには、都市計画によって日光が適切に配分されなければならなかった。

こうした池田の思考は、具体的な都市計画の技法において徹底されていくことになる。たとえば、池田にとって街路は都市の健全性を保障するものである（池田 1929）。それゆえ、街路を新設するにあたっては、その幅員と合わせてその定位を重視しなければならないとされる。衛生の観点からすれば、街路の幅員はその都市が位置している緯度や建築物の高さ、さらにはその街路と子午線が作る角度とも関係する。そのため、一年の太陽の運行に関する天文表を用いて、緯度と定位との関係を精密に測らなければならないとした。もしこうした点を考慮せず、同じ幅の街路であればいかなる都市においてもみな同じ効果があるものとみなしてしまうならば、自然法則を蹂躙することになり、住民から自然の恵沢を奪うことにつながると釘を刺している。

また、自由空地制についても同様であった。自由空地とは、市内における街路や河川などの建物によって覆われていない空地や、公園や運動場などの施設、さらには建物の周囲にある建築敷地内の空地のことを指している。池田は、通風や採光が不十分であることによる危険がますます身近なものとなった都市において、自由空地の確保は喫緊の課題であるとした。そのうえで、敷地内余地の制限規定について説明するなかで、「なるべく居室に日光を直射せしむるは健康なる住宅の要件であるから務めてこの要件に叶いうるだけの空地を保存するよう」（池田 1921a: 151、傍点原著者）に求めている。とりわけ、貧民窟地区にあっては、「住民に日光と空気の供給量を潤沢にするため少くすも《ママ》田園都市的精神を加味して自由空地の恵沢に浴せしむるの必要すこぶる切なるものあるを感ぜずにはおられぬ」（池田 1921a: 306）とした。日光や空気の供給が自由空地の確保と密接に関連し、それによって貧民窟そして都市全体の衛生環境の改善へと結びつけられていたことがよくわかる。

そのほか、建築線制度や住宅の開口部についても、やはり池田は日光の流通可能性を中心に考えている。前者の建築線は、一定以上の道路幅をもつ道路に接していない土地での建物を規制する制度で、建物が密集乱立することを防ぐことを目的としていた。この制度について池田はのちに「元来市街地建築物法中に建築線に関する強行法を新設した事はその精神において全く光線照射の原則を採用するに在ったのである」（池田 1929: 7）と振り返っている。他方、日光を居室内に伝達するものとして当然のように窓にも注意が向けられたが、これも市街地建築物法の施行規則における居室の採光面積に関する規定となって具体化している。★[15]「建築物法か

★15　市街地建築物法第一九条に一般構造設備に関する規定があり、そこで「居室ハ其ノ室面積ノ十分ノ一以上ノ有効面積ヲ有スル窓又ハ之ニ代ハルヘキ採光面ヲ有スヘシ」と決められていた。この場合、採光面は透明硝子、あるいは摺硝子、紙障子のどれであってもかまわないとされた。詳しくは、野田俊彦の解説を参照のこと（野田 1921）。

ら言えば衛生上不良なりと認めれば警察はこれに対して修補を命じあるいは一部を除却せしめしむることが出来る、便所の通風孔が無ければ作れと命ずることが出来る、採光すべき壁になって寝室居室に窓が無ければ窓を明けろということが出来る」（池田 1920: 21）。あらゆる住宅においてその居室の窓はなるべく長い時間日光を受け入れるように設計されなければならず、それは建築家の工夫によらなければならないとした。このように、居室の窓の採光面積にわたるまで細かく介入し、個人の自由を制限することができるのは、ひとえに公衆衛生の論理によるからなのであった。

このように、池田は日光を都市空間に供給するために、都市計画という技法を持ち出した。そこでは新しく施設を作ることを求めたのではない。この点は同時代の水道や電気、ガスなど他のインフラ整備とは大きく異なる。地面を掘り返して水道管を地下に埋設するのでも、電線を張り巡らせるのでもなく、むしろすでに過剰に建築物で溢れている都市空間を規制し、空白の空間を切り開くことで、日光の流通の可能性を高めようとした。日光のもつ自然法則が働くように環境を調整し、日光を隅々まで行き渡らせ、本来あるべき都市へと導くことが池田の都市計画の眼目なのであった。

7　大地のなかの都市——社会と自然を越えて

池田は、感染症を個人の過失ではなく社会の問題として捉えていた。個人の不道徳や行いが原因ではなく、不衛生な居住環境に生活することで感染する蓋然性が高まる。しかし、都市においてはその感染リスクが不平等に存在していることが問題であった。そこで池田は、階級間で不平等に配分された衛生環境を改善するために資源としての日光を平等に供給する役割を国家が引き受けるものとしたのである。リスクを社会化するテクノロジーとしての都市計画が、ここにはある。

注意すべきは、池田の都市計画によって企てられていたのは物理的環境への介入による衛生の改善であった、ということである。かつてのコレラの防疫のように、警察や国家が個人の身体に直接的に介入する方法はもはやとられない。衛生環境の向上において池田が重視していたのは、強権的介入でも啓蒙活動を通した個人の意識改善でもなく、「日光の供給」というより即物的な方法なのであった。国家が全面に出てこないかたちで衛生問題の解決をはかるこうした「国家なき統治」が、都市インフラによって可能になっていたことがここでは重要である。都市インフラという物質的なエージェンシーに目を向けることで、こうした物質的な権力のありようを認めることができる（Bennett and Joyce eds. 2010）。

とはいえ、「国家なき統治」において国家が不在であるわけではない。都市空間に日光や空気の自由な流通を生み出し、調整することによって、集団としての人びとの衛生を改善し健康を増進するためには、逆説的に都市の物理的環境への介入や規制の強化を必要としていた。この時期に都市や建築物に対する法制度が整備されたことは、こうした文脈のもとで理解することができるだろう。この意味において、国家は社会的なものが十全に作動するための条件を整える役回りを果たしていたといえる。

他方で、池田の都市計画の構想なかで日光という自然物が都市を構成する重要な要素であったこともこれまで論じてきた。こうした歴史的事実は、都市インフラのもつ権力性に着目する統治性研究がこうした自然環境についてあまりうまく扱うことができていないことを示唆している。たとえば人類学者のハンナ・ノックスは、近代都市における統治をめぐる議論が生政治的な関心に囚われるあまり、都市をかたちづくるうえで決定的であったはずの環境の扱いを疎かにしてきたと指摘している（Knox 2020: 16）。これまでの研究の多くが都市において人びとの生を成り立たせている自然資源には関心を示していないというわけである。

その点、統治性研究の新たな方向性を切り開こうとしているトーマス・レムケの議論が見通しをよくしてくれる。フーコーの講義録を丹念に読み込みながら、一方で近年の新しい唯物論（new materialism）の潮流を意識しつつ、彼は統治性研究を「モノの統治」（government of things）という観点から捉え直している（Lemke 2015）。レムケによると、生権力の議論は種としての人間が政治的な戦略の対象になる過程のみが分析される点で批判される。人間の生はそれと結びついている環境（milieu）のもとで理解されなければならないにもかかわらず、こうした点が十分に展開されることがなかった。しかし、人間とモノはそれぞれ自律した実体ではなく、実践のなかでそれらが分節化されていたことに目を向ける必要があるという。そのため、出生率や健康状態など統計学的に把捉される生物学的事実は、それらとの因果関係において理解される地球物理学的（geo-physical）現象——たとえば、気候や水の供給、地理学的データ——と不可分な関係のもとに置かれていることを強調する。このように、生政治の概念がどちらかといえば物理的で生物学的な存在としての人間に限定して用いられていたのに対して、「モノの統治」という概念は人とモノの関係のもつれの分析により照準を合わせているのだといえる。

こうしたレムケの議論は、池田の都市計画論が有していた重要性をより明らかなものにしてくれる。池田は欧米の都市計画に精通していたが、それら知識や技法をそのまま日本の都市に適応しようとしたわけではなかった。先述のように、その都市が地球上のどこに位置しているかによって太陽の運行は異なるのであり、それに合わせて都市計画が運用されなければならないと考えていた。都市空間は国家権力によって恣意的に統制可能な対象としてはもはやみなされていない。池田は都市をそれが置かれた局所的な場所性や地勢との連なりのなかで捉えようとしていたのである。それは大地のなかの都市とでもいうべきか。また、池田は都市における人びととの生を自然と不可分の関係のもとに置いていた。衛生環境を改善し健康を増進するために、都市インフラを介して日光がもつ力を用いていたのであった。このように池田の都市計画論は、人びととの生を都市インフラという物質的基盤だけでなく、自然との生態学的な関係性のもとで理解していたといえる。近代日本の都市空間は、人間と物質と自然物のこうした絡み合いのなかで編成されようとしていたのである。

さて、こうして都市空間に日光が行き渡る条件が整えられてはじめて、個々の住宅においても十分な採光や通風が可能になるだろう。次章では、こうした住宅をめぐる実践のひとつとして健康住宅をとりあげ、建築家によってどのように住宅が設計されていたのかを確かめていきたい。

第4章

空気の灌漑

健康住宅の試み

1　統治の技法としての健康住宅

ある対話のなかでフーコーは次のように述べている。少し長いが引用しておこう。

私の言わんとしていたのは、一八世紀には社会の統治の技法と目的との機能が建築に反映していく様がみられるということなのです。政治的な文書の中に社会の秩序がどうあるべきか、都市がどうあるべきかというような議論、秩序の維持のために要求されるものが何で、疫病は回避されねばならないし、暴動も回避されねばならない、また上品で道徳的な家族生活を許容しなくてはならぬ等々の類の事柄が語られはじめるのです。このような目的性をもって、都市の組織や共同的なインフラストラクチャーの建設を如何に構想すべきなのか？　そして住宅は如何に建てられるべきなのか？　私はこうした考えが一八世紀にのみ現れてきたのだというのではなく、一八世紀にはこうした問題に対する極めて幅広い、また全般的な省察がなされたということをいいたいのです。この時代のポリスの記録をひもといてみれば――それは統治の技法のための文書であるわけですが――建築と都市計画が極めて重要な位置を占めていることが分かります。（Foucault 1982b=2001: 67-68、一部翻訳を変更）

パノプティコンを除いて建築や住宅についてまとまった論考を残さなかったフーコーだが、この対話を通して一八世紀から一九世紀にかけての建築や建築家について語っている。一八世紀のポリスが建築についていかに思考をめぐらせていたのかは、前述の引用にあるとおりである。だが、一八世紀末にポリスという統治のありようが限界を迎えたことで——すなわち社会的なものが浮上したことで——、建築の問題の位置づけが変化していくというのが、フーコーの見立てである。一九世紀以降はより広範な空間への関心が高まり、建築の問題は中心的な主題ではなくなるが、それでもコレラのような感染症や都市暴動の対策においては都市や住宅が依然として重要な役割を果たすものとされていたという。

この短い対話にあえて着目すべき理由の一つは、ここでフーコーが建築を分析する際の方法論的な視座を開示しているからである。彼は建築を統治の実践のもとで問おうとしていた（Foucault 1982b=2001: 86）。個々人の統治、魂の統治、自己の統治、家族の統治、子どもの統治というような統治の実践のもとで建築を捉える必要性を示している。ある技術——ここでは煙突の例を出している——が人間関係に何らかの影響を与えていることは確かとしつつも、人びとのなかでその技術への志向性がなかったら、それが発展されたり、採用されていたりはしない。建築それ自体で社会的な問題を解決することができるわけではなく、たとえば自由や抑圧の実現はもの（choses）の構造に内在するわけではない。もちろん、建築家は権力の技術やその遂行に無縁ではありえない。そのため建築のなかに潜む権力の技術を捉えるためには、分析者は建築家やその建築計画を考慮しなければならないとしている。しかし、建築家個人の意図は決定的な因子にはならないということをフーコーは語っている。あくまでも統治の実践に分析の主眼が置かれていることを、われわれはこの対話から読み取らなければならない。

ところで、このときフーコーの対話者を務めていたのが人類学者のポール・ラビノウであった。ラビノウは一九世紀から二〇世紀初頭を分析の対象に据えることで、フーコーのこうした議論を受け継いでいくことになる。彼は、労働者階級が台頭し、やがて福祉国家の成立へと向かうフランスに立ち現れてきた「社会的なもの」を理解し、それを調整するためのさまざまな新しい知や技術について分析を試みている（Rabinow［1989］1995）。彼は社会を調整するこうした規範や形式を多様な領域に認めているが、一八三二年のコレラの大流行が都市への介入に向かわせる契機になったとする指摘は興味深い（Rabinow［1989］1995: 31）[★1]。このとき、検疫や監視という手段ではなく、科学的知識にもとづく環境（milieu）への介入という方法が新たにとられるようになったという。ここでいう環境とは、具体的には居住環境のことであり、都市や建築が位置づけられている。たとえば、彼が白羽の矢を立てた人物に都市計画家のトニー・ガル

★1　フーコーの生権力の議論を基軸としつつ、フランスにおける感染症とその予防の歴史を描いたものとして、西迫大祐による研究がある（西迫 2018）。その第二部では、一八三二年のコレラ大流行に対する行政組織や公衆衛生の対応、そして特定の人びとへの道徳的非難のありようを扱っている。

ニエがいる。フーコーがベンサムのパノプティコンをそうしたように、ラビノウはガルニエの「ユルバニスム」(urbanism)――都市社会やそこでの活動を管理し、社会福祉を向上させることを目指す――を近代の社会福祉的側面を浮かび上がらせるための指標のひとつとして用いている。このように、都市や建築など居住環境との関係から社会的なものの分析を行っているところに、ラビノウの議論の重要性がある。★2

フーコーとラビノウの議論を踏まえたうえで近代日本に目を転じるならば、社会的なものの浮上との関連において住宅を捉えることは十分に可能である。その際、大正・昭和初期にかけて健康住宅という住宅のありように社会的な関心が向けられていたことは注目に値する。従来、戦前日本を対象にした研究では文化住宅が考察の対象になることが多かったが、★3同時代に健康を目的とした住宅づくりがなされていたことはあまり知られていない。健康住宅とは、気候や風土といった自然環境が科学的に分析され、その知識にもとづいて居住者の健康のための間取りや設備の設計が行われた住宅のことを指す。今日では、こうした科学は環境工学(environmental engineering)として知られている。地球環境問題が広く認識される二〇〇〇年以降、戦前の健康住宅は環境共生型住宅の先駆けとして再評価されつつあるが、当時はあくまでも日本の気候風土に適した健康を目的とする住宅として考えられていた。健康住宅は住宅が気候と結びつけて理解され、その科学的な知識にもとづいて実践されたはじめての試みである。

健康住宅といえば、欧米では建築家リチャード・ノイトラのロヴェル邸がよく知られている

（Colomina 2019）。医師のフィリップ・ロヴェルのために一九二七年にカリフォルニア州ロサンゼルスに建てられたこのモダニズム住宅は、健康や性、ヌーディズム、精神分析学から強く影響を受けていたとされる。同時に、一九世紀後半の欧州に興った自然回帰の生活様式――新鮮な空気やガーデニング、健康食、代替医療などを重視するスタイル――からの流れも認められるという。ロヴェル自身もダイエットやエクササイズ、日光療法などの自然療法を重視していたことから、ノイトラは予防医学の分派たる建築家として自らを位置づけ、太陽や空気、運動などを軸にその住宅を作り上げていた。

他方、日本では環境工学のパイオニアともされる藤井厚二（一八八八―一九三八）による健康住宅が取り上げられることが多い。ノイトラのロヴェル邸が第2章でみたような工業主義的な生活様式に対するオルタナティブとして理解できるのに対して、日本の健康住宅にはこうした要素はあまり見当たらない。だが、藤井の住宅がときにサナトリウムのようだと形容されることもあったように（小泉 2008b: 166）、やはり同時代の人びとの生をめぐる関心の高まりのもとで捉える必要がある。環境工学は居住環境に働きかけ、そこに住まう人の健康を増進するた

★2　ラビノウの議論を援用することで、八束はじめは建築家のル・コルビュジエに目を向け、フランスにおける生政治の分析を試みている（八束 2014）。また、同書ではラビノウの紹介も行っており参考になる。

★3　たとえば、近代家族論は住宅の間取りから近代家族の規範を読み取ってきた（西川 1990）。それらは、戦前の住宅の例として、おもに中流階級向けの中廊下型住宅を分析の対象に据える傾向にある。

めの科学的知識および技術として理解できるのではないか。本章では、こうした健康住宅を統治の実践として分析する。

藤井については、これまでにも建築学を中心に研究が蓄積されてきた。[★4] しかし、藤井が住宅を設計し建てるだけでなく、さまざまな実験を行い、環境工学という理論としてまとめ、さらに住宅設計競技の審査員として活動するなど、その活動が多岐にわたっていたことは注目に値する。彼は建築家であると同時に科学者でもあった。したがって、健康住宅を藤井一人による産物ではなく――重要なアクターであることは間違いないが――、物質を含む複数のアクターと協同して行われた科学活動の産物として捉える必要があるだろう。

そのための方法論を、ここではアクターネットワーク理論（ANT）に求める。ANTは、社会と自然の区別を所与のものとはせず、科学活動に参加するあらゆる人間や非人間のネットワークを追いかけることで、科学的知識や技術がどのように生み出されるのかを明らかにしようとしてきた理論である（Latour 1987=1999, 1999a=2007; Mol 2002=2016）。また、知識の生産過程に着目するだけでなく、科学活動が行われる特定の場所からいかにして知識や技術がその外側に拡大していくのかについても、その過程を丹念に記述してきた。このように、ANTは自然と科学と社会のもつれ合いを記述する方法を提供してくれる。

ANTの視角から建築や住宅を分析する試みはこれまでにもなされてきた（Gabriel and Jacobs 2008; Houdart et Minato 2009=2016; Kemeny 1984; Yaneva 2017）。その方法論的な特徴はいくつかあるが、まず、建築や住宅を建築家個人の思想が具現化したものとしては理解しないという点があげられる。フーコーも述べていたように、建築家は決定的な原因であるわけではない。その代わりに、ANTは人間と非人間による社会的‐物質的な連なりの産物として建築や住宅を捉える。また、ANTは自然の役割に大きな位置を与える。フーコーやラビノウは自然に十分な関心を向けていたとはいいがたい。だが、周囲の気候との関係において住まいを捉える健康住宅を分析するにあたって、社会と自然のあいだに境界線を引くことは致命的になるだろう。それゆえ、こうした方法論的な有用性をもつANTを援用することによって、健康住宅をめぐる科学的知識や技術が統治の技法として働いていたことを明らかにすることができる。

以下では藤井による科学活動を中心に、次の三つの局面を分析する。まず、藤井がどのように自然現象を観測し、実験を行い、理論へと編み上げたのか、すなわち環境工学的な知識を生み出した過程を分析する。[★5]次に、こうした環境工学的な知識がいかにして住宅設計において実現されていたのかを、藤井の建てた住宅「聴竹居」をもとに確認していく。さいごに、昭和初期の住宅設計競技の事例から、これまでにみた環境工学という科学的知識および健康住宅がい

★4　建築家としての藤井を論じたものとして、たとえば内田青藏や西山夘三による概説がある（内田［1992］2016; 西山 1976）。また、藤井の主著である『日本の住宅』やそれにもとづいて建てられた住宅「聴竹居」の解説については、松隈章や小泉和子が詳しい（小泉 2008b; 松隈 2009）。

かにして拡大していくのかを検討する。

2　環境工学的知識の生産

2－1　住まいを気候と結び合わせる

大正末期から昭和初期にかけて、建築を取り巻く気候と室内気候との関係性を科学的に分析し、住宅の設計に反映させようとする試みがみられるようになる（大西・堀越 2008）。そのなかにあって、藤井は住宅設計に必要な科学的根拠をはじめて示した人物とされている。彼の住宅理論は一九二八（昭和三）年の『日本の住宅』にみられるが、まずはこうした環境工学的な理論がどのように生産されたのか、すなわち気候が住環境に影響を与えるという科学的言明がいかにして可能になったのかを、とりわけ人的ネットワークと観測器具に着目しつつ、記述していく。

明治半ばの日本では、在来の慣習的な住宅のあり方に対する批判が展開されるようになっていた。建築家たちは、当時の住宅の間取りが部屋の独立性を損なう造りになっていることから、部屋の通り抜けができたり、声が筒抜けになったりと、プライバシーが保たれていないことを問題視した。また、各部屋の機能が未分化であったことが衛生を悪化させる一因になっているとも批判している。その後大正期に入ると、生活改善運動のもとで住宅改良の声が高まり、在来住宅が抱えるこうした問題を解消することが目指されるようになる。★6その解決策として提示された一つが、住宅の近代化の象徴とされた「文化住宅」であった。文化住宅では、家族本位の間取りや家事の合理化、部屋の独立性の確保が達成されることで、在来住宅への批判に応える住まいのかたちが提示されたのである。

だが、藤井はこうした潮流に異を唱えた。気候風土の相違を差し置いて、欧米の様式を模し

★5　実験室研究はじめ科学研究では、科学的知識を世界の表象としてではなく、物質的で遂行的な科学活動の産物として捉えようとしてきた。そこでは、観測や実験から得られたデータを意味のある情報へと加工し理論化するにあたってのカテゴリー分けの問題や、研究者コミュニティにおける相互作用が、科学的知識の形成に大きな影響を与えていることが指摘されている。また、観察や実験においてどのような道具が用いられたのかという物質の問題についても関心が向けられている（Coopmans et al eds. 2014; Hacking 1983＝1986）。本章のアプローチはANTに限らず、こうした研究にも大きく依拠している。科学技術社会論（STS）や科学社会学におけるこうした傾向について詳しくは、アンドリュー・ピカリングやマイケル・リンチらの議論を参照してもらいたい（Lynch 1994＝2012; Pickering 1992）。実験室研究については、ラトゥールの研究が有名である（Latour and Woolgar 1986＝2021; Latour 1987＝1999）。なお、国内にもこれらを紹介した優れた論考がある（金森・中島 2002; 中村 2001; 鈴木 2020）。

★6　一九二〇（大正九）年に文部省の外郭団体として発足した生活改善同盟会による生活改善運動がよく知られている。それは、衣食住全般にわたる生活様式の改善へ向けた社会教育という性格をもっていた。住宅改良に向けた運動は、これら行政主導によるものだけではなく、住宅改良会をはじめとする関連団体によっても推進されていった。その過程で、建築学に限らず、衛生学や家政学などの観点から多角的に住宅が観察されるようになり、衛生関連雑誌や一部の婦人雑誌においても住環境をめぐる議論が繰り広げられるようになった。そのため、この時代は「住宅の時代」とも呼ばれている（内田［1992］2016: 80）。なお、生活改善同盟会や住宅改良会については次章でも詳しく取り上げる。

ただけの住宅が文化住宅として人びとに受け入れられていることを批判したのである。[★7] そして、日本には日本の気候に合った住宅設計が必要であるとして、「われわれは我国固有の環境に調和し、その生活に適応すべき真の日本文化住宅を創成せねばなりません」（藤井 1928: 3）と宣言するのである。

では、日本の住宅はどうあるべきか。『日本の住宅』で藤井はまず、衛生学に準拠しながら、人間を摂氏約三七度の恒温動物であると規定する。その人間が快適さを感じることができるのは、周囲の温度や湿度、気流が適当な状態にあるときだとして、このときの気候を「標準気候」として位置づけ、住宅設計の指針になるべきだと考えた。「家屋によって寒暑乾湿を適当に調節なし換気気流を適度にし、外界の状態がいかに変化なすとも常にわれわれの環境に特種の気候を形式せしめます。かくしてわれわれはただに健康維持という点のみならず、常に快感享有をも併せて得んと企てる」（藤井 1928: 22）。もしこの根本的な問題を忘れてしまうなら、「屋内は常に外界におけるよりも却って不快なる状態にあって、疾病の巣窟となる」（藤井 1928: 22）と警告している。

こうして藤井は、まず気候の科学的な分析からはじめている。『日本の住宅』を読んだ今和次郎は、藤井の研究功績を理工学的な観点から気候と住宅の関係に迫っている点に認めている。なかでも、今が「その研究的態度に共感せずにはいれなくなって来た。そして手ぬかりのない精緻な構えに敬意の念で読んだ」（今 1929: 105）と称えているのが「気候」の章である。

この章で藤井は、まず「本邦気象表」をはじめとする気象統計を用いることで、日本の気候の特色を確認する。日本の気候の平均に近い都市として東京、京都、大阪を取り上げたうえで、それらの毎月の平均気圧、平均気温、平均湿度、平均風速、日照時間などの数値を一覧表にまとめている。これらの数値から日本の気候の特色が夏の高温多湿にあることをつきとめ、そこに欧米の気候との著しい相違があることを示した。

次に、これらの気象統計の数値を疫学データと対照させることで、藤井は気候と死亡率との関連を析出しようとする。室内における温度と湿度、気流が適切な状態になければ——つまり、標準気候でなければ——日常生活に悪影響をもたらし、やがて疾病や死につながるということを、統計的に裏づけようと試みた。その際に藤井は、衛生学の権威である戸田正三の「季節的疾患による月別死亡者数」を引用することで、高温多湿がもたらす下痢や腸炎による死亡者数が夏に最大になることを確認している。そのうえで、それを気温や湿度、気流に関する気象データと突き合わせた。このように、死亡率と気候（湿球温度）というまったく異なった要素

★7　当時の文化住宅が採光や通風に無関心であったというわけでは必ずしもない。住宅改良運動のなかで衛生的観点が重視されていたことはよく知られている。藤井が主張しているのは、住宅が置かれている場所固有の環境を無視して、ただ建物を洋風化しても意味がないということである。したがって、やみくもに日光を取り込んだ明るい住宅を建てたらよいということでもなかった。なお、生活改善運動においてもやがて藤井の研究が参照されるようになっていく（生活改善同盟会編 1929: 191）。

を結びつけることによって、それらのあいだに相関する関係があることを浮かび上がらせたのである。

以上から、藤井は「我国における各月の死亡率は気候の変化に大なる影響を蒙り、一年間に標準気候に遠ざかる度数および程度のいかんに従い、その率の高低もこれと平行して変化なす」（藤井 1928: 56）と結論づけた。そして、こうした知見は建築学から顧みられることが多くないとして、藤井は夏の高温多湿を調整できるような住宅設計を自ら模索していく。

2-2 人的ネットワーク

前節でみたように、藤井は気象データと疫学データを結合させることによって死亡率と気候とのあいだに相関関係を見出すのだが、それを可能にする人的ネットワークがあったことを見逃してはならない。

まず、藤井が使用した「本邦気象表」とはどのようなものなのか。これを確かめるためには、明治以降、科学的かつ組織的な気象観測が行われるようになり、全国に気象インフラが整備されるようになっていたことを考え合わせておく必要がある。近代国家の建設過程において中央気象台をはじめ、全国各地に気象観測を行う測候所が順次設置されていった（気象庁 1975）。もともと気象観測は、その応用先として航海や農業、治水のほかに衛生もあげられていたように、実学的傾向を強く帯びていた。そのため、気象観測の成果は集約され、さまざまな分野で活用できるよう公表されていた。藤井が用いた一九二四年の「本邦気候表」は、一八八六（明治一九）年から一九二三（大正一二）年までの三八年間にわたって、全国各地で観測された膨大な量の統計値を掲載したものである。その統計値を使用することによって、藤井はさきほどの「日本の気候」なるものを導き出すことができたのである。

では、こうした気象統計をどのように入手していたのだろうか。『日本の住宅』のもとになった論文「我國住宅建築ノ改善ニ関スル研究」のなかで、藤井は神戸海洋気象台技師であった堀口由己や京都帝国大学の長谷川萬吉らの名前をあげ、研究材料が提供された旨を記している（藤井 1925-6: 119）。明治末以降に中央気象台や測候所が高度な専門性をもつ行政組織へと変わっていくなかで、堀口は博士号をもつ気象技術者として重要な役割を果たしていた一人である（若林 2019）。藤井が気象データにアクセスできたのも、こうした研究者とのつながりがあったからである。★8

他方、京都帝国大学衛生学教室に対しても、同じ論文のなかで研究材料の提供に対する謝意を示している。

★8　もっとも、気象データに限ってみても、そのデータの数値の向こうにはさらに全国各地に張り巡らされた気象台や測候所で日々の観測業務に携わる数多くの技術者がつらなっている。こうした気象行政もまた健康住宅において重要な役割を果たしているが、ここではそのことを指摘するだけにとどめておきたい。

我国住宅に関する衛生学的研究は数年前より京都帝国大学医学部衛生学教室において率先して着手し、本論文を草するにあたり同教室戸田教授を始め諸氏の研究成績に負う所少なからざるをここに謹謝す。なおまた諸先輩の助言に拠れるところ大なるを深謝す。（藤井 1925-6: 487）

ここにあるように、京大衛生学教室は当時の住宅における衛生学的研究の中心地となっていた。とりわけ戸田正三に対しては、藤井は複数回にわたって感謝を述べている。そもそも藤井による先の論文は、衛生学教室内にある日本予防医学会発行の『国民衛生』に掲載されていたものである。このように、当時、同じ大学の建築学教室で建築設備の講座を担当していた藤井は、衛生学教室や戸田と深い関わりをもっていた。

以上、藤井のこうした個人的な人間関係が研究に利用できるリソースとなったという点で重要な役割を果たしていたと考えられる。環境工学的な科学知識は、研究者間での相互的な交流に支えられていた側面があり、研究拠点の地理的な近接性という偶然的な要素が介在するなかで生み出されていたといってよいだろう。

２－３　実験における物質

前節では高度に抽象化されたデータを対象にみてきた。他方で、藤井は気候が住環境に影響を与えるという科学的言明をより確かなものにするために、自ら実験を繰り返し行ってもいた。それは自作の観測器具を使用して行われるなど、きわめて具象的な活動のかたちをとっている。ここでは、そうした実験活動において産出されるデータがどのように具体的な道具と結びついていたのかに照準を合わせる（Latour 1987＝1999）。

その一例として、室内気候を調節するもっとも重要な設備として位置づけられていた壁の断熱性能についての実験をみておきたい（藤井 1925-6: 122）。藤井は外壁の素材として、和風住宅に使われる土壁（木舞壁と土蔵壁）と洋風住宅に使用される木摺壁、レンガ壁、鉄筋コンクリート壁をあげ、素材による熱伝導率の違いを比較している。その実験の方法は、各種の壁の内側に新聞紙を貼り、そのうえに気密性を高めた木箱を取りつけ、そのなかの温度を丸一日一時間ごとに寒暖計で測るという具合であった。その実験結果は、当日の外気温や湿度、天候、風速とともに一覧表やグラフへと変換され、環境工学的な知識を支える有力な事実として位置づけられていった。

藤井によるこうした実験や観測は、神戸および京都に建てられた自邸を舞台にして行われていた。そのため、藤井の住宅は今日ではときに「実験住宅」とも呼ばれている。このときの実験の様子が、当時の建築学教室の学生によって、のちに次のように語られている。

われわれはその実験の、悪く言えばモルモット材料になりつつ、お世話願ったわけです。たとえば、室内の温度が夏はどうなるか、あるいは押入れの中へ換気道を作って床下の冷たい空気と天井とを連絡するようにして空気の温度がどうなるか、湿度がどう変わるかを、実際住まいながら、実験しておられたのです。（京大建築学教室六十年史編集委員会編 1980: 205）

また、藤井は「第一回住宅」（一九一七年）から「第五回住宅（聴竹居）」（一九二八年）まで、繰り返し自邸を建て直している。その際、設備や間取り、平屋と二階建てなど、毎回条件を変えていることからも、住宅を建てては実験し、そこで得られた結果を次の住宅の設計に反映させるなど試行錯誤を重ねている様子がわかる。住宅それ自体が実験に用いる道具の一端を担っていたといってもよい。

このように、藤井は観測器具や建材という具象的な事物を組み合わせて実験を繰り返し行っていた。こうした過程を経るなかで、熱や風という自然物は数字へと置き換えられ、環境工学を構成する科学知識へと作り上げられていたのである。

3　自然の動員

　だが、藤井の科学活動はこれに終始するものではない。研究者としての顔をみせる一方で、藤井は建築家として京阪神を中心に五〇戸を超える住宅を設計している（小泉 2008b）。そこで次に、環境工学の知識がいかにして住宅に応用されていったのかを確かめておきたい。ここでは、藤井が『日本の住宅』で記した理論を実践している第五回住宅「聴竹居」を中心にみていく。「気候風土を対象となし、これに適応せしむることはその地における住宅の最大必要条件」（藤井 1928: 66）と考える藤井が、間取りや設備によってどのようにその場所の気候に適した住宅を作っていたのか。

　藤井による住宅の間取りの大きな特徴として「一屋一室方針」がある。藤井によると、西洋の住宅が各部屋を堅固に区切っているのに対して、旧来の和風住宅では部屋と部屋とのあいだが襖や障子によって仕切られ、夏にはこれらを開放して屋内を一つの部屋のように使用してきた。藤井は、この旧来の「一屋一室方針」を踏襲し、とりわけ夏には部屋を開放し通風を自由にしなければならないと考え、住宅を建てる際に実践している。

　しかし、こうした間取りの提案は当時としてはやや異質である。なぜなら、西山夘三が指摘しているように、明治末からの在来住宅批判や住宅改良の議論においては、こうした間取りはプライバシーの観点から批判的に語られてきたからである（西山 1976: 84）。もちろん、藤井も部屋の独立を確保する必要性を否定しているわけではない。また、接客本位から家族本位へという時代の趨勢を間取りに反映させるなど、当時の住宅改良の方針も部分的に受け入れている。しかしながら、居間を中心としつつもできる限り開放的な間取りにすることで、藤井は住宅内の風の通り抜けを重視していることがわかる。

また、夏でも室内を標準気候の状態にできる限り近づけるために、住宅内外の風の通り抜けにも工夫を凝らしている。夏場は建物内外はもちろん建物内でも、場所によっては空気の状態に著しい差が生じてしまう。そのため、建物周囲の良好な空気を窓から室内へ流入させる一方で、室内の汚れた高温の空気を天井の排気口から屋根裏へ、さらに屋根裏の通気窓から屋外へ排出させている。また、高湿になりやすい床下の通風をよくするだけでなく、通気筒によって床下の低温の空気を高温になりやすい屋根裏へと運んで冷却するなど、文字通り、縦横無尽に建物内外の空気を循環させる設備を整えていた。こうした換気の工夫なしに単に室内に扇風機をおくだけでは、かえって塵埃を混入させ、微菌を増殖させるだけだと戒めている。このように藤井は、彼自身の言葉を用いていえば、縦横無尽に建物内外の空気を循環させるための「空気の灌漑」（藤井 1925-6: 650）に取り組んでいた。

他方、日差しとの関係からみると、藤井の住宅にはさまざまなかたちで緩衝空間が設けられていることがわかる。たとえば、藤井は深い軒や庇が日本の気候にとって有効であるとしている（藤井 1928: 86）。太陽光の投射角度や年間の日の出日没の方位の変化にもとづきながら、日本では夏に太陽光の直射によって室内に伝達される熱量が大きくなることを示している。それを防ぐために、軒の出を深くし庇を設けることによって、なるべく太陽光を遠ざけようとしている。縁側もまたこうした理由から設置することが推奨されている。反対に、冬のあいだは家族で縁側に出て日光を浴びるよう呼びかけている。藤井に限らず、当時、健康を目的とした日光浴のための部屋や空間を設けることがしばしば推奨されており、住宅設計競技においても「サンルーム」を設置した住宅案が多数提案されていた（宮岡ほか 2002）。

さらに、間取りや設備だけでなく、建材についても付け加えることができる。藤井は、洋風住宅と和風住宅の違いにかかわらず、日本の高温多湿な気候に対しては和紙が必要であるとして、その使用を奨めている（藤井 1929: 8）。窓にはガラス障子を用いているが、その内側にはカーテンではなく紙障子を設えている。それによって、夏の太陽の直射を防ぐことができるだけでなく、冬には外部の冷気を遮断し暖房の効きをよくすることができるようにした。さらに、室内の壁においても下地のうえに奉書紙という上質の和紙を貼りつけることで、温湿度の調整に有効であるとしている。★9 このように、建材についても独自の実験結果にもとづきながら、外部との緩衝空間を確保するように工夫している。

ここまでみてきたように藤井は、住宅の間取りや設備などを巧みに用いることによって、風

★9　壁紙が長年湿気を吸収して傷んでしまっている様子を、現存する聴竹居で確認することができる。

の流れや太陽光の射し込みを調整しようとしていた。ここで重要なことは、こうした設備が住宅が建てられる場所固有の自然環境との相互作用のなかでかたちづくられている、ということである。この点において、聴竹居に設えられた導気口（クールチューブ）は注目に値する。建物から少し離れた場所に設置された外気の取り入れ口から、地中の土管と床下を通って涼しい風を室内へと直接導くこの設備は、他に類をみないきわめて特異な技術であった。『日本の住宅』のなかで藤井は、「東京附近にては南北に風通しよくせねばなりませんが、大阪神戸附近にては夏季に西風多きをもって、［…］この地方においては特に西を開放して西風を採り入れ」（藤井 1928: 69）る必要があると述べている。聴竹居の導気口はまさにこうした夏に特有の西風を活用するために作られていた。この事例からも、住宅の間取りや設備は自然物に一方的に働きかけているだけでなく、反対にその場所に特有の気候に合わせてかたちづくられているということがわかる。

　ここで少し藤井以外の建築家による健康住宅にも目を向けておきたい。藤井と同様に、山田醇（一八八四—一九六九）もまた当時の文化住宅を批判し、日本の気候に適した住まいづくりを説いていた一人である。山田は東京帝国大学で建築学を学んだのち、建築事務所に勤めていたが、長女の熱射病をきっかけに住宅と健康の関係を深く探究するようになったとされる（内田［1992］2016）。山田は、近年の文化住宅がいかに日本の気候と習慣を無視した造りになっているかを指摘し、いたずらに流行を追ったりあるいはそうした流行に巻き込まれている現状を憂いた（山田 1928: 2）。

のちに山田は、著書『住宅建築の実際』を出版し、その序文をある医師に依頼しているが、そこには次のように書かれている。「日に月に進む現代医学の趨勢は、ただ単に治病にのみ没頭して足れりとせず、いかにして吾人は天寿を全うし、健康を向上せしむべきかのいわゆる予防医学の勃興に多大の関心を有するの秋に当って、住宅衛生のごときは重視すべき問題の一であります」（山田 1932: 4）。その医師による助言のもと、山田は「夏涼しく冬暖かい住宅」づくりを目指して、住宅の向きや設備に工夫を凝らした住宅設計を行っている。山田もまた、「日本の気候に適応するためには、軒を深くし、庇を設け、湿気を防ぎ、通風をよくする必要がありますから、自然外国の様式を幾分、日本化する必要があります」（山田 1932: 39、傍点原著者）との前提に立つ。そのうえで、たとえば、主要な部屋の南側には縁側を設けるとともに、季節ごとに異なる日光の射し込みを計算したうえで軒の出およびその高さを具体的に図示している（**図1**）。もし外国風に縁側を設けず、窓に庇を設置しないような住宅を建てるなら、文化住宅の苦痛を嘗めると警鐘を鳴らした（山田 1932: 16）。

別のところでも山田は、住宅の方角について次のように述べ、古くからの慣習に対して否定的な考えを示している。

わが国には古来から家は辰巳向きとか、辰巳ばりとかいうことが、善いように言い伝えられておりますが、私の経験ではあまりに辰巳張りの家、あるいはほんとうに辰巳に向いている家で、真に保健的建築と称しうるものをいまだ見たことがありません、かような家は、寒暑の烈しい日本の気候には極めて悪い結果を生じます。（山田 1928: 4、傍点原著者）

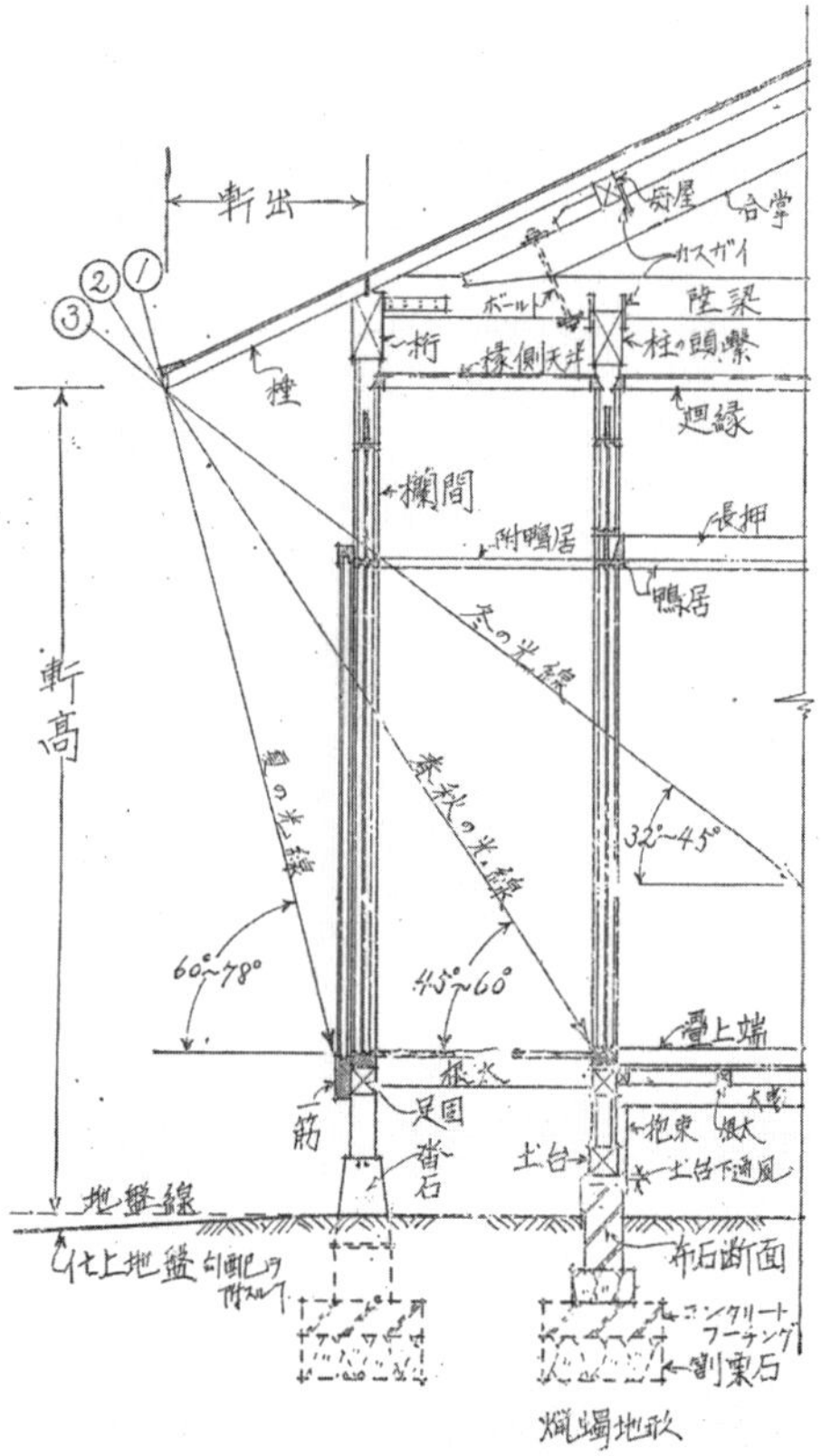

図1　日光投射図（山田 1932: 16）

東南向きの家は、朝早くから家のなかに日が当たり暑さに苦しむことから、虚弱な子どもは脳症やヒステリーになりえるのだとしている。ここで山田がわざわざ家相に言及していることか

らも、おそらく当時はこうした慣習的な考えにもとづいて住宅設計が多数行われていたと考えられる。★10

こうして、太陽熱の室内に及ぼす影響を考慮し、通風と湿気の関係を考えたうえで完成させたという理想的な間取りを紹介している（山田 1932: 56）（**図2**）。そこには、日光の射し込みを表す線が住宅の内外を区切る境界線を越えて引かれている。生活改善運動のもと家事の合理化が求められた当時、住宅内の人の動線に関心が向けられることは多かったが、日光の動線にまで目を向けていたことは改めて注目に値する。山田がいかに住宅内外の日光の流通を重視していたのかが、ここからもうかがい知ることができる。

藤井や山田によって取り組まれた健康住宅の特徴は、住宅の内部を分割することよりも、むしろ日光や空気を広く行き渡らせることによって感染予防や健康増進を図ろうとしたところにある。彼らにとっての問題は、住宅内部での人の動線だけでなく、室内あるいは住宅の内と外を越えて流れる日光や空気、熱の動きに他ならなかった。空間を分割し、機能を割り振ることで居住空間の無秩序を解消すると同時に、日光や空気を自由に流通させる可変的な環境を作ることによって居住者に健康をもたらすこと——彼らが目指したのは、そうした空間を分割しながら同時に開放状態におくような多孔的な住まいのかたちであった。

★10　家相については第5章3節においても詳しく検討している。

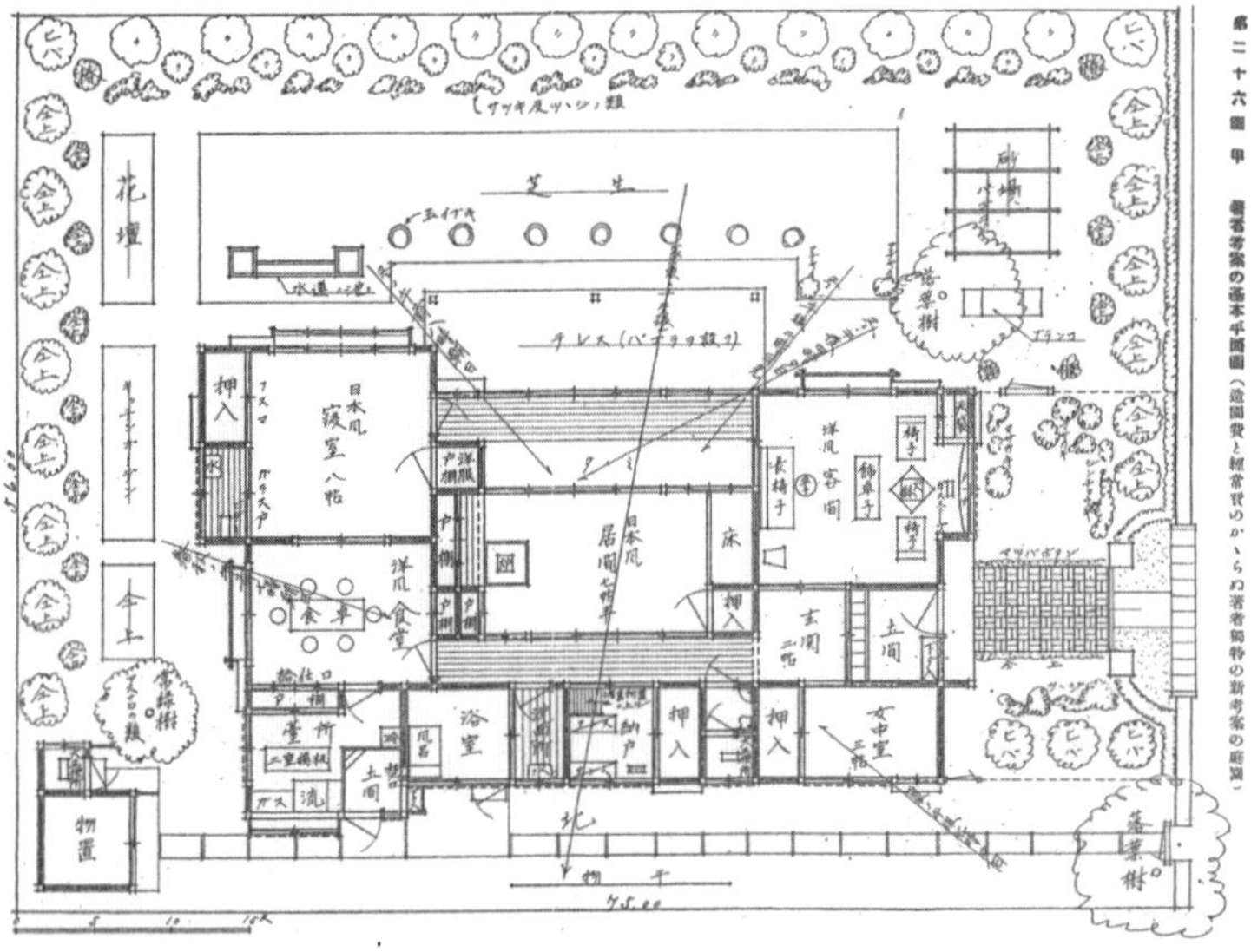

図2　山田醇考案の基本平面図（山田 1932: 56）

以上、住宅の間取りや設備、建材の検討から、環境工学の技術的応用として健康住宅が建てられていたことをみてきた。当時の文化住宅のように欧米の様式を単に模倣していたわけではなく、その土地の気候風土に合わせて、言い換えればその場所に特有の日光や風、熱をマテリアルな設備や建材と組み合わせることによって、快適で健康的な住まいのかたちを作り上げていた。フーコーは建築は人間を差配すると述べたが、ここでは人間だけでなく自然物をも差配し、循環させている。住宅設備の工夫によって日光や風はその振る舞いを導かれている一方で、藤井や山田はそれらの動きを繰り返し観察し、計測し、理論を作り上げ、さらなる住宅設計に反映させている。あらかじめ構想していたことを自然に押しつけるのではなく、建築家もまたそうした自然によって振る舞いを導かれているのである。これらの実践においては、建築技術は自然を完全に支配するのではなく、自然の力との新しい連携を作り出すものとして理解されていたといえるだろう（Zaera-Polo et al. 2015）。

4　健康住宅の拡大

ここまで、藤井による科学活動の分析から、環境工学的知識の産出とそれにもとづく健康住宅の実践について検討してきた。しかし、この科学的知識やその技術的応用がより確かなものになるかどうかは、さらに多くの組織や集団との結びつきが形成されるかどうかにかかっている（Kemeny 1984; Latour 1987＝1999）。こうした「説得としての科学」という側面から、ここでは住宅の設計競技を例に、市民やマスメディアを巻き込む活動の一端を明らかにする。環境工学という科学的知識および健康住宅はいかにして拡大していったのか[★11]。

住宅設計競技は、大正から昭和初期にかけて、電鉄会社による郊外住宅地の開発と合わせるかたちで実施されていた（祐成 2008）。その多くが建築家団体やマスメディアによって主催されている。このうち、藤井は京阪神で実施されたいくつかの設計競技に審査員として関わって

★11　建築家としての藤井に焦点を当てる研究ではこうした活動についてほとんど触れられることがない。数少ない例外として、宮岡大らの一連の研究があげられる（宮岡ほか 2002; 蓮井ほか 2002）。

いた。たとえば、一九三一（昭和六）年に日本建築協会主催による生活改善健康住宅展覧会の設計競技が行われている（日本建築協会 1931）。神戸新聞社による賞金副賞の寄贈もあったこの神戸鈴蘭台における住宅設計競技では、その審査員の一人に藤井も名前を連ねていた。また、同時期に募集された大阪時事新報社、京都日日新聞社、神戸新聞社が主催する香里園改造住宅展覧会、さらには翌年の阪急沿線の緑ヶ丘保健住宅博覧会の設計競技においても、藤井はその審査員に加わっている。★12 これら展覧会では、住宅の実物展示がなされ、展覧会後にそのまま販売されることもあった。

一例をとりあげて詳しくみていきたい。一九二九（昭和四）年三月から六ヶ月間、大阪毎日新聞と東京日日新聞による健康増進運動の全国キャンペーンが実施されている。「我々は個人の健康を目標とする以上に国民全体の健康を目標とする」（『大阪毎日新聞』一九二九年三月一日）というように、この運動は貧富の差を超えた社会的繁栄や興国を目的とした啓蒙活動という性格をもっていた。「まづ健康」という標語が掲げられたこの一大キャンペーンでは、全国で講演会や健康衛生展覧会が実施されたほか、健康相談所の開設、関連図書やパンフレットの配布、紙上での健康増進に関する提言など、健康増進運動を奨励するためのさまざまな取り組みが行われた。

その運動の一環として行われたのが、健康住宅の設計競技である。主催者の大阪毎日新聞事業部は、従来の住宅が日本の特殊な気候に適応しない非衛生的なものであったことを批判し、日本の気候に適した健康住宅を提供したいという趣旨を語っている（大阪毎日新聞社編 1930）。その応募条件は、健康住宅として必要な条件を具備した住宅設計とされ、おもに中産階級程度の人びとが住むことを想定したものとなっていた。具体的には、家族五―七人が居住できる建坪三〇坪以内で、建築費は四〇〇〇円程度とされている。とりわけ注目に値するのは、北緯三五度内外の気候風土に適応した住宅であること――それゆえ防暑を第一とし、梅雨の防湿も考慮していること――や、居室の窓の面積や太陽光の投射角が指定された数値を上回っていること、が条件に含まれているところである。募集開始から締め切りまでわずか三〇日であったが、四二五通もの応募が寄せられ、それまでの記録を更新したという。審査結果は新聞紙上でも公表されたが、将来の日本住宅の参考資料として利用されることを期待し、図案集が作成され一般に配布されている。

この設計競技の審査に建築学および衛生学の権威として参加したのが、武田五一、戸田正三、片岡安、そして藤井の四人であった（**図3**）。武田と藤井は京都帝国大学の建築学教室に、戸田は衛生学教室にそれぞれ所属しており、建築家の片岡はかつて建築学教室の講師として在職

★12　香里園改造住宅展覧会をはじめとするこの時期の郊外住宅地開発について、詳しくは片木篤らを参照のこと（片木ほか編 2000）。ここからは、一九二九（昭和四）年の浜甲子園健康住宅実物展覧会の設計競技でも藤井が審査員を務めていたことがわかる。

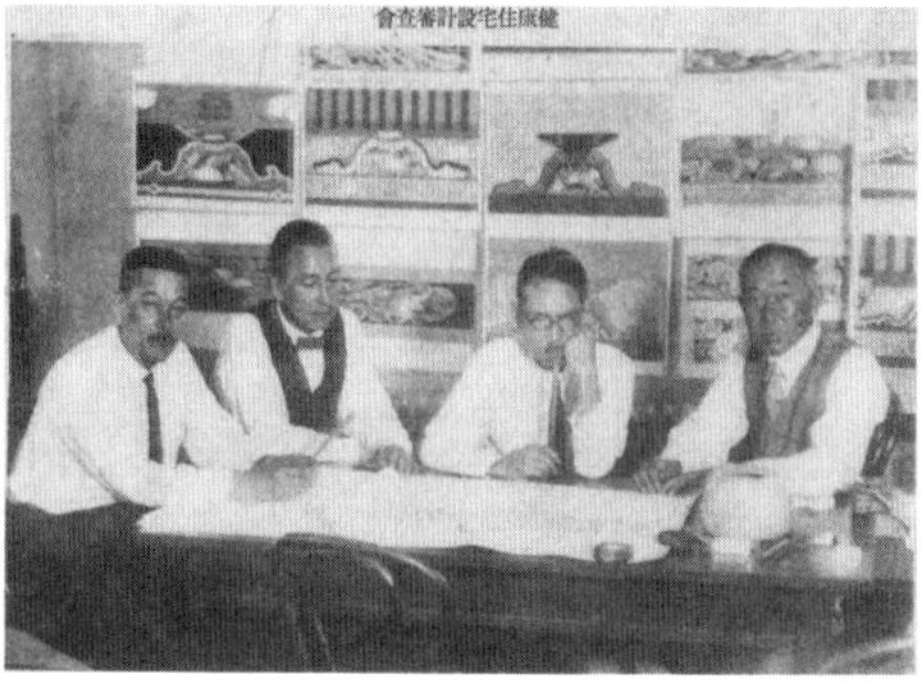

図３　健康住宅設計審査会（大阪毎日新聞社編 1930：巻頭）
左より武田吾一、藤井厚二、戸田正三、片岡安

していた。この人選をみても、やはり当時の同大建築学教室および衛生学教室が健康住宅の拡大に大きな役割を果たしていたことがわかる。こうして、全国各地から集められた作品は、京大建築学教室でこれら審査員によって審査され、順位・等級がつけられた。

審査の結果はどうであったか。まず、審査員による総評として、「今回は従来の住宅設計と異なり健康住宅として特に保健上最も緊要な条件を附したので応募者が科学的に深く考察し、窓の取り方、部屋の方向等すべて学問的に工夫され建築家のみならず一般社会の人々までが住宅に対する観念を一変させたことは誠に慶賀に堪えぬ」（大阪毎日新聞社編 1930: 7）と述べられている。では、入選作にはどのような工夫が施されていたのか。一等当選の若干二〇歳の技師によるプランには、夏の直射日光を避けるために縁側を作ったり、床下の換気口や室内への通風口を設置したりするなど、ここまでみてきたような設備の工夫がなされていた。別の入選作においても、防暑のための導気口の設置や、防湿のための通気口の確保、軒や庇による太陽光の投射角度の調整など、住宅設備に対して細やかな配慮がなされていることが読み取れる。

そのなかでも、二席二等に入選した神戸高等工業学校建築科の助手による住宅設計はとりわけ目を引く。神戸という地に特有の気象条件をもとに設計したとされるその平面図をみると、間取り図に重ね合わせるかたちで、季節ごとの日の出日没の方角や風の向きを標した大きなコンパスが描かれていることがわかる（**図4**）。平面図には、「土地は神戸を基準としたこと、その結果日の出、日没、風速等神戸測候所の昭和二年四月の調査によりました」（大阪毎日新聞社編 1930: 11）と書き添えられている。つまり、藤井がそうしていたように、測候所で計測された気象データをもとに、その土地の気候に合わせた住宅の間取りや設備を設計していることがわかる。

では、住宅設計競技における藤井のこうした活動はどのように理解することができるか。まず、藤井はこの時期に盛んに行われていた設計競技の審査員を務めることによって、多くの他者の関心を惹きつけ、健康住宅への支持を取りつけようとしていたと考えられる。実際、『日本の住宅』の出版後に行われた設計競技で藤井が審査員を務めたものについては、藤井の影響が少なからず認められる。★13 審査という形式が可能にする評価や序列づけという方法によって、藤井は応募者——そして、おそらくはその入選作を新聞紙や雑誌、展覧会で目にした人たち——の考え方や実践を水路づけていた。

しかし、健康住宅の拡大において藤井の果たした役割は重要ではあるが決して中心的であったわけではない、ということも付け加えておく必要がある。住宅設計競技は、建築団体や新聞

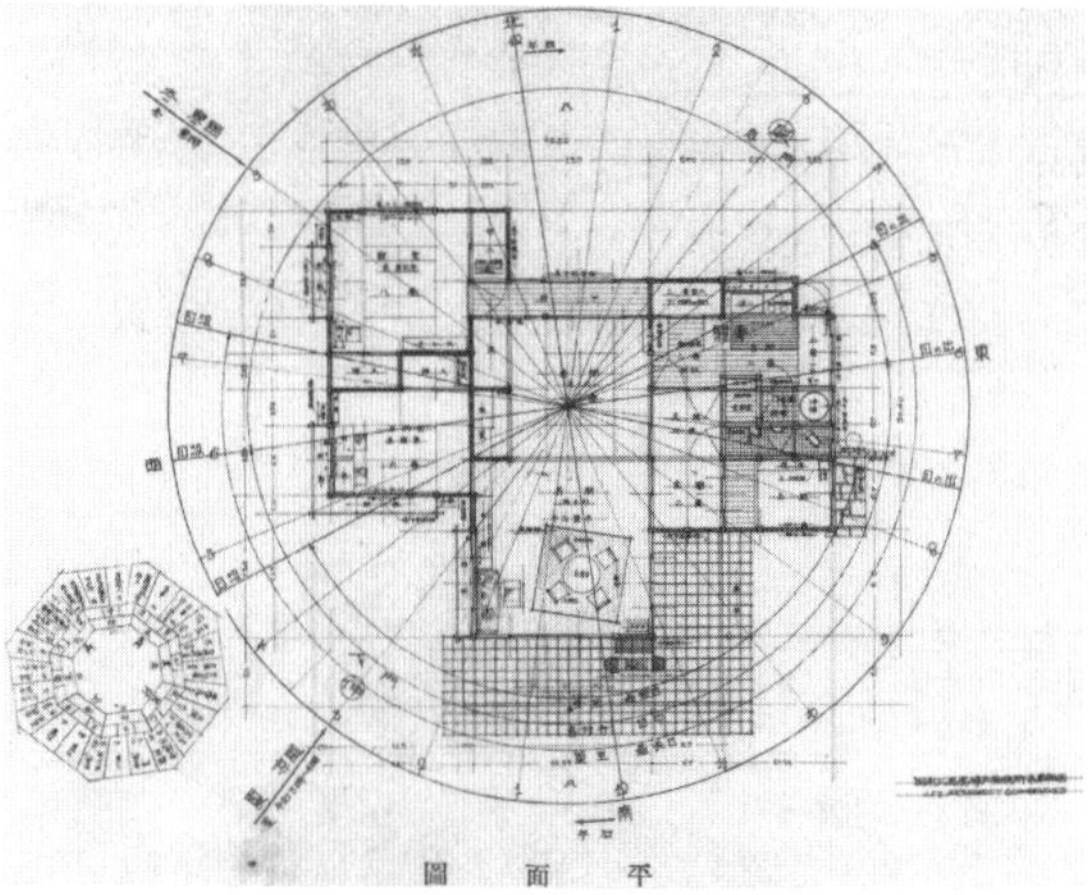

図4　住宅設計競技における平面図（大阪毎日新聞社編 1930: 11）

社、そして郊外住宅開発の主体である電鉄によって共同で行われていた。こうした団体や組織の利害関心がゆるやかに結びついたからこそ、健康住宅の普及を目指して連携することが可能になっていたと考えられる。新聞社が国民の健康増進という目的のために健康住宅を利用したことではじめて、藤井による環境工学やその技術的な工夫が国民の健康と結びついたのである。したがって、こうした複数の社会組織との連携活動のもとで健康住宅の拡大は理解されなければならない。

5　多孔的な住まい——生命と非生命を越えて

藤井は、衛生学の知見を用いつつ自らも観測や実験を繰り返すことで環境工学という知識を生み出した。そして、その知識にもとづき間取りや設備、建材を使って風や太陽光に働きかける健康住宅を作りだし、さらには住宅設計競技の審査活動によって環境工学を広めようとした。しかし、健康住宅は藤井一人で行われた活動の所産ではなく、多くの他者を巻き込むことで可能となっていた。それは衛生学者の戸田や技師の堀口、工学博士の武田たちとの連携を不可欠としたが、測候所や建築団体、新聞社、電鉄などの社会組織もそこには含まれている。さらに、健康住宅の科学活動のリストには、さまざまな観測器具や住宅設備といった技術、さらには太陽光や風、熱などの自然物もまた付け加える必要がある。このように、健康住宅は、人や組織、技術、自然物という複数のアクターが関わる集団的な科学活動によって成り立っていたのである。

もちろん、こうした健康住宅をめぐるさまざまな実践の一つ一つがそれ自体医学的であったわけではない。だが、それら社会的‐物質的な連なりは共通の関心——すなわち居住者の健康的な生——のもとで結びつけられていたのである。なかでも健康住宅において気候が果たしていた重要な役割については改めて強調しておきたい。住まいやその周囲の気候は観察され、測定され、操作される対象であったが、設備によって完全に制御されるわけではなく、新しい連携を作り出すものとして捉えることができた。ANTを踏まえると、健康住宅の実践を通じて、たとえば風はアクターとして取り込まれ、屋内の気温を下げる涼風となり、さらには国民の健

★13　藤井が審査員として参加した住宅設計競技において使用された環境調整技術は、宮岡大らが詳細に調査している（宮岡ほか 2002）。それによると、藤井が審査員を務めた設計競技での彼の影響は大きかったとされている。ただし、それらのなかでも、気候風土に配慮して環境調整技術が導入されている作品もあれば、居間中心の間取りや和洋折衷のプランなど従来通り生活改善運動を反映させただけの作品もあるなど、その影響が一様にみられたわけではないことが指摘されている。

康を増進させる要素へと変化していったのである。こうした過程は、いかに統治の実践のなかに自然が組み込まれていくのか、その軌跡を詳細にみせてくれている。

同時に、このことは人びとの生が自然と不可分の関係にあったことを子細に物語っている。藤井は人間のことを新陳代謝を通してその周囲の気候と常に結びついている存在として捉えていた。建物の内外あるいは部屋の内外を明確に区切る境界線はなく、健康住宅という空間は風や日光によってやすやすと乗り越えられる。そして人間の生もまたそうした気候のなかに浸されている。そうであるならば、人間の生ははたして自律的であるといえるだろうか。健康住宅の試みは、人間の生命を非生命との関係性のもとで理解する必要があることを示唆している。

第5章

住まいのエコロジー

ケアの実践と人間ならざるもの

1　家族と統治

明治期の日本では、コレラなどの感染症が突発的に発生しては流行を繰り返していた。度重なる感染症の流行に対して政府は、公衆衛生制度を構築することで予防的・治療的な体制を整えることに一応は成功した。だが、大正に入る頃には、こうした公衆衛生制度に対して、反省のまなざしが向けられるようになる。明治期の日本が構築してきた制度が依然として形式的なものにとどまり、未だ人びとの日常生活に充分に浸透していないことが問題視された。

たとえば法学士の山崎佐は、一九一七（大正六）年に大日本婦人衛生会で行った講演で当時の公衆衛生制度の限界について触れ、日常生活における衛生の普及には家族の役割が重要になると述べている（山崎 1918）。国家が家族と「交渉」し、家事衛生の「指導」を行うことによって、生活のなかに保健衛生を浸透させることができるとした。衛生の普及の拠点として家族に関心が向けられるようになる。

フーコーは、人口を統治するための中継点として家族が再配置されたことを歴史のうちにみていた（Foucault 2004a=2007: 129）。フーコーによって先鞭をつけられた統治の装置としての家族という主題を、ジャック・ドンズロはさらに展開させていく。一八世紀以降の西欧を対象にした分析のなかでドンズロは、個人と国家とのあいだで家族が統治の戦略的拠点となっており、それを媒介にして個人が社会化されていたことを指摘した（Donzelot 1977=1991）。近代日本を対象にした研究においても、「家庭」としての家族が国民国家における統治の装置として位置づけられていたことが確認されている（小山 1999; 牟田 1997）。同様の視点から、家庭における公衆衛生実践に着目したものや、家族の容器として自明視されてきた住宅のもつ装置としての位置づけに焦点を当てる試みもみられる[★1]。これらの研究は、家族を統治の一形式とみなす視座をゆるやかに共有しつつ、そこに衛生的な関与が持ち込まれていく経緯を詳らかにしてきた。

こうした統治性の議論を踏まえたうえで、本章では結核を対象にしながら家庭における生をめぐる秩序がどのように構成されていたのかを論じる。しかし、以下の二つの点においてこれまでとは異なるアプローチをとる。まず、家庭における療養者の看護や感染予防の営みの子細を分析するにあたって、「ケア」という視角が有用であると考える。都市に道路を通したり、住宅に窓を設けたりするだけで家庭に公衆衛生が行き届くわけではない。日常生活のなかで常に家族を気遣い、衛生的な環境をきめ細やかに整えることが不可欠である。そのため、家庭内におけるより細かな医療実践や療養のための環境づくり、そしてその環境を維持管理する実践もまた見落とすことはできない[★2]。ここではアネマリー・モルによるケアの議論が参考になるだろう（Mol 2002＝2016, 2008＝2020; Mol et al. 2010）。結核患者の自宅療養や予防的な衛生環境の維持というケアの実践は誰によって、どのような道具立てを用いてなされていたのか。日常生活で営まれるささいな仕事やみえにくい作業もまた、統治の問題を考えるうえで見逃すことのできない側面の一つである。

また、さまざまな種や生態環境との関係性のなかで人間を理解しようとする「複数種の民族誌」（multispecies ethnography）の議論も重要な参照軸になる。第1章で述べたように、見市雅俊は病原菌を含む他の生物とのエコロジー的な関係性のなかで人間を捉える必要性を強調していた。ANTの側からフーコーの生政治の議論を見直し、動物をはじめとする多様な種の絡まり合いのなかから生が生み出される「人間以上の政治」（more-than-human politics）を経験的に把捉しようとする試みは、統治性の議論をより拡張させるものである（Asdal et al. 2017; Helmreich 2009; Paxson 2008）。治療薬が存在しなかった戦前の日本においては、結核菌の存在を前提とした生活を営まなければならなかった。はたして結核菌の特性は家庭での衛生実践や住まいのあり方にどのような作用をもたらしていたのか。この複数種の民族誌がもたらすパースペクティ

★1　たとえば、第1章で言及したように宝月理恵は、従来の研究が衛生制度の啓蒙側に重点を置いてきたことを批判して、制度の受容者の視点から公衆衛生の拡大を捉えることで権力への抵抗可能性をみる（宝月 2010）。また、祐成保志は、住居概念の発見が近代日本の社会編成において不可欠であったことを指摘し、そのなかで住宅と衛生の関連について言及している（祐成 2008）。

★2　ただし、こうした視点はもともとフーコー自身によって示されていた。「十八世紀の末以来、健康で清潔で五体満足な肉体、浄化され清掃の行き届いた通気性の良い空間、個々人や場所やベッドや家庭用品の医学的に見て最適な配置、「世話する者」と「世話される者」の間のルールが、家族の最も重要な道徳的法則のいくつかを構成することになる。そしてこの時期以来、家族は医療普及のためのもっとも恒常的な仲介者となったのである」（Foucault 1979＝2001: 14）。

ヴは極めて重要なものになりうる。

本章では、家族が衛生を契機として統治に組み込まれたという議論のもと、ケアの観点から結核患者の自宅療養や予防的な衛生の取り組みについてみていく。とりわけ、住宅のなかでも病室や日光浴室に焦点を当てる。それによって、家庭におけるケアの実践がジェンダーの偏りを伴いつつも人間だけでなく、科学技術や細菌、自然物を含む集合的な営みであったことを明らかにする。人間や非人間がいかに複雑な絡み合いのなかで「住まい」という世界を作り上げていたのかを丹念に解きほぐしていきたい。

2　自宅療養とケア

2–1　自然療法

一般的に、昭和戦前期は家庭看護がもっとも充実していたとされる（小泉 2008a）。現在のように病院や診療所などの医療機関が発達していなかったこの時代、手術を要する病気や急性感染症ではない限り、家族が家庭で看病していた。それまでは漢方薬や鍼灸など伝統的な療法や配置薬を用いていたが、大正末期から昭和初期にかけて家庭医療にも西洋医学が次第に取り入れられるようになる。医者や派遣看護婦、家庭向けの医学書や雑誌などを通じて衛生知識が人びとのあいだに広まっていくとともに、体温計や吸引器、浣腸器、氷嚢などの医療器具が家庭でも使われるようになった。このように、西洋医学にもとづく科学的な知識や技術を導入することで――とはいえ、東洋医学や民間療法も引き続き併用しながら――、家庭看護の水準は向上していった。

これは結核についても同じであった。日常の暮らしのなかで感染予防に努め、いざというとき感染者を看護していたのは、その家族であった。すでにみたように、当時、結核患者の数に比べて療養所や結核病院の数は十分なものではなく、また療養費用もかさむことから、多くの患者は自宅での療養を余儀なくされていた。そのため、おもに主婦が一般家庭向けの療養書を頼りに、結核や衛生に関する知識、療養方法を学び、日々の看護や予防に励んでいたとされる（雪 2008）。実際、明治末期ごろから「通俗」を冠した療養書が増えはじめている。★3 通俗療養書の代表とされる石神亨『通俗肺病問答』（一九〇二年）や鈴木孝之助『通俗肺病患者摂生法』（一九〇三年）がそれである。とりわけ、開業医で大正時代に数多くの療養書を出版した原栄の『通俗肺結核予防及私宅療養教則』（一九一二年）はベストセラーとなり、結核療養者やその家族にとってのバイブルになっていた。

原は、病原菌の存在と身体の防御力の欠如という二つの条件がそろってはじめて結核という

★3　結核療養書については、青木純一による分析も参考になる。青木によると、戦前期には療養書や結核専門書、結核関連雑誌、さらには結核関連団体による会報や新聞などが多数流通していた（青木 2003: 123）。そのうち、療養書は結核療養所や結核病院の専門医が指導的・啓蒙的な立場から書いているものがほとんどであったとされる。一般的な読者を対象としているため、その内容も比較的わかりやすく書かれていた。

感染症が生じると考えていた（原 1912: 13）。結核を予防するにはどちらも取り除くことが望ましいが、社会生活を営む以上は結核菌の存在は認めるしかないという。なぜなら、結核菌は人類のいるところであればどこにでも存在するからである。結核菌をいたずらに怖れるならば神経をすり減らしてしまいかねない。そのため、原は身体の防御力をいかに高めることができるかをより重視する。つまり、病原菌が体内に侵入する可能性を認めたうえで、これに抵抗し撲滅できるような方向に向かうことを強調した。具体的には「自然力」を身につけること、すなわち空気や日光、水を活用した身体の強練と滋養のある食事の摂取を推奨している。患者の身体やその組織の抵抗力を高め、自然治癒力を高めることが何よりも肝要とされた。こうした栄養・空気・安静による自然療法が、家庭でできる主な結核療法として、抗生物質の使用に取って代わられるまで続いていくことになる。

原によるもの以外にもさまざまな結核療養書が出版されているが、より詳細に自然療法を解説したものとして、田辺一雄の『自然療法通信指導書』（一九二三年）をみておきたい。田辺は自身の闘病経験から得た知識を普及させようと自然療養社を創設、雑誌『療養生活』を発刊したことでよく知られている。原の療養書に比べて、田辺の療養書では取り上げられる療法の数が増え、内容もより詳細なものになっているが、自然療法を中心に据えている点では変わりがない。

たとえば空気療法について田辺は、新鮮で清浄な空気を吸収すべく戸外に静臥する方法だとしている。「清浄なる空気とは、塵埃、細菌その他の有毒ガスの混じない空気」（田辺 1923a: 3）であるとして、できる限りそれを取り入れることが目指された。部屋の内外を問わず外気に触れながら籐椅子あるいは寝台に静臥することで、病巣部の結核菌を殺菌するとまではいかないものの、人間本来の生理的機能を亢進させる効果が期待できるとした。空気療法は病人の置かれた状況に応じて、室内や縁側のほか、庭先に設けたテントや小屋、さらには露天や森林、最終的には裸体でというように、漸次的に自然生活に近づけるような細分化された方法が用意されていることも特徴的であった。

他方、日光療法については、「日光の効果については近来盛んに唱えられ、諸学者、博士が競って日光浴を宣伝している、しかしいずれを見ても惜しいかな、自らに体験なきがため、また確固たる信念なきため、具体的の方法も発表せず、あるいは発表しても誤れるの甚だしきが多い」（田辺 1923a: 69-70）として、日光浴の効果や必要な設備、具体的手順、日光浴が適さない人について子細にわたり説明している。日光浴の設備は空気療法の設備を適用するとよいとされ、その際には日光を調整するために日よけの傘を用いることとされた。ただ、日光の効果を説きつつも、長時間の露出はかえって危険であるとしている。そのため、部分的な日光浴から全身の日光浴へと約一〇〇日かけて段階的に進めていくというように、くれぐれも慎重を期すよう注意喚起している。

では、こうした家庭での自然療法に適していたのはどのような場所や部屋であったのか。療養場所として、家屋の場所はなるべく住居の稠密でない、市街中心を離れた土地を選ぶこと、また気候が温暖で空気の清浄な日光の多い地方に転居することが望ましいとされていた。しかし、新たに療養場所を探すのではなく与えられた部屋で療養する場合、それに適した病室に改造するべきだとして、たとえば『自然療法通信指導書』では以下の条件を提示している（田辺 1923b: 65）。

イ、日光の射入が豊富なること
ロ、空気の流通を自在ならしめるため、窓入口の大きく多きこと
ハ、台所および家人用便所となるべく遠く離れ居ること
ニ、病室として必ず一室を病者に与え、健康者は衣食住すべて他室にて行うこと
ホ、病室は必ず階下の室を選ぶこと

病室は六畳以下では狭いとしているが、それでも家人と同居するよりはよっぽどよいとされた。その理由は明白であり、感染症という性質上、病者は家族からなるべく離れて療養することが求められていたからである。実際、子どもの結核に感染する割合が家族雑居の場合と子ども室を設けている場合とでは大きく異なっているとして、大人から子どもへの感染を防ぐためにも病人を隔離する病室は必要であるという意見がよくみられた（記者 1922a）。あるいは、特定の

一室をあらかじめ他の部屋から引き離しておくことで、その部屋を書斎とも病室ともできるように備えている住宅も確認できる（記者 1922b）。

このように療養書には専用の病室を設けることとされてはいたが、実際のところは当時の住宅事情からしてもそれは難しかった。病人は住宅の離れや納戸、物置を転用した小部屋で家族からゆるやかに隔離されることも多かった（雪 2008: 121）。それゆえ、敷地のなかや近隣に簡易の療養小屋を設けることを勧める声も聞かれたのである（高野 1934）。

２－２　療養者のケア

では、自宅療養者を誰が支えていたのか。結核を治療し、家庭内での感染を予防するためには、日常生活において注意深く衛生環境を保つ必要があった。そこで、家庭衛生を日常的に維持する主体として家族が位置づけられていくことになる。ここで注意しておきたいのは、そのなかでもとりわけ女性に、夫や子どもの身体を管理し、その健康と成長を促進するための責任が負わされるようになったということである（Hoy 1995＝1999; 成田 1993）。

明治以降の衛生知識の啓蒙機関の一つとなっていた大日本婦人衛生会の講話集会において、ある医学士が「家庭衛生に関し婦人方への希望」と題した講演を行っている（田村 1902）。そこでは、政府が熱心に感染症の予防に取り組んでいても、個人の衛生が不注意であるならば、なかなか公衆衛生および個人の衛生に完全を期することは難しい。この個人の衛生の一番の責任は婦人に帰さなければならない。婦人こそが家庭をかたちづくっているのであるから、責任をもって家庭の衛生管理に臨まなければならないのだと述べた。そのうえで、衣食住の各方面に関して衛生の観点から所見を述べているが、台所の衛生管理や家の掃除を女中、子育てを乳母や子守にそれぞれ任しておくことは心許ないという。そして、病人の看護についても、「看護のことは一家の主婦がぜひ心得ておらなければならないことで、看護婦という者があるからこれに任しておけば宜しいようなものではありますが、日本の状態では看護婦というものは一個の金で雇入るる雇人であります、金で雇入れた冷たき手に看護されると、一家の中の暖き主婦の手に看護されるとは非常な違いがあろうかと思う」（田村 1902: 20）とした。

東京女医学校校長で医師の吉岡弥生もまた、「人間の生きているところにはどこでも微菌がいます。言わば人間は始終この微菌と戦っているようなものですから、その奮闘力、抵抗力を強くしておかなければなりませぬ。殊に家庭におきましては、主婦たるものにその覚悟が必要」（吉岡 1915: 75）と、主婦を奮起した。そして、微菌が繁殖するのは日の当たらない暗いところ、空気の流通がわるいところ、湿りがちなところであるとして、病室をこうした場所にしてしまわないようにと説いている。

一九二三（大正一二）年に『大日本私立衛生会雑誌』から改題した『公衆衛生』誌上では、内務官僚の高野六郎が頻繁に紙面に登場し、議論を展開していた。高野もまた、家族をひとつの媒介にして医学を浸透させようとする認識を共有していた。「一般衛生」と題した連載をもっていた高野は、そこで「家屋を不注意にしておくとそのために種々の病気を誘発することがある」として、家屋の衛生的要求を掲げた（高野 1925: 19）。そのためには、家屋の窓の配置に注意してできる限り日光を利用することが望ましいとした。家屋における採光の項目において高野は、「「光線の来ない所へ医者が来る」というのは真理である。その所で光明裡に深く眠るのが人生保健の極意である」（高野 1926: 23）と述べている。そうして「明るければ気持ちもよいし、仕事をするにも便利だし、塵埃も目立つから掃除が行きとどくし、日光にて消毒やもあるから多少病原菌が居ても死滅するであろうし、万事好都合である」（高野 1926: 24）と説いた。

当時、「光線の来ない所へ医者が来る」という句は、住居の衛生環境に言及する際に「決まり文句」としてたびたび用いられていた★4（**図1**）。実際、「光線の射入せぬ湿気のある床下、縁の下等には極めて病菌が潜み易い、昔から肺病は家に伝わるというが理屈のないことではない」（生活改善同盟会編 1929: 301）ともいわれていた。それゆえ、家屋を借りるときは前の居住者の健康状態に注意し、もし肺結核患者であったならば十分に消毒をしたあとでなければ入ることは危険であるとまで述べられている。

★4　この句をそのまま用いているもの（T・S生 1921）の他にも、「朝日のさす家には病気が這入らぬ」（青山 1934: 55）などのバリエーションもみられた。

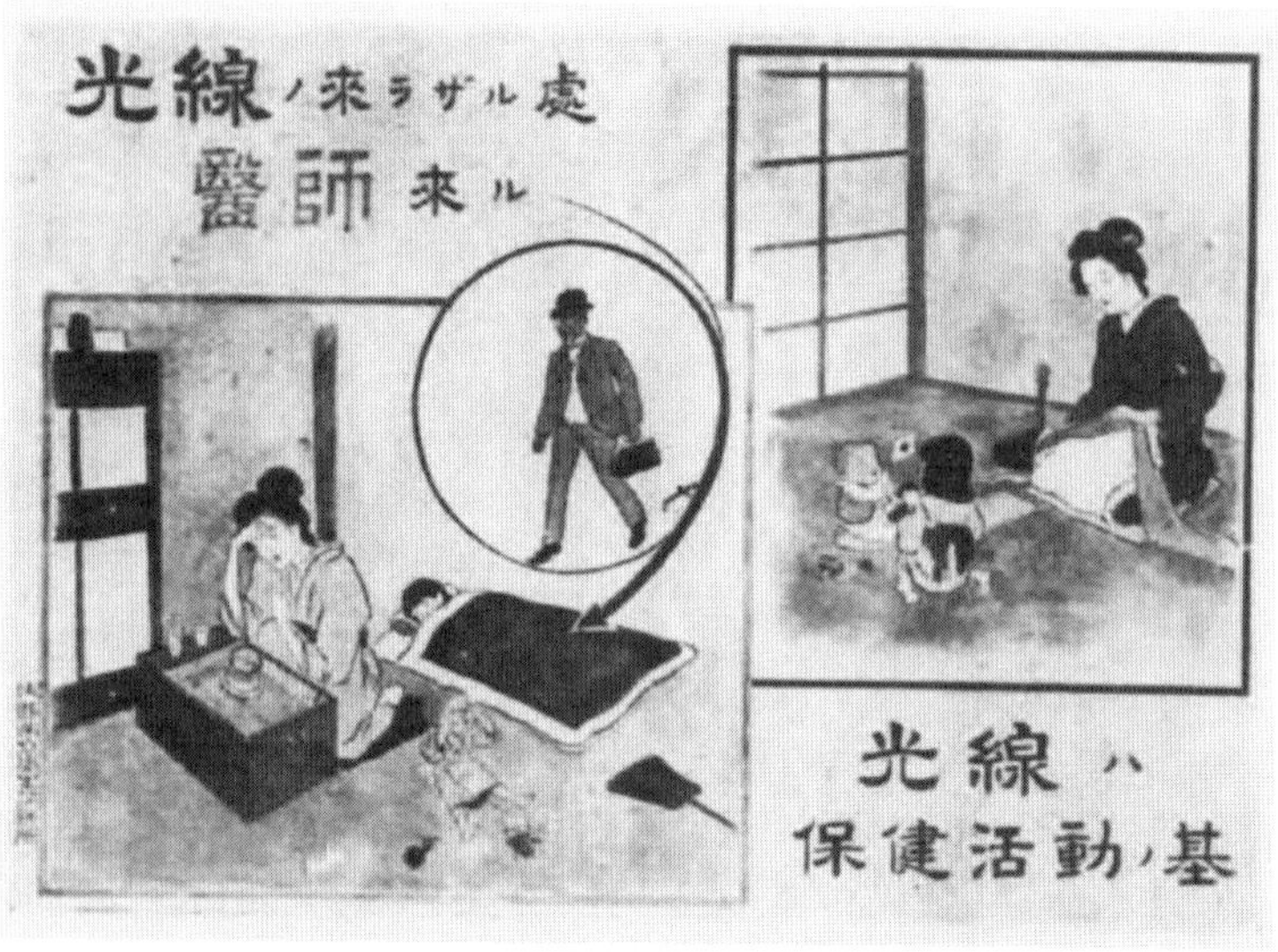
光線ノ来ラザル處
醫師来ル
光線ハ
保健活動ノ基
図1 「光線の来ない所へ医者が来る」（藤原 1926: 212）

このように、多くの家事や育児と同じように、家庭での病人の看護や衛生管理は主婦が担うべき仕事であると盛んに論じられるようになる。では、主婦がすべきとされた自宅療養者のケアとは具体的にどのようなものであったか。結核の自宅療養において重要なことは、患者の痰に起因する結核菌を消毒し、その飛散を防ぎ、さらに病室内の結核菌を絶滅させることにあった（原 1912: 9）。当時、自宅療養のための設備として、痰壺や消毒薬、検温器、籐椅子、氷嚢などが必須とされていた。看護人はまず、患者の痰をこの痰壺に吐かせるようにして、集めた痰を大便所で処理するように求められた。これは「毒をもって毒を制す」方法であり、腸チフス菌や赤痢菌などの消化器感染症の細菌によって結核菌を殺させるためであった。また、什器や器は時々石炭酸水によって拭うこと、ハンカチなどは煮沸消毒することが有効とされた。病室の掃除に際しては、結核菌や塵埃を巻き上げることを防ぐために、ほうきを使わずに水拭きするよういわれている。さらに、「明るき室内にては結核菌は久しく生存する能わず。これゆえに結核患者の室はなるべく明るき所を選び、また一日中にて日光のその室を照す時刻には障子を開きてなるべく長時間日光を射入せしむべし」（原 1912: 8、傍点原著者）として、煮沸消毒できない大きな衣類や寝具などは日光に曝して消毒することが、看護人の日々の勤めとされた。

ここではさらに、自宅療養に必須とされた籐椅子にも触れておきたい。原は軽症もしくは快復期の患者が安静療法と空気療法を長期にわたって継続するには、横臥椅子を用いることが必要であるとした。というのも、畳のうえを寝床とする場合、畳の編み目には目にみえない塵埃や有機物が数多く潜んでおり、周囲の人の動作や掃除によってそれらが飛散してしまうからである（原 1924: 92）。それゆえ、畳のうえでは新鮮な空気を必要とする肺病者の療養には適していないという。それに対して、籐椅子（寝台）は床面の塵埃から遠ざかり、病人の起臥にも労力を必要とせず、またその軽さゆえに移動にも便利で日光浴や外気浴など屋外での使用にも適用できると、その利点をあげている。比較的安価で手に入ることも大きかった。籐椅子は療養生活を象徴する家具となっていたのである。★5

結核はおもに呼吸を通じて感染する病気であるが、人は生きていくためには呼吸しなければならない。呼吸によって酸素を取り入れ、二酸化炭素を排出しているが、その際に埃やガス、微生物をもまた肺に取り込まれることもある。呼吸は人間と人間以上の世界が相互に混ざり合い変化する身体の過程なのである。★6 結核の場合、たとえば喀痰中に結核菌が出ている肺結核患者と密閉空間で長時間接触すれば感染する。呼吸を通して吸い込んだ結核菌が肺胞に到達し、増殖、そのまま肺に巣くう。こうして結核患者の身体が物質化されていく。身体はこうした相互作用のプロセスのもとに常に置かれている。身体と環境のあいだで常に物質が越境しているのである。人間の身体と非人間の自然とのあいだの相互関係や相互交換が、そこにはある（Alaimo 2010）。

自宅療養のケアの実践は、こうした身体と環境とのあいだに介入し、それらのあいだで生じる相互作用を多元的に調整するものであったといえるだろう。まずは、できる限り身体の内部に結核菌が入らないようにすることである。そのためには、周囲に結核菌がいない環境を作ることが最優先となる。結核菌を消毒し、なるべく飛散させないような暮らしを送らなければならない。あるいは、病室を設けて感染者を隔離したり、換気をしたり、痰壺を用いたりすることで、結核菌から物理的な距離をとることが必要になる。もちろん、前の章までにみてきたように、住宅の外に広がるより広範な都市空間という水準での調整とも関わりがあることは付け加えておかなければならない。人口や建物が密集した地域や窓があったとしても風通しの悪い空間、工場から排出される煤煙など、個人の努力によっては解消できない都市空間における社会構造的な不平等や不均衡を取り除くことも不可欠であった。いずれにせよ、特定の設備や道具を用いることで結核菌に接触しないようにあらかじめ身体と環境のあいだのつながりを切断

★5　小泉和子は、籐椅子は大正期に入ってから広く普及し、戦前としてはもっとも一般家庭に浸透した椅子であるとしている（小泉 1979: 316）。その理由として、比較的安価であることやハイカラなムードがあったこと、素材が親しみやすかったことなどをあげている。明治末期に三越が台湾で作らせた規格品を大量販売したことで、中流家庭に広まったという。

ここで、ジョルダン・サンドが籐椅子の帝国史を描いていることに注目しておきたい（サンド 2015: 192-）。籐椅子は熱帯植物である籐の繊維を編んで作られた椅子である。床座から椅子座へと生活を改め、文化住宅での西洋式家具を用いた暮らしを目指す日本帝国内部の需要に台湾産の籐が応えていた。サンドはこうした籐家具の生産と植民地下の労働のあいだには深い関係があると示唆している。「籐はどこであれ、東南アジア先住民族や漢民族の労働と植物への知識とを通じて、引き出され加工された熱帯産品である」（サンド 2015: 195）。

サンドは療養具としての籐椅子の使用については触れていない。しかし、板ガラスにおける鉱物の場合と同様に、この籐椅子からも植民地下の熱帯植物や労働が内地の人びとの生命や健康を支えていた歴史的事実をみてとることができる。籐椅子は植民地帝国の象徴でもあったといわなくてはならない。

★6　近年、とりわけフェミニズムを中心に、これまであまり注目されていなかった空気や呼吸、肺に着目するような議論がみられる。人間の身体と非人間の自然とのあいだの相互関係や相互交換を「超身体性」（trans-corporeality）という観点から探究した試みとして、たとえばステイシー・アライモの議論があげられる（Alaimo 2010）。また、*Body & Society* 誌は二〇二〇年に“Interdisciplinary Perspectives on Breath, Body and World”特集を組んでいる。ティム・インゴルドらも寄稿しているこの号のなかで、たとえばフェミニズム政治生態学の観点から、これまでの社会理論が空気に関心を寄せてこなかったと指摘し、呼吸が人間と人間以上の世界が相互に混ざり合い変化する新陳代謝する身体の過程であるとして、呼吸と身体、そして空気の関係性に目を向けるような論考も寄せられている（Allen 2020）。

することが心掛けられていた。

しかし、結核菌が身体の内部に侵入することを防ぎきることは難しい。少なくとも当時の医師たちはそれを前提として、結核菌に対する身体の抵抗力を高める方法を勧めた。すなわち、自然療法によって身体と環境のあいだの物質交代を促進させようともしていたのである。塵埃や細菌、有毒ガスの混じっていない新鮮な空気や太陽がもたらす紫外線は人間本来の生理的機能を亢進させ、身体に備わる自然治癒力を高めるものとされていた。モルはいう。「ケアすることは、コントロールではないし、ましてや抑圧でもない。ケアすることは、自由でいることや誰かを奴隷にすることとは関係ない。そうではなく、移ろいやすい身体内部のバランスと、身体と複雑な環境のあいだの流れのバランスに気を配ることなのだ」（Mol 2008=2020: 88-89）。

3　ガラス・テクノロジー

3-1　在来知と科学知の相克

今日でこそ、住宅に窓ガラスが用いられることは当たり前になっているが、その導入は必ずしも積極的になされたわけではなかった（米村 1980）。明治二〇—三〇年代、建築界では比較的前向きに捉えられていたが、医学界ではガラスは危険視されることもあった。当時、家屋衛生上で換気がより重視されており、ガラスによってもたらされる気密性の高さが危惧され、開口部には紙障子が勧められることが少なくなかったのである。

この時期の『婦人衛生会雑誌』においても、たびたび空気の話が演題として取り上げられている。長与専斎も「日本の家は開豁で障子の造り方なども自然に空気の流通に適しておりましたが、近来はガラス障子などが流行して雨戸の内にガラス障子があり至りて暖ではありますが、そのかわり空気の流通は甚だあしくなり、その中で火鉢を置いて炭火をくべますから久しくその間におれば頭が重くなりフラフラする」（長与 1888: 13-14、読点引用者）ようになるなどというように、一酸化炭素中毒の危険性に言及している。火鉢を使用することは気密性の低い日本の住宅では問題にならなかったが、レンガ造りに窓ガラスを備え付けた気密性の高い西洋風の住宅では大いに憂慮すべきことであった。これはガラスという西洋由来の科学技術が日本という場所で用いられることによって生じた問題であったといえる。こうしたことから、衛生学者にとって開口部にガラスを使用することは危険視されていたのである。

しかし、窓ガラスの使用が避けられていた理由はそれだけではなかった。一般的に日本の在来住宅は開放的で明るいという理解がなされることもあるが、必ずしもそうではなかった。とくに庶民の住宅は相当に暗かったといわれている（米村 1980）。そもそも採光に対する意識が低かったのである。これは、ひとつには、深い軒や縁側をもつ日本の建築上の特徴に由来していた。「想うに我国家屋はとにかく直射光線の射入を喜ばざるの設備にして甚だこの偉大なる日光の化学力を遮断しつつあ」（遠山 1919: 46）るといわれるように、日光のもつ化学作用を十分に活用せずに従来の家屋構造のもとで生活を続けていたのである。

もうひとつは、住宅内を明るく照らすことを忌避する価値観にも起因していた。そこには長らく信じられてきた在来知が深く影響している。たとえば、この時期に関西地方で建築家として活躍していたウィリアム・メレル・ヴォーリズは、住宅の衛生問題に大きな関心を払っていたのだが、次のように述べている。

> 私のいます関西の方では、ことに昔の住宅は、むこうの迷信とでも言いましょうか、非常に光線をきらって、何でも、光線があまりに家に入りますならば、財産は逃げて行ってしまう、というので大変苦心して造り上がっております。お金を儲けるには暗い家でするのがよいか、光とお金は縁が合わないのか、とにかくお金の集まるためには自由に光線の入るのは危険という調子で、その家がもし南向きならば、ごく粗末な家でも、障子から三尺ぐらいの縁側をつけて、わざわざ光線の入るのを邪魔する。［…］この習慣は、何か間違った目的から来たものと思いますが、どうも昔の考えは、今の考えと正反対で、健康のためには、太陽の直接なまっすぐな光線の入ることほど、大事なものはありませぬ。
>
> （ヴォーリズ［1923］2017: 41-42）

地域によっては住宅への日光の射し込みが無条件に求められていたわけではなかった。欧米的価値観をもつヴォーリズの目には、こうした考え方はさぞ非合理なものに映ったに違いない。

このほかにも、「殊に関西地方などでは家内が明るいと金が蓄らぬとの因襲的から軒低く窓小さく全く肺病患者養成室の様なのをしばしば見受けるのである」（城西 1931: 55）といわれている。こうした旧来の価値観が根強く人びとの思考を捉えていたのである。

さらに、もっとも影響力をもっていたともいえるのが家相方位である。家相や方位は陰陽五行説に由来する考え方で広く信じられてきた。とくに病気や不幸などの不慮の災難に遭遇したとき、こうした観念に作用されやすいとされる。明治以降、西洋由来の科学的知識が普及するにつれ、こうした慣習的な価値観も相対化されるようにはなっていた。『婦人衛生雑誌』のある記事からは、そうした慣習から抜け出すよう呼びかける声が聞こえてくる。それによると、ある場所や家において子どもの病気や死亡が多い原因を聞けば、居住者は方角が悪かったとか家の家相が悪かったと答えるという。しかし、この記事の執筆者は「方角とか家相とかが悪いとでも言うものでありましょうが、しかし昔の人の言うがごとき神秘的の不思議の意味がある訳ではありません。つまり、衛生上の欠点をもって説明すべきものであります」（匿名 1912: 35）として、家屋の構造設備や日当たり、風通しなどにその原因を求めるべきであるとしている。

だが、長年の慣習はそう簡単に捨て去られるものではない。それは家庭や主婦を啓蒙する目的で開催された家庭博覧会の出版物『理想の家庭』（一九一五年）にみてとれる。[★7] そこでは教育や結婚、育児、衛生、住宅など各部門の第一人者を招き、家庭や主婦にとっての心得を説いているが、「住宅に就ての方位」では「方位の吉凶は迷信と言いながら往昔から伝えられたものので一概に斥ける訳にもいかぬ」（井上 1915: 154）として、神棚や仏壇、門戸、竈、井戸、厠の配置すべき方位を指南している。★8

また、京阪電鉄による住宅地開発に合わせて、住宅改良会★9との共同主催で実施された「千里山景勝地住宅展」の座談会においても家相はひとつのテーマとなっていた（京阪電鉄・住宅改良会 1936）。千里山の丘陵に造成された住宅地ということで、開発者側からも日当たりがよく大阪市近郊でもっとも紫外線量が豊富な「健康住宅地」であると誇らしく説明されている。しかし家相の話題になると、建築家の武田五一が家相を一種の迷信としているほかは、参加者の多くがそれを信じていたり配慮していたりする様子がうかがえる。住宅改良会の会主である西村辰次郎もまた、「私も多くの家を手がけていますが、実際家相を考えなくては家になりませんよ」（京阪電鉄・住宅改良会 1936: 324）と発言している。

実際、こうした傾向を数量的にも確かめることができる。あくまで京阪神の中流住宅を中心とした個人的な調査ではあるが、大正年間に建てられた約四〇〇の住宅のうち三分の二が何らかのかたちで家相方位を取り入れていたことが示されている（松本 1926）。ここからは、在来知が衛生学という科学知によって即座に置き換わっていたわけではないことがわかる。こうした結果について、この調査の実施者は次のように否定的に捉えている。

家相なるものは主に方角、方位から割出されたもので要は住宅と採光、通風湿度等の衛生学的ならびに地理的関係すなわちその地方の気象、気圧などを充分に考査したうえで室の方向、配置、窓入口の位置等を決定するのがいわゆる合理的ではあるまいか。いずれの地方も一定したる家相方位の寸尺をもってこれを律したり、その家の主人の年齢と家相を結びつけたり、窓の格好や、屋根の葺方、までも陰陽や鬼門方位によってこれを判断して

★7　大正期には、国家のみならず新聞社、電鉄、百貨店などの民間資本によっても盛んに展覧会が設けられ、新しい住まいのかたちが提示されていた。ここで触れている国民新聞社による一九一五（大正四）年の「家庭博覧会」をはじめ、生活改善同盟会による一九一九（大正八）年の「生活改善展覧会」、「文化村」の実物展示で有名な一九二二（大正一一）年の「平和記念東京博覧会」、同年の建築協会による箕面・桜ヶ丘での「住宅改造博覧会」、そして大阪毎日新聞社による一九二五（大正一四）年の「大大阪博覧会」などがあった。また、一九〇九（明治四二）年から一九二一（大正一〇）年まで毎年のように開催された百貨店・三越による児童博覧会なども、住宅と結びつくかたちで家庭をテーマにした博覧会として開催されていた。詳細は吉見俊哉の研究を参照（吉見 1992）。

★8　たとえば第4章の図4においても、気象観測にもとづく季節ごとの太陽の運行線に加えて、鬼門の位置が書き込まれていたことから、いかに家相や方位が根強く残っているのかがわかる。科学的で合理的な衛生学的な知と、慣習的で非合理的とされる知の間の共存や衝突の痕跡があったものと考えられる。

★9　「住宅改良会」は、日本初の住宅専門設計施工会社「あめりか屋」を設立した橋口信助と、家事労働の合理化を主張していた三角錫子によって、一九一五（大正四）年に立ち上げられた。この会は和洋が混在する二重生活の解消と生活の洋式化を目指した。住宅改良会の設立にあたって、顧問に塚本靖（東京帝大教授）や武田五一（京都高等工芸教授）、滋賀重列（東京高等工業学校教授）などの著名な建築関係者を招くだけでなく、総理大臣の大隈重信はじめ行政関係者や教育関係者など社会的地位の高い人びと百数十名の賛助員の協力を得ていた。

福慶、災禍、を論ずるなど、ここに至っては迷信もまたあまりに強過ぎるの観がある。
（松本 1926: 25）

ただ、この調査結果からは、年齢別にみると若い世代ほど間取りなどを決める際に家相や方位に拘泥しなくなっていることも読み取ることができる。おそらく世代によって家相や方位に対する価値観は大きく異なっていたと考えられる。いずれにせよ、合理化の過程が直線的に進んでいったわけではなく、在来知と科学知とのあいだで相克がみられたと理解するのが正しいだろう。

3-2 生き生きとしたサンルーム

衛生という科学的知識が次第に浸透していくことによって、住宅の採光に対する認識もより高まっていくことになる。そのことは、大正から昭和初期の『主婦之友』に掲載された住宅関連記事の多くが採光に触れていることからもわかる。★10 記者や居住者による住宅の紹介ではいかに採光に配慮がなされているかが強調され、そのためにどの方角に窓をとりつけたのか、日光がどのように射し込むかまで詳しく述べられている。そして、繰り返し言及されるのは、窓ガラスやガラス戸を用いたことで部屋が明るくなったということであった。

こうした当時の認識をもっともよく表しているのが日光浴室（サンルーム）の設置であった。

結核が脅威ではなくなる戦後の住宅からは想像しづらいかもしれないが、戦前の住宅には結核の治療や予防、健康増進を目的とした日光浴室という空間がしばしば設けられていた。

日光浴室とは何か。『室内装置』を出版した伊藤義次は、中流階級の住居の標準的な部屋の一つとしてそれを位置づけている（伊藤 1932）。括弧書きで「ベランダー」とも書かれていることから、両者を類似したものとして考えていたのかもしれない。伊藤は日光浴室を幅一・五メートル以上の部屋で、一番日当たりのよい南もしくは東南に配置されるものとした。日光線による加療に際しては窓を全開にするものとされているが、冬季に備えて紫外線を透過するガラスを用いた窓を設置することを推奨している。その室内で使用される家具としては、当時よく用いられた籐製の椅子、寝椅子、小テーブル、花台をあげている。つまり、自宅療養や健康な身体を作るための部屋として日光浴室が設けられていることがわかる。

だが、新築の住宅を除いて、はじめから計画的に日光浴室が設置されることはまれであった。多くが既存の部屋や場所を転用するかたちで設けられていたと考えられる。

★10　一九一七年に創刊された『主婦之友』は、当時の女性雑誌のなかでも最大の発行部数を誇った雑誌であり、新中間層を主な読者としていた。その内容は、家政に関する実用記事が中心で、その当初から住宅に関する記事をたびたび掲載している。祐成によれば、創刊から終戦までの住宅関連記事は二三〇本にのぼり、その著者別に、読者投稿による体験記（四四本）、記者によるもの（八七本）、専門家によるもの（九九本）に分類できるという（祐成 2008: 211-216）。記事の数は、一九二〇年頃から増加し、一九二〇―三五年頃のあいだで多くみられるとしている。

一九二〇（大正九）年に文部省の外郭団体として発足した生活改善同盟会★11は、国民の生活改善を目的とした「住宅改善の方針」を示している。よく知られたその方針は、①椅子式の採用、②間取設備の接客本位から家族本位への転換、③構造および設備における衛生や防火などの実用重視、④庭園の鑑賞本位から実用本位への変更、⑤簡便堅牢な家具への改善、⑥大都市における共同住宅や田園都市の施設の奨励とまとめられているように、生活様式の合理化を目指すものであった。このなかで住宅の間取りに触れているが、そこには「縁側の改良を断行せよ」という項目がある。この項目によると、縁側は「普通の住宅ではその長い割合に幅が狭く通路としての目的以外に余り働きがありません」（生活改善同盟会編 1924: 57）として、欧米のベランダのように改良してはどうかと提案している。当時、縁側がもつ価値は著しく落ちていたのである。同じく生活改善同盟会による『実生活の見直し』では、新しい住宅の実例として同潤会の分譲住宅をあげ、そこでは縁側を節約し一ヵ所にまとめることで広縁とし、それを「日光室」あるいは子どもの遊び場としている（生活改善同盟会編 1929: 187）。このように、在来住宅の縁側が生活様式の合理化を目指す時流のなかで日光浴室に転換されようとしていた。

それでは、実際に日光浴室を設置した人たちはそれをどのように経験していたのだろうか。「健康新道　住宅の巻　お手軽にサン・ルーム」と題された新聞記事には、日光浴室を設けた人たちの体験談が掲載されている（『東京朝日新聞』一九二八年二月一一日夕刊二面）。借家に住むある居住者は、隣家との距離が短く寝室兼書斎に十分な日が当たらないことから、家主の許可を得たうえで、縁側の屋根を取り外し厚ガラスの屋根に変えて天井から明かりをとるようにしたという。併せて、縁側の壁に欄間を取り付けて、そこに自由に開閉できる磨りガラスを入れている。そうして「ガラス屋根が出来上がりましたら今まで陰気だった部屋は急に生々としたサン・ルームに変りました」と述べて、一枚四円のガラスを四枚使うだけで改造できたと喜んでいる。また、同じ記事のなかには、一般的な家にある三尺幅の縁側に軒下の二尺を加えた合計五尺幅の縁側を造り、そこに腰板無しのガラス障子をめぐらせた事例が紹介されている。そうすることで、弱い子どもの日光浴にはもってこいの立派なサン・ルームになったと感想を記している。

さらに、『主婦之友』にも目を向けてみたい。「俸給生活者向の和洋折衷の家」と題された住宅記事では、サラリーマン向けの模範住宅が紹介されている（本誌記者 1929）（**図2**）。この住宅は、「夫妻が結婚後、十年計画のもとに、初め奥様が女中を廃して、毎月十円づつ貯め、それにボーナスを加えて遂に建てることができたという、時節柄耳寄りの家」（本誌記者 1929: 225）であった。この記事からは、やはり住宅に多くのガラスが用いられ採光に配慮がなされ

★11　生活改善同盟会の活動はさまざまな分野の調査会によって行われ、住宅改良については住宅改善調査会が担っていた。その住宅改善調査会は、委員長の佐野利器や副委員長の田辺淳吉をはじめ、大熊喜邦や笠原敏郎などの政府系技師や、大江スミら女子教育家、早稲田大学教授の今和次郎や東京高等工芸学校教授の木檜恕一らによって構成されていた。

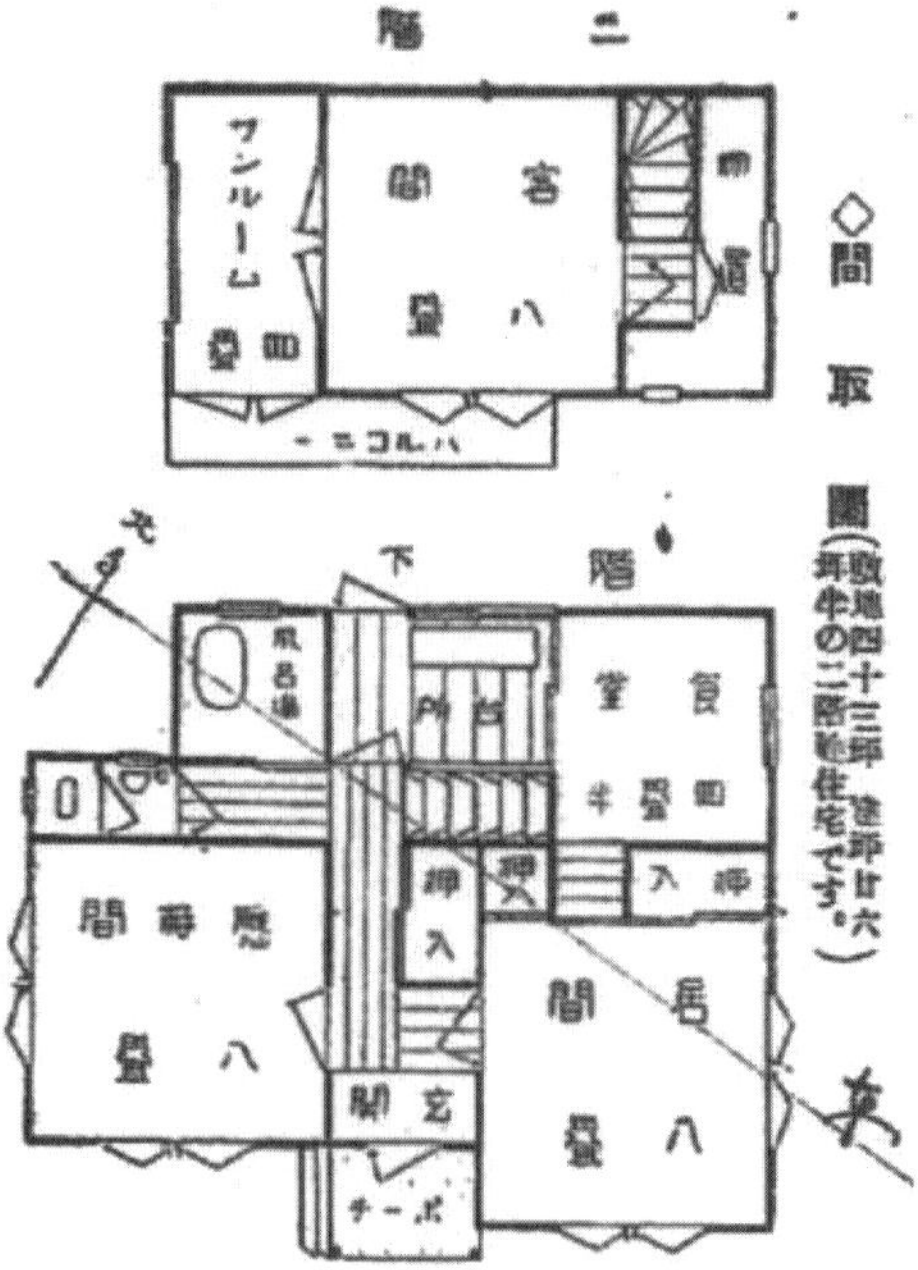

図2　サンルームのある家（本誌記者 1929: 226）

ていると同時に、「サンルーム」が設けられていることがわかる。サンルームは北側以外の壁面と天井がすべてガラス戸になっていることから「明るく」また「温かい」。そして、この「明るい」感じを起こさせるというサンルームは、子ども部屋に充てられている。記者から実際の住み心地について尋ねられた夫人は、次のように応えている。

> 日当たりのいいのが何よりで、どこの室にも日が当たりますので、冬の寒いときでも火鉢にかじりついているようなことがなく、いつも愉快にお仕事をすることができます。日当りがよいと直ぐ畳を損じて、畳替の費用がかかるなどということを聞きますが、日当りの悪い家ですと、必ず病人が出て、薬代がいるようになりますので、「薬代よりも畳替の方が安いよ。」と、主人も申すように、日当りのよい家ということが、家族の健康にどれ

だけ影響するか、判らないと存じます。お蔭様で、ここへ越して来てからは、子供達も非常に元気でございます。サンルームやバルコニーを設けたことも、この意味で成功だと存じております。（本誌記者 1929: 229）

この夫人の語りでは、日当たりが家族の健康に与える影響が強調されている。それをサンルームのおかげだとしているところに、いかに当時の人びとがこの設備に期待を寄せていたのかが表れている。

このように、日光浴室は戦前日本の住宅に突如として現れた特異な空間であった。日光浴室は新築の際に設置されることもあれば、既存の住宅、とりわけ縁側を援用するかたちで設けられることもあった。限られた空間を転用し、そこにガラスを用いることで即席の日光浴室を作り上げていた。それは結核などの療養目的もあったが、その予防として健康な身体を作るためのものでもあった。生活様式の合理化のもと縁側を廃止すべきという生活改善の潮流と、家庭内での健康的な暮らしを求める家族、そしてガラスという当時の新しい科学技術が交差したところに、この時代特有の空間が出現したと考えることができるだろう。

モルたちによれば、ケアと科学技術は長らく対立する二つのカテゴリーとして理解されてきた（Mol et al. 2010: 14）。ケアが温かさや愛情と結びつけられるのに対して、科学技術は冷たく合理的なものとされがちである。あるいは、前者が計算とは相容れないものであるのに対して、後者は効率と相性がよいとされる。さらには、前者が家庭のものである一方で、後者は職場のものとされてきた。だが、モルたちはこれらケアと科学技術を相互排他的なものとしては捉えない。それらは互いに還元不可能な混合物として、すなわちケアには科学技術が含まれるものとして捉え直そうとしている。

2-2項でみたように、ある医学士は温かい主婦の手による看護に重きを置いていた。だが、ここでモルの議論を参照すると「温かい主婦の手」による看護もまたガラスという科学技術なしに行いえなかったことに目を向けなければならない。住宅内の病室や日光浴室で行われるケアにとって、日光や空気の調整をはたす窓ガラスはその不可欠な一部なのであった[★12]。

他方で、モルはケアに使われる技術は従来のような手段と目的の関係に単純化されるわけではないとも述べている（Mol 2008=2020: 112）。技術は目的を達成するための単なる道具なのではなく、ときに予期しない効果をもたらすのだという。「技術は謙虚な手段ではなく独創的な仲介者である」（Mol 2008=2020: 118）。ケアの実践で用いられる技術は予想不可能であり、つねに調整し続けるものとして理解される必要がある。モルによるこうした指摘は、科学技術のメンテナンスという側面へと私たちの目を向けさせる。節を改めてこの点について論じたい。

4　家庭の統治とメンテナンス――定期利用《サブスクライブ》する主婦

住宅の窓にガラスが使われるようになる際、その経済的利点に言及されることは少なくなかった。当時、開口部によく用いられていた紙障子は、素材の脆さゆえに破損したり、それでなくとも定期的に貼り替える必要があったため、手間のかかる建材だとされていた。そのため、紙障子から窓ガラスへと替えることはその手間を省くことができて経済的であるということで、窓ガラス設置が推奨されていたのである。

だが、家事労働に対してドメスティック・テクノロジーが与えた影響について考察したルース・シュウォーツ・コーワンが明らかにしているように、産業社会の家庭に新しくもたらされた技術は必ずしも家事労働を楽にしたわけではなかった（Cowan 1983＝2010）。窓ガラスもその例外ではなく、紙障子の貼り替えの手間にかわって、ガラス面を常に掃除しておく手間が新たに必要になったのである。★13 窓ガラスの表面を磨き、綺麗に保っておくという新たな仕事が、主婦には課されるようになる。まさに「お母さんは忙しくなるばかり」である。

★12　ここでさらに、コーワンの次の議論を思い起こすことは有益であろう。彼女は、二〇世紀初頭の米国において家庭にもたらされた諸テクノロジーが、使用人の消滅や「家事の感情化」（愛情に担保された家事労働）とのあいだに深い関わりをもっていたことを指摘している（Cowan 1976）。家内領域と公共領域の分離や子ども中心主義、社交の衰退などとともに、非家族の排除が近代家族の特徴を構成する一要素であったことを考え合わせるならば（落合 1989）、科学技術と近代家族の形成には不可分の関係があると考えることができるだろう。

★13　筆者はかつて、当時の新技術であった窓ガラスがどのようなイメージで表象され、誰が維持管理に携わるべきとされていたのかを、広告や雑誌の図像を対象に分析したことがある（西川 2014）。

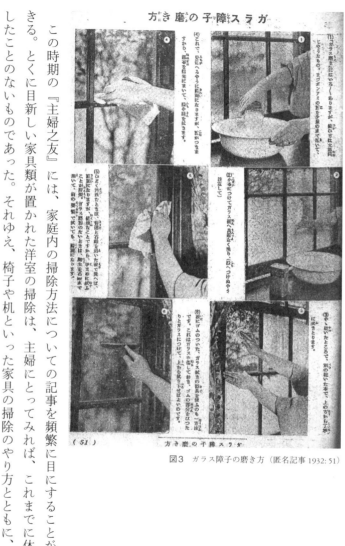

この時期の『主婦之友』には、家庭内の掃除方法についての記事を頻繁に目にすることができる。とくに目新しい家具類が置かれた洋室の掃除は、主婦にとってみれば、これまでに体験したことのないものであった。それゆえ、椅子や机といった家具の掃除のやり方とともに、窓ガラスの掃除の仕方が詳しく説明されたのである。そうした掃除の説明は、はたきのかけ方や

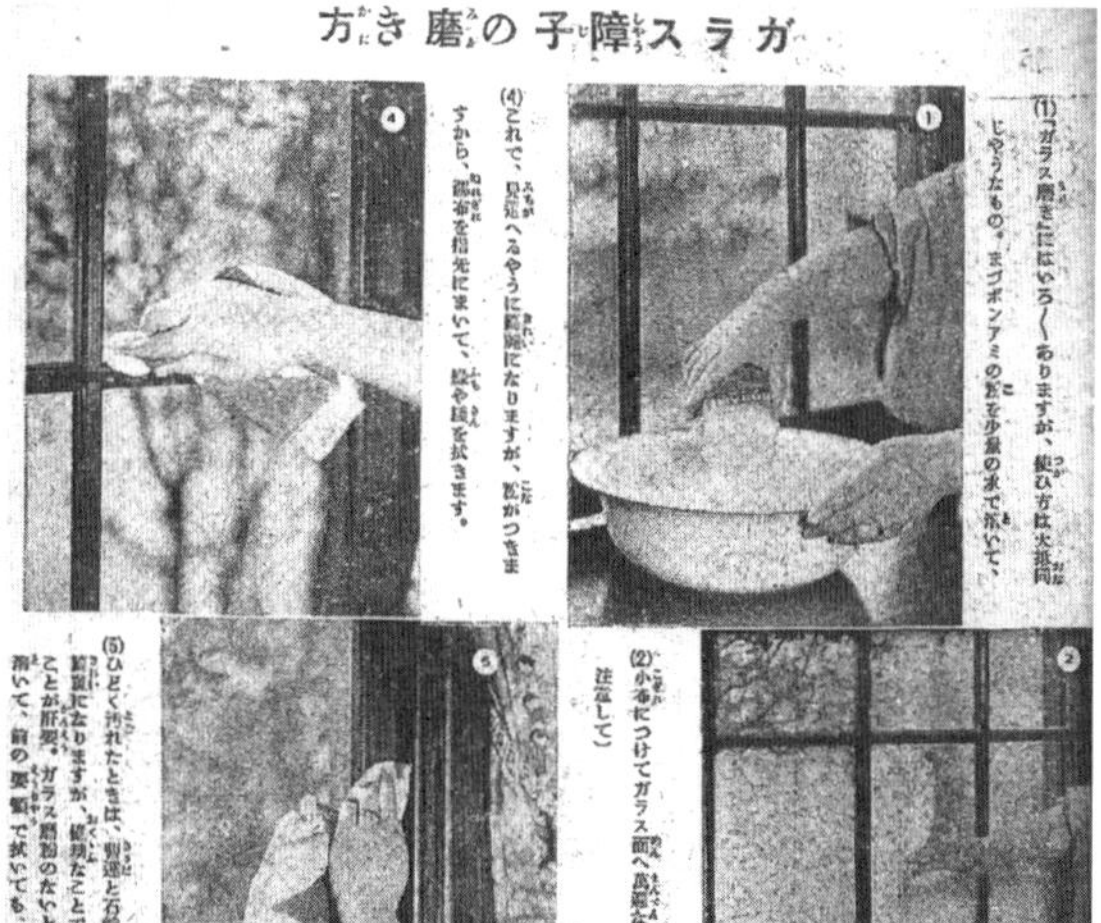

ガラス障子《しやうじ》の磨《みが》き方《かた》
(1)「ガラス磨き」にはいろ〳〵ありますが、使《つか》ひ方は大抵同《おな》じやうなもの。まづボンアミの粉《こ》を少量の水で溶《と》いて、
(2)小布《こぎれ》につけてガラス面《めん》へ満遍《まんべん》なく塗り、(桟へつけぬやう注意して)
(3)やゝ乾《かわ》いたところで、別の乾いた布で、上の方《はう》から丁寧《ていねい》に拭《ふ》きとります。
(4)これで、見違《みちが》へるやうに綺麗《きれい》になりますが、粉《こな》がつきますから、濡布《ぬれぎれ》を指先にまいて、桟や縁を拭きます。
(5)ひどく汚《よご》れたときは、明礬と石鹸を溶《と》いた液で洗へば、綺麗になりますが、面倒なことですから、手《て》まめに拭《ふ》くことが肝要《かんえう》。ガラス磨粉のないときは、砥土を石鹸水で溶《と》いて、前の要領で拭いても、綺麗になります。
(6)板《いた》にゴムのついた、ガラス拭きの器具《きぐ》を使ふのも一方法です。これはガラスを濡《ぬら》しておき、ゴムの部分をぴつたりとガラスにつけて、上《うへ》から拭き下《おろ》せばよいのです。
(51)
ガラス障子の磨き方

図3　ガラス障子の磨き方（匿名記事 1932: 51）

雑巾の使い方などの具体的な身振りにまで及んでいる。それはときに、図3のように、洗剤の使い方やガラスの拭き方の手順に至るまで事細かなものであった。こうした記事のなかで繰り返されたのは、窓を清潔に保っておくのは家庭を想う主婦として当然のことだ、という文言である。

たとえば、家政学者である大江スミによる記事をみておこう（大江 1924）。合理的な家庭生活の必要性を説く大江は、それが掃除にも当てはまるとして、従来の日常掃除と春秋の大掃除に加えて、週間掃除を行うことを提案する。「日常掃除」が朝晩行われる毎日の掃除、「春秋の大掃除」が市当局の命令によって実施される住居全体の大掃除であるのに対して、「週間掃除」は週に一回行う特定の部屋の徹底的な掃除だとした。

このように週間掃除を位置づけたあとで、大江は具体的な掃除の方法について説明している。そこでは能率的な掃除の方法について、その手順が示されるだけでなく、はたきや雑巾といった道具の使い方にいたるまで細かく教えられている。その「ガラス窓の拭方」という項目において、大江は「このガラス磨は随分面倒なもので、といってガラスの汚れたのほど見苦しいものはありませんから、どんなに厄介でもきれいに磨かねばなりません」（大江 1924: 212）として、ガラス面の拭き方について丁寧に説明している。

とりわけこの事例が興味深いのは、慣習的な「日常掃除」や行政主導による「春秋の大掃除」とは区別される、家庭主導の「週間掃除」という新しいカテゴリーを打ちたてようとしていることである。こうした大江の提案には、「家」的な古い慣習や国家の直接的な介入から自律した領域としての「家庭」を形成し、そこに家政学に依拠した「能率的」な方法で衛生的な秩序をもたらそうとする思考のあり方を見て取ることができる。

ガラスの掃除については、当時の新聞記事にもたびたび関連記事が掲載されている。列挙すれば、「硝子の拭き方」(『読売新聞』一九一四年九月一〇日朝刊五面)、「主婦の常識　ガラス障子をキレイにするには」(『読売新聞』一九三〇年一二月二日朝刊五面)、「実用科学　ガラスの磨き方」(『読売新聞』一九三三年九月六日朝刊四面)、「奥さん手帳　ガラス障子の落書」(『東京朝日新聞』一九三七年一月一三日夕刊四面)、「家庭用五つ道具」(『読売新聞』一九二七年六月一六日朝刊三面)など、窓ガラスやガラス障子の掃除の仕方あるいは修理道具について説明する記事がみられる。とくに「硝子戸・障子はマメに手入を」(『東京朝日新聞』一九三四年一〇月五日朝刊七面)という記事では、ガラスを曇らせておくのは見苦しいというほかに、「埃に塗れたガラスは、紫外線を通さないともいいますから、健康上にも面白くありません」として、こまめな掃除を心掛けるよう呼びかけている。ガラスの表面に付着する埃によって衛生上有効な紫外線が透過できなくなってしまうというわけである。記事では、ガラスを拭く際には水拭きのほか、アルコールや石油を用いた方法、そして「ボンアミ」という専用のガラス磨き商品を使用することが推奨された。また、当時はガラスは比較的高価であったこともあり、たとえガラスがひび割れたとしても、こうした新聞記事を参照することで修繕し使用し続けていたと考えら

れる。★14

そもそもガラスが汚れるのはなぜか。しばしばガラスは両面、とくに外側をよく拭くようにといわれていたように、室内外の双方から汚れの原因がもたらされていた（佐々木 1925）。室内においては、着物などの繊維がすり切れて細かな埃が発生することで、これがガラス面に付着した。また、天気のよい風の強い日には外の道路から砂埃や煤煙が吹き込んでくる。とくに縁側などにガラス障子が用いられた場合、雨風に曝されることもあったと考えられる。こうした気象現象はガラスを破壊してしまうこともあっただろう。このように室内外で発生する塵埃のために家屋は次第に汚れていくものと考えられていた。

インフラは静的で固定的なものではありえない。それは腐食し、破壊され、それゆえ管理されなければならない時間的な存在である（Barry 2017; Jensen 2017）。ガラスは人びとの日常的な営みや自然現象が織りなす環境で使用されるため、汚れたり割れたりする極めて脆弱なものであった。ただ、汚れたり割れたりしたガラスを放置しておくことは、主婦による家庭の管理が行き届いていないものとして受け取られた。そして、それは家庭の統治の失敗を意味していた。

★14　吉田謙吉が考現学的なまなざしで当時のガラスの割れ方と補修の仕方を観察していることからも、そのことがうかがえる（吉田 1930）。テープのようなもので割れた箇所を補修しているいくつもの窓が描かれているが、ときに模様を造り飾り付けるなど、一言で補修といってもその方法は多様であることがわかる。

反対に、手の行き届いた管理はよい統治の指標となる。統治はそれが継続するためには絶えず調整を必要とする（Otter 2005）。統治は手間がかかるのだ。ガラスがもつ衛生上の効果が失われてしまわないようにするためには、主婦が常に目を配り、化学的な知識を応用しつつ、何かあればその都度手をかけてやる必要がある。それは目立つものではないが、こうしたみえない仕事こそが家庭における健康を成り立たせる日常的な実践なのであった。

ところで、大江が未だ使用人の存在を前提としていたのに対して、次の一九三三（昭和八）年の掃除に関する記事では主婦により積極性が求められている点で検討に値する（飯島 1933）。自身の掃除法を紹介するこの記事は、やはり掃除道具や掃除の順序、そして住居内外の場所に応じた掃除法について詳細な解説を加えている。その項目の一つ「ガラス障子」において、「洋窓のガラスは勿論ですが、縁側のガラス障子が曇っているくらい、主婦の無性を思わせるものはありませんが、これは大掃除でなくとも、いつも手まめに拭いておく必要があります」（飯島 1933: 323）として、これまでみてきたように、主婦による日常的な掃除の実践を求めている。

ここでの問題は、こうした衛生実践がいかなる認識のもとにおかれていたのか、ということにある。注目すべきは、記事の冒頭で述べられている次の語りである。

私は、このお掃除で、何よりもまず家の内外を綺麗にし、家族の団欒と衛生保健のため、何処よりも住みよくしたいという望みのほかに、身のまわりを、いつもきちんと整理することによって、毎日の生活を、規則正しく、明るく朗かにしたいということ、そして、子供等にもよくその気風を呑みこませて、良い習慣をつけること——そんなつもりで、いつでも真先に立って、いたしております。ですから、お掃除をまるで女中まかせにしてしまったり、汚い、いやなことだと考えることには、何よりも反対です。（飯島 1933: 320）

注意しておきたいのは、衛生実践に対する理解のありようである。それは汚く辛い労働ではなく、一言でいえば、家族のためになされるべき行為なのであって、自身の内発性に拠るべきものとされている。それゆえ、「女中まかせ」ではなく主婦によって遂行されなくてはならない。同時に、こうした主婦による実践は行政によって外部から押し付けられるものでもない。「衛生保健のため」「いつでも真先に立って」というように、むしろ女性自身によって主体的に遂行されるべきものとされた。さきほど言及したように、ガラス面の曇りが「主婦の無性」と捉えられていたことを考え合わせると、衛生実践が主婦の道徳的責任として内面化されていることがわかる。

ここから、衛生実践のなかで主婦というアイデンティティが遂行されているといってもよいだろう。外部の規範にもとづいているのではなく、誰かに強制されるわけでもない。モルも述べているように、かつてジュディス・バトラーは実践のなかでアイデンティティを捉え、広範囲にわたるありふれた行為へと目を向けた。ジェンダーは遂行されるというわけだ。こうした観点からすれば、ここでも実践に内在するかたちで主婦になっていることがわかる。ただし、さまざまな道具や物がそれに関わっているということを付け加えておかなければならない。「アイデンティティを遂行することは物質性を欠いた観念や想像ではない」(Mol 2002＝2016: 71)。ここでの窓ガラスは、主婦が活動する舞台の背景を構成する一要素などではなく、主婦がアイデンティティを上演する過程に参加している。「家庭の衛生を保つ主婦」や「家族の健康を守る主婦」というアイデンティティは、ガラスという物質と切り離しえない。

さらにいえば、こうしたアイデンティティを維持するには持続的な努力を必要とするだろう。それは家庭における健康を成り立たせる日常的な維持管理の作業を継続させることでようやく持続できるものであった。ラトゥールいわく「主体になるためには、数多くの主体生成装置を定期利用する《サブスクライブ》」必要がある(Latour 2005＝2019：413)。家庭という空間でガラスを掃除するたびに、窓ガラスとともにますます主婦になっていくのである。

5　住まいというエコロジー

「住まい」は、人間だけでなくさまざまな人間ならざるものたちが共に分かち合う場である。それは住宅という物理的な人工物によって区切られた境界線の内側に限られるわけではない。日光や風などの自然物や細菌はこうした境界を軽々と越えていく。さらにそれらは人間の肌の内外をも越えていく。人間にとっての住まいは、同時に人間ならざるものの住まいでもある。住宅は人間だけの建物ではない（Yaneva 2015）。その意味では、住まいは人間／非人間が絡まり合う一つのエコロジーなのである。

こうした住まいというエコロジーは歴史性をもつ。人間と人間ならざるものの絡まり合いは特定の時代ごとに異なっているのだ。したがって、問題はその絡まり合いのなかでどのように社会的‐物質的に生が生み出されているのか、ということにある。その過程に参与しているのは誰あるいは何なのか。

本章では、自宅療養者のケアを手がかりに、家庭という領域において生が成り立つこうした社会的‐物質的な実践を記述してきた。家庭における衛生秩序は、国家が直接的に介入するのではなく、おもに医学や衛生学という専門知を介して、すなわち療養書を介した医師の助言によって、ときに在来知との衝突を生みながら、おもに中間層へと広まっていった。それだけでなく、家族の健康のためを想う主婦としての自己実現を喚起するかたちをとっていたことも見逃すことはできない。こうして、家庭を結核療養や予防の場所へと作り変えていく足がかりを得たといってもよい。

また本章では、こうした統治の装置としての家庭がエコロジカルな場であったことを踏まえる必要性を強調してきた。そこでのケアの実践は、日常生活のなかで絶えず調整を繰り返しながら、日光や空気とともに、ガラスとともに、ときに細菌とともに、集合的に遂行されていた。

住宅に窓ガラスを用いることで日光の射入や空気の流れを調整すること。身体を自然のもとに置くことによって、結核菌に対する抵抗力をつけること。家族が感染しないように結核菌とのつながりを断つこと。ガラスの表面を掃除することで、清潔に保っておくこと。こうした実践の数々は人間だけで営まれたものではない。それらは人間だけでなく、自然物や科学技術、他の種と共に遂行されたのである。言い換えれば、それらは分散されたプロセスなのであった。それゆえ、どれだけ主婦が衛生管理やケアの主体とされようとも、その行為の起源は主婦に還元されるものではありえない。このように、この住まいというエコロジーのなかで、人間と人間ならざるものとの絡まり合いのなかで、家庭における生は成り立っていたのである。

第6章

健全なる精神

書斎と精神衛生

1　大正デモクラシーの物質性

私はできるだけ明るいことが、健康上必要なので、三間半の間口の書斎の、一間半は明け放しの硝子戸にしてある。／しかし瞑想にはあまり明るいのはいけないから、人工的に光線を遮断する厚いカーテンが欲しいが、いかにも高価なので、——恐らく永久に——古い世界地図の掛軸製のをブラさげて必要な箇所に随時移動させている。（長谷川［1932］1989: 315）

自身の書斎についてこのように語っているのは、大正デモクラシーの代表的な論者であった長谷川如是閑である。実際、彼の書斎は明るかったようだ。[★1]この書斎から彼の自由主義的な思想が一貫して紡ぎ出されていたのである。

政治学者の松尾尊兊によれば、「大正デモクラシー」とは、日露戦争後の一九〇五年から二〇年にわたって広く政治・社会・文化の各方面においてみられた民主主義的傾向とされる

★1　ある人物が長谷川如是閑の書斎を思い出しながら、次のように述べている。「それ［書斎］は八畳か十畳ぐらいの西洋間だが、部屋の一部に高さ一二尺程の床を作り、その上に多分畳を敷き、小机と座布団とが置いてあった。［…］ところでちょっと無駄口をたたくが、志賀［直哉］氏を長谷川［如是閑］氏の便利な明るい書斎に置き、長谷川氏を志賀氏の小さな穴ぐらの書斎に置きと想像して見ると、やはり変テコでいけない」（太田 1926: 31）。

（松尾 1974）。日露戦争講和条約に反対する街頭における民衆騒擾から閥族打破・憲政擁護を掲げる「第一次護憲運動」、そして普通選挙制の成立へと向かうなかで政治的・市民的自由を求めたこの大きなうねりは、政党やジャーナリズム、学生などの都市知識人だけでなく、労働者や農民、女性、被差別部落民によっても生み出されることになった。それゆえ、民衆が歴史の表舞台に躍り出る時代としても特徴づけられる。

他方で社会学者の芹沢一也は、この「民衆の登場」という新しい事態に明治期以来の統治システムの大きな転換点をみている（芹沢 2001）。それを象徴する存在の一つとしてあげられているのが吉野作造の民本主義である。吉野の思想においても民衆の存在はもはや無視しえないものとなりつつあったが、民主主義という制度は天皇制と両立しえない危険思想であるとして退けられていた。その代わりに吉野は、主権の所在とその運用を切り離すことによって、民衆の意向に配慮するデモクラシー、すなわち「民本主義」を唱えることになったとされる。この意味において、大正デモクラシーとは民衆の存在を飼い慣らす統治の新しいかたちが浮上する画期であったともいえよう。

ところで、この大正デモクラシーの時代は、本書でこれまでにみてきたように、結核をはじめとする感染症が広く社会問題として取り組まれるようになっていた時代とも重なっている。戦前期において結核死者数がもっとも多くなったのは、初の本格的な政党内閣である原敬内閣（一九一八—二一年）のときであった。このときちょうどスペイン風邪も猛威をふるっている。

また、第3章でみた都市計画法と市街地建築物法は、原内閣が掲げた四大政綱の一環として成立したことも併せてみておく必要がある。第5章でもみた文部省による生活改善同盟会の発足もまた一九一九（大正八）年の出来事であった。他方で、この時代は感染症に限らず人びとの精神の衛生がクローズアップされていた時代でもある。それは衛生行政が次第に疾病予防や健康増進を重視していったこととも関係している。つまり、政治的・市民的自由を求める人びとの身体はこのとき、統治という問題を孕んだ広く公衆衛生的な関心が高まりをみせる時代のただなかに置かれていたことになる。

本章ではこの大正デモクラシーを支える政治的主体の身体、その物質性に着目する。古典的な政治理論で用いられる概念が人間社会のみを対象にしてきたとして、政治活動における非人間的要素の重要性を強調する動きが活発になりつつある（Braun and Whatmore eds. 2010）。一括りにして論じることは難しいが、それらに共通しているのは自律的な人間存在の想定を見直そうとする考えである。いかなる個人や団体であれ、いまや政治に携わるあらゆる存在は科学技術や事物、自然とともに生成し、相互作用しているという前提のもとに置かれるようになってきている。

こうした動向のなかに統治性研究を含めることができるかもしれない。そもそも古典的な政治理論の道具立てを用いた分析から距離を置いていたのは、フーコーであった。彼の統治性分析の矛先は「市民社会の物質性」（Foucault 1979=2001: 11）に向けられてきたといえる。つまり、政治における公衆の登場と同時に現れてきたものとしての人口に、である（Foucault 2004a＝2007: 91）。そのため、統治性研究がもたらしうる理論的貢献の一つは、人びとが政治的行為主体として活動することを可能にする「政治テクノロジー」の分析にある（Walters 2012＝2016: 155）。公聴会を事例にしつつ民主化の技術という観点から統治の戦略やその物質性を分析するクリスティン・アスダルによる「民主主義の道具」（tool of democracy）論や、政治的統制に対する抵抗という観点から統治の物質性を考察するアンドリュー・バリーの議論などは、その一例である（Asdal 2008; Barry 2001）。あるいは、近年のジュディス・バトラーも民衆集会の分析において、公的に現れるための非人間的でインフラストラクチャー的な諸条件に大きな関心を示している（Butler 2015＝2018）。

われわれもまた、大正デモクラシーにおいて人びとが政治的な主体として行為することを可能にした政治テクノロジーの分析を試みる。ただし、ここでは示威行為や騒擾といった直接的な政治行動ではなく、この潮流を思想的に支えた知識人たちの活動の場である書斎を対象に据える。一般的に書斎は、まわりの環境を遮断し精神を集中することによって読み書きをしたり、瞑想したりする場所とされ、それ自体が古い歴史をもつ（海野 1987）。それゆえ、多くの研究が書斎で営まれる行為とその空間の形態との結びつきに目を向けてきた。なかでも、音読から黙読へという読書形式の変化が個室としての書斎の登場と強く結びついていた、とする議論は広く共有されている（Chartier 1986＝1989; 外山 1969）。また、社交の場や広場の文化が衰退し、孤独な読書へとコミュニケーションの形式が変容したことが、理性の行使をともなう市民（公衆）の誕生と不可分であったとするものもある（富永 2005）。さらに、読み書きという内面と関わる活動を行う場所であるがゆえに、書斎をその内面性と結びつけるような議論も少なくない（武田 1995; 和田 1999）。

他方で、書斎は読書の空間としてだけではなく、あらゆるものごとについて考えをめぐらし、知識を生み出すための空間でもあった。もともと西洋には、社会から身を退くことではじめて普遍的な価値をもつ知識が保証されるという伝統があるという（Livingstone 2003＝2014; Shapin 1991）。そのため、社会的な孤独を可能にする書斎はこうした知的活動をもたらす場所の系譜に位置づけられてもいる。

これらに対して、本章では大正デモクラシーを支える知的活動の場として書斎を捉えることで、知識人の思想的営みを可能にするさまざまな知や実践を描き出す。これまでの章と同様、公衆衛生的な知識や書斎の建築的な設備、そして自然物の活用やその調整に分析の主眼が置かれることになるが、その対象は結核ではなく精神衛生である。サナトリウムからはじまった本書の分析も、ついに住宅のなかでももっとも私的な空間のひとつである書斎にたどり着いた。それでは順を追ってみていきたい。

2 精神上の工場

2―1 精神活動の場としての書斎

大正から昭和初期にかけて、書斎はいかなる場所として認識されていたのか。この時期の書斎を論じる者の多くが、それを精神的な活動の場として記述している。たとえば、住宅改良会の顧問を努め住宅改良に尽力した建築家の武田五一は、書斎を「座禅堂」と称している。[★2]武田も後援者となっていた住宅改造会の機関誌に『住宅研究』がある。その増刊号として出版された中流住宅に向けた間取り図案集において、彼はこう述べている。

> 書斎は読書の室、または仕事の室であると同時に安息の室であるという目的にも添う事が大事である、書斎の静かさと落付とが休息の場所として、最もふさわしきもので、沈思黙考、精神的修養をしたいという要求も、またこの一室あってこれを充す事も出来る、書斎はあながち読書をする場所のみでなく、精神的に吾々を向上せしめ、また慰安を与える室である、しかして「一種の座禅堂」であるという見解もこの点から肯定に値すると思う
>
> (武田 1921: 45)

書斎は単に読書をするための部屋というだけでなく、深く思考し、精神を磨き上げ、ときに休

ませることのできるような精神の活動が遺憾なく発揮されるための空間として捉えられている。

こうした「座禅堂」としての書斎が可能になるためには、「家族の俗事」から引き離されていることが必要とされた。生活改善同盟会のメンバーでもあった大熊喜邦もまた、主婦向けの住宅実用書のなかで「座禅堂」という表現を用いつつ、その配置に関して、「家庭の俗事から離れ、学究に没頭する書斎、推敲思索、遂に一種の座禅堂ともなるべき書斎には、噪音から遠き閑寂なる境地が選ばるべき唯一の場所であらねばならぬ」（大熊 1934: 90）と指南した。また、住宅改良を支える設備や手法のガイドブックとして版を重ねた『新時代の住宅設備』を出版した増山新平も、やはり書斎を修養と思索の場としたうえで、こう述べている。「日本在来の住宅の各室は独立性が乏しいために、書斎と定めた室へも子どもの出入が自由であったり、隣室の話声が遠慮なく聞えたりして、読書にも、思索にも困難な場合が多い、書斎に入ったならば、専心自分の志すべき研究や思索創作に没投《ママ》し得て、如何なるものにも妨げられない静寂な室がよい」（増山 1931: 179）。そして、書斎の位置は家族がいる部屋や客室からは遠ざかったところに設けたいとしている。このように、書斎における読書や思索にふける営為を妨げていたのは、身近にいる家族に他ならなかった。これら書斎の独立性を求める声は、住宅改良を求める大き

★2　武田五一や後述の増山新平の経歴や住宅改良との関わりについては、安野彰による解説が参考になる（安野 2009）。

な時流のなかに棹さしていたことを示している。各部屋の独立性が社会的に要請されていたことはこれまでにもみてきたが、書斎はその最たるものであったといえるだろう。家のなかにありながら家族からも孤立していることが書斎には不可欠であった。

それゆえに、こうした書斎の内部はその使用者の思考が現れたものとして考えられるようになる。大熊は先の文章に続けて次のように述べている。「学者の書斎には、他人に窺わるることを嫌う傾がないでもない。書斎の書物を見らるるは、己れが頭の内を見透かされる様な心持になる」(大熊 1934: 90)。また、こうした書斎の性格上それは秘密の部屋とも喩えられていた。雑誌『書斎』[★3]創刊号の巻頭でその書斎観を述べた市島謙吉――ジャーナリストであり随筆家。大隈重信の側近としても活躍した――は、「書斎はある意味で秘密室である」とし、その理由を書斎には他人にみられることを好まないような原稿や政治運動の牽引に関するような書類、あるいは日誌などが置かれているからだとした。またそれゆえに「懇意な友人は格別だが普通の来客は書斎に通すべきで無い、こういう訳で書斎は一種の秘密境である」と述べている(市島 1926: 8)。こうして、書斎を覗かれることがまるで自分の思考内容や趣味を他人に曝されるような感覚が、少なくない人びとによって共有されていたことがわかる。書斎はその人を映す鏡となる――「書斎は、人が作っていくが、書斎は、反対に、人を作る」(吉川 1933: 12)。

しかし、家庭内のあらゆる煩雑な事柄から書斎に撤退し内面に閉じこもることが、あらゆる関係性から断絶することを意味していたわけではない。むしろ、書斎に退きこもることがコミュニケーションを可能にしていたと考えることが重要である。さきほどの市島は、「書斎はまた主人に取りて策源地であり静思の境である」としており、「政治文学その他震天動地の大きなプロダクションも皆この室から生るる。小にしては一家に取りても大策源地であるは論をまたないから、書斎はその家の頭脳というべきである」（市島 1926: 11）とした。彼にとって書斎は仕事場であり、そこから意思決定や著述などの生産活動がなされる「精神上の工場」（市島 1926: 10）なのであった。やはり同じく雑誌『書斎』には、書斎のことを「自分の精神的な生活の重点であり、また日々夜々の仕事と、思想とを生む、神聖な一室」（吉川 1933: 11）だとしている記述も確認することができる。

このように、書斎は内閉化することで外に向けて知的な生産活動が営まれるような空間として理解されていた。文芸にしろ、思想にしろ、ジャーナリズム活動にしろ、思考の産物を広く書斎の外部に散在する諸個人の集合——これを「公衆」と呼んでもよいだろう——に向けて伝えるための中心として、書斎は置かれていたのである。

では、書斎はおもに誰によって使用されていたのだろうか。住宅改良会が発行していた雑誌

★3　雑誌『書斎』は一九二六（大正一五年）年から一九三三（昭和八）年にかけて全二三冊が刊行された。発行所は書斎社。その主な内容は、さまざまな人物による書斎観や書斎に関する思い出、書斎で使用される道具の紹介など歴史的な内容が多く、また図版も多く使用されていた。

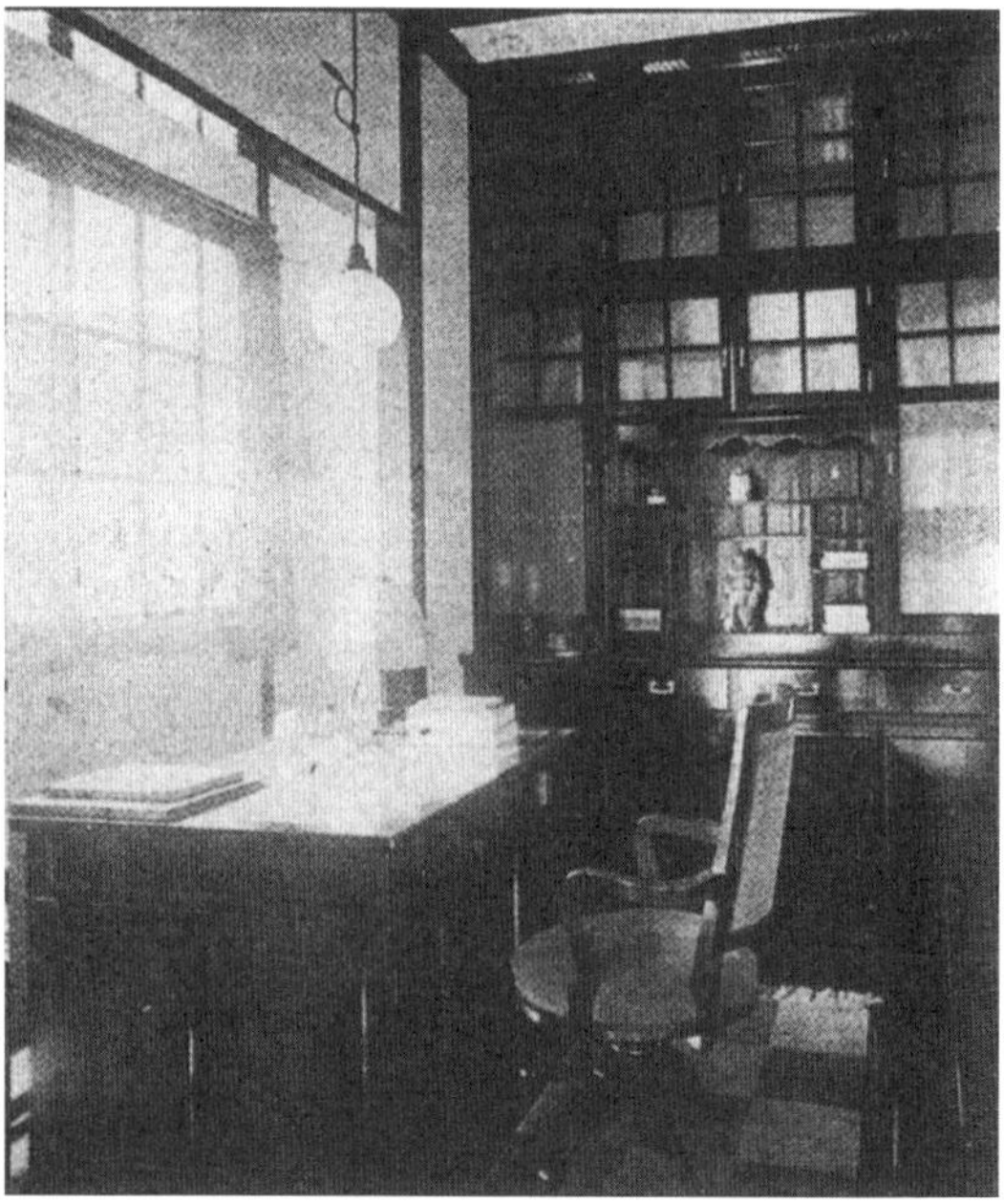

図1　一般的な書斎（山田 1935: 399）

『住宅』[★4]においてしばしば書斎特集が組まれていたが、そこには書斎のあり方をめぐってさまざまな人物からの意見が寄せられている。たとえば、一九一九（大正八）年の「書斎を如何に改善すべきか」という特集では、「知識生活をする者に書斎は是非必要」（匿名 1919: 10）として、哲学者や作家、学者、歌人、劇作家、編集者などからの意見が掲載されている。しかし、書斎はこうした一部の知識人のためだけでなく、当時増加してきた新中間層にも広く普及していったことがうかがわれる。[★5]生活改善同盟会が示した「住宅改善の方針」においても、居間や食事室、客間などの主要な部屋に加えて、書斎が住宅に必要な部屋の一つにあげられていた（西山 1976: 64）。第4章でもみた建築家の山田醇もまた、学者と執筆業、そして一般向けに分けたうえで、それぞれに見合った書斎づくりを提案していた（山田 1935）（**図1**）。

一般的に、住宅内の部屋の配置やその使用のあり方にジェンダーの偏りがあることは広く認められいる（Wajcman 2001）。書斎や応接間という空間もその限りではなかった。[★6]ジョルダン・サンドは、明治期の上流階級の邸宅における応接間が住宅のなかの準・公的領域であったとして、早くから洋間化していたこと、そして男性的な記号に満たされていたことを指摘している（サンド 2015: 31）。大正期の住宅を近代家族の器としてモデル化する西川祐子もまた、それが性別分業のひとつの現れとなっており、主人が対外的な交渉を行いその文化資産を誇示する空

★4　雑誌『住宅』は、住宅改良会の機関誌として一九一六（大正五）年から一九四三（昭和一八）年まで発行された日本初の住宅専門雑誌であり、一般の人びとをその読者としていた（大正末期の発行部数は五八〇〇部）。その記事の内容は、住宅を中心に、家具や庭園、装飾などの住生活全般におよび、実際に建てられた住宅を数多く紹介している（内田 2001）。『住宅』は住宅改良への啓蒙活動の場として利用され、建築家だけでなく文学者たちによってさまざまな住宅論が展開されていた。

★5　ただし、持ち家どころか借家暮らしを強いられていた当時の多くの人びとにとって、書斎はやはり手の届かない、あるいは不要のものとしてみられていたことは確かである。一九二六（昭和元）年に再び雑誌『住宅』で組まれた書斎特集の各記事においても、こうした実情を読み取ることができる。「諸家の書斎観」では、建築家の田辺淳吉が「著述家や学者の家ならとにかく、普通の中流生活者の住居には書斎とやかましく名をつける部屋は要らぬように考えます」、教育者の西村伊作が「普通の人には書斎というものは要らないと思います」、そして与謝野晶子にいたっては「私共は家を建てる資力さえございませんから、書斎について何もまだ考えたことがない」とつれなく答えている（幸田ほか 1926: 6-8）。また、同号の別記事では、小学校の代用教員をしているという人物が自身の体験として、自宅に書斎が欲しいといったところ同僚から笑われてしまったと述べている（辻 1926: 36）。

間として書斎兼応接間があったと論じている（西川 1990, 1999）。そのほかにも、少なくない論者によって書斎が父親や男の居場所として位置づけられていたことが示されている（天野 2008; 沢山 2006）。

2－2　思考する主体の組み立て

次に、これまでにみてきたような書斎のあり方を可能にする数々の建築的な配慮がなされていたことをみておきたい。住宅内における書斎の配置や装飾の色彩、そして家具にわたる詳細な注意点が、書斎について論じる際に示されている。

まずは住宅内のどこに書斎を設けるのかという点について確かめたい。何より重視されたのが、書斎が独立性を保ちうるような部屋にすることであった。書斎は来客をもてなす応接室と兼用されることも少なくなかったが、できれば書斎としての単独使用が望ましいとされた。また、家庭内の煩雑さを回避するために家族が生活する居間や子ども部屋から離れた二階や離れを勧めており、その広さも精神を落ち着かせるために必要以上に広くないほうがよいとしている。たとえば今和次郎は通常用いる書斎のほかに「独りで座って読んだり、書いたりしたい時のために、あそこに離れ書斎といいましょうか、隠れ書斎といいましょうか、あんなものをこしらえました」（今 1932: 755）と、記者に書斎を紹介している。また、作家の佐藤春夫は「書斎は特に大きい室の方がよろしいという人もありますが、私は反対で、大きな部屋では考えが散漫になり易いような気がします。それで私は、考えで一ぱいになるような小さな部屋の書斎が欲しい」（佐藤 1932: 747）と述べている。

書斎の配置に加えて、室内装飾の色味もやはり書斎で行われる精神の活動が十全に働くことができるように配慮される。たとえば、デモクラシーの記者の一人として活躍し、「モボ」「モガ」などの造語を生み出した新居格は、書斎の理想を次のように語っている。まず、作家の書斎はいかにして最大最良の精神作業ができるかという点に重きが置かれなければならない。作家の仕事とは理知を主としていることから、肉体的な刺激はこうした精神作業を滞らせるものである。それゆえ、書斎は無刺激の場所であるようにしたいとして、具体的に「書斎はすべてあっさりした、簡潔で清素で静かな、そして粛然とした感じをもった、例えていえば病院の手術室のような感じの部屋が欲しい」（新居 1932: 744、傍点原著者）とした。

★6　当時の史料をみる限り、若干数ではあるが女性とりわけ主婦向けの書斎の存在を確かめることができる。これまでにみたように『住宅』書斎特集では与謝野晶子や小説家の中條百合子からの寄稿がみられるほか、文部省主催の生活改善展覧会では三角錫子による主婦の書斎プランが発表されていたという（橋口 1920: 4）。その三角は書斎に関する記事のなかで、「家長は、客間もしくは居間と書斎を兼ね、主婦は茶の間と居間とを兼用する程度の家で、主婦のために書斎を要求する事は、あまり贅沢かとも思うが、私は是非要求したいと思う。[…]世の婦人方は、そういう要求はおもちにならないであろうが、私はかくして、あらゆる婦人をして読書せしめ、向上せしめたいと思うのである」（三角 1919: 23）と述べるなど、書斎が男性的空間であることを相対化するようなところがある。

病院の手術室という比喩は興味深いが、そこまでいかずとも同じように「書斎は頭脳の仕事をする場所であるから、刺激的のものは絶対にいかぬ。カーテンにしても敷物にしても、ないしは壁色にしても、すべてが落付のある色彩でなければならぬ」（林 1917: 22）という意見は広くみられた。その他にも「室内の色調の如きも、良く落ち付きのあるいずれかと言えば、むしろ地味に近い暗色の方がその精神を統一して、思索を専らにする点においては有効である」（木檜 1928: 212）とされるなど、ある程度共通していたといってよい。

さらに、書斎内部に配置される家具もまた重視された。内田青蔵は、住宅のなかでも書斎がこの時期にいち早く椅子座式を採り入れるなど洋風化が進められていたことを示している（内田［1992］2016）。たとえば、三越の家具部主任という人物によって書かれた「書斎の家具装飾」という記事には、書斎に必要な家具やその様式、装飾の色彩に関しての具体的なアドバイスがみてとれる（林 1917）。そこで必要家具として列挙されていたものをみてみると、デスク、回転椅子、テーブル、脇机、スモーキングテーブル、ソファーないしカウチ、安楽椅子（二脚）、花台（二脚）、小椅子（三脚）、書棚などがあげられている。ここで想定されている書斎は来客の応接に備えてあるために家具の数もやや多くなっているが、問題は西洋家具を設えているかどうかであった。

竹内洋はこの時代の教養主義を論じるなかで、高等教育を経て「インテリ」になるためには単に学問的素養や知識を身につけるだけでなく、洋風の生活がなくてはならなかったと指摘している。

知識人の言説は、こうしたかれらのハイカラな洋風生活様式とセットになって説得力をもった。知識人が繰り出す教養も進歩的思想も民主主義も知識や思想や主義そのものとしてよりも、知識人のハイカラな生活の連想のなかで憧れと説得力をもったのである。（竹内 2003: 174）

書斎が洋風化された理由として、こうしたハイカラな洋風生活様式がもたらす文化的な意味作用が大きかったといえるだろう。「精神上の工場」で生み出される知識がより説得力をもつためには、その知識を正当化する西洋性を文字通り背景に設えておくことが肝要なのであった。

このように、思索や知的生産という営みは、書斎という閉じられた空間や落ち着きのある色彩、洋風の生活様式といった身体の外部に存在するさまざまな要素の寄せ集めとともに成り立っている。このような人間主体が身体を越えて広がる仕掛けやまなざし、技術を介して作り上げられていることを、ニコラス・ローズは「主体の組み立て」（assembling subjects）と呼んでいる（Rose［1989］1999=2016: 22）。彼に倣っていえば、人間の考える能力は精神という内面性を保持する人間存在の自己完結した行為ではない。書斎という特定の空間に局在化されたものとして考えなければならない。あるいは、人間の内面には襞となった外部がたたみ込まれている

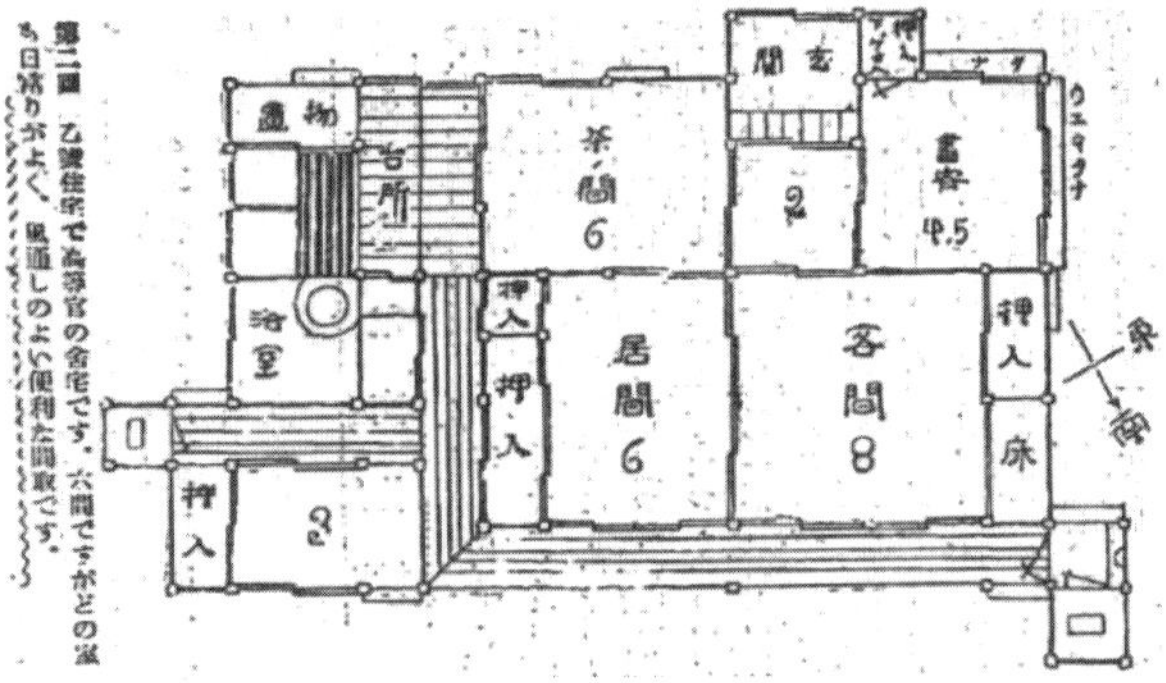

図２　郊外住宅の間取り（記者 1922b: 62）

ともいえる（Rose 1996=2001）。しかもこの襞の線は人間固体の肉体的境界を超えて、空間や組織へと拡張しているのだ。★7 それゆえ、思索することは彼らがいる書斎という特定の形態に依存していたと考えるべきであろう。

だが、この時代特有の書斎という空間形態が折り込まれた人間の思考の特異性を、まだ十分に明らかにできてはいない。書斎における「主体の組み立て」が精神衛生をめぐる科学知の出現と深く結びついていたからである。この新たな知は人びとの思考に健全／不健全という区分を持ち込むことを可能にしていたのだが、それについては節を改めて論じたい。

3　健全なる精神

3-1　書斎の明るさと精神の陰鬱

書斎という空間への配慮の数々を認めることができたが、なかでも書斎に射し込む日光の光線にとりわけ大きな注意が払われていたことは重要である。ただ、驚くべきことに、そこで求められたのは書斎の明るさではなかった。主婦之友社によって出版された住宅建築の手引書では、書斎の設計について次のように書かれていた。「居間などのように、家族の安居と健康とばかりを目的とするところなら、いざ知らず、書斎のように落着いて書見をし、思索に耽る場所では、眼を射るような強い光線は、全く禁物なのです。少しも心に深い落着を与えぬばかりか、到底長時間の書見や、深い思索のできるものではありませぬ」（主婦之友社編 1931: 77-78）。住宅において日光が衛生上重視されていたことは、前章までの議論からも十分明らかだろう。しかし、書斎においては強い光線が射し込むと落ち着きを失わせてしまうとされていたのである。

実際に建てられた住宅の書斎でもこうした傾向が確認できる。農商務省の研究所と併せて埼玉県に造成された郊外住宅地を紹介する記事が、書斎の独立性とともにその暗さについて言及している（記者 1922b）。記事では、日本の住宅は開放的過ぎて思索や安静に不向きであるとする一方で、この舎宅の「書斎は四畳半で客間とは壁で絶縁し、他の客室へも玄関を挟んで離れていますから、全く独立した一室となります。応接室との兼用もできかつ日光の直射が少ないために落ちついた思索もできます」（記者 1922b: 62）と紹介されている（**図2**）。辰野金吾の事務所を辞めて海軍省技師となっていた松井清足もまた、明確にこの点について

★7　近年、さらにローズらは「神経生態社会性」（neuroecosociality）という概念を提唱し、精神活動やメンタルヘルスの問題を生物社会的なローカル環境との関係性のなかで捉え直そうと試みている（Rose, Birk and Manning 2021=2021）。こうした議論はローズのこれまでの問題関心の延長線上に位置づけることができるだろう。

語っている（松井 1917）。書斎がしばしば応接室として用いられ、その位置も玄関近くの明るいところに置かれていることに対して、彼はこうした書斎の造り方がもっとも大切な本義を逸したものだと批判した。

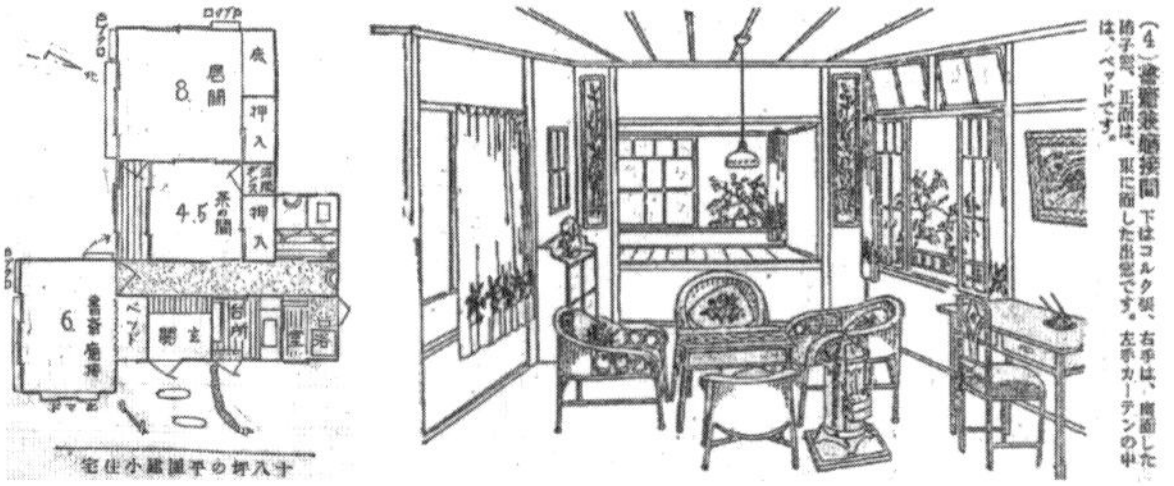
(4) 書斎兼応接間 下はコルク張、右手は、庭園した椅子席、正面は、東に面した出窓です。左手カーテンの中は、ベッドです。
居間
8.
押入
4.5
茶の間
押入
6.
玄関
台所
十八坪の平屋建小住宅

図3　模範的中流住宅（A記者 1928: 45-46）

住宅が有する各室々には皆それぞれの目的があって、明るい程良い室もあれば暗い方がよい室もある［。］ただいたずらに衛生々々で持ち切ってしまって肝心の室の用途を思わないでは何にもならぬ。書斎の如きはむしろ直接に光線の射入を受けないようにすべき性質の室なのであるから、これを応接室や居間のつもりで取扱っては、殊更に書斎として独立した室を設けるだけの価値がなくなってしまうのである。（松井 1917: 14）

なぜある程度の暗さが必要とされたのかといえば、書斎においては精神の落ち着きを確保することが第一条件だったからである。「室内が外界と同じように明るかったり、装飾が軽い感じを与えたりすると、じっと落付いて書物に耽読するというような気持は全くなくなって」しまい「享楽的気分」を助長するというわけだ（松井 1917: 15）。したがって、「書斎は一種の座禅堂」と考える松井にとって、「いたずらに光線を貪って、まるで病院の解剖室でも造るような心持で設計される書斎の多い近頃の傾向を私は甚だ不快に思う」ということになる（松井 1917: 15）。

だが、史料を丹念に読み解くならば、書斎の明るさに関して全く反対のこともまたいわれていたことがわかる。たとえば、学生に向けて読書法を説いていた『読書の趣味と其方法』という本では、「暗い所でなければ心の落ちつかぬというのも、窓が明るくてはいけぬというのも、皆習慣であるから、是非ともこれは良好なる習慣、すなわち書斎の窓を開けて置くという結構な習慣を助長するような心がけがなければならぬ」（平井 1916: 27）と語られている。この著者にとっては窓から明かりをとるという習慣は良い習慣ということになる。そして、「なるべく日光のよく当る空気の流通のよろしい所を選ぶ事を忘れてはならぬ」（平井 1916: 28）と付け加えた。また、中流住宅の書斎においても、必ずしも書斎の暗さが求められたわけではない。当時の定番の指南書であった生活改善同盟会の『住宅家具の改善』にも同じように、展望と採光に注意して居心地をよくするようにと述べられている（生活改善同盟会編 1924: 162）。実際、『主婦之友』に「便利で住み心地のよい模範的な中流住宅」と題して掲載された住宅紹介記事においても、書斎の暗さは微塵も感じられない（A記者 1928）（**図3**）。

重要なところなので、別の事例を使ってより詳細にみておきたい。前節で市島が書斎を「精神上の工場」と称していたことは確認したが、その際彼は書斎の構造設備におけるおおよその一般的条件として次の五つをあげていた（市島 1926: 12）。それらを列挙すると次のようになる。①屋敷内のもっとも清閑な位置にある、②玄関の来客の声が聞こえてはいけない、③光線が乏しくてはいけない、④風通しが悪くてはいけない、⑤庭に面していなければならない。これらのうち、①および②については、ちょうど前節で確認したことに当てはまる。思考に耽溺するためには家族など人の声が聞こえない静かな空間が必要とされたのであった。だが、ここで③であげられているように、光線が少ないことに対して否定的に語られていることに注意しなければならない。市島は述べる。「人によって、書斎の薄暗いのを好むもあり明るく輝くのを欲するもある。著述家の性癖は東西甚だであるが、充分の光線を取りまた風通りのよい様にしたい。明暗はカーテンでいくらでも調節出来る」（市島 1924: 15）。このように、市島は書斎における採光を重視しており、それは個人の好みの問題ではなく一般的に満たされるべき条件の一つとして考えていた。

では、なぜ市島は書斎の明るさを必要としていたのか。採光が当時の衛生改善において広く要請されていたことはこれまでの章で繰り返しみてきたところであり、この市島の条件もその点を考慮していたものと考えて相違ない。実際、市島はさきの五つの条件を提示した記事のなかで、書斎について「然るに今日の実際を見渡すに、ややもすると家の余った位置をそれに充て、ために隠居所の観を呈している。したがって場所は陰鬱で健康にも甚だ宜しくない」（市島 1926: 12）としていた。

これは市島に限ったことではない。たとえば、一九三二（昭和七）年の『住宅』書斎特集号に寄稿していたうちの一人は、書斎を設計するにあたって注意した点として、家族の住居と隔離することなどの他に、「光りは充分にないと気持が悪いので、採光の点を考えた」（板垣 1932: 752）としている。そして実際に書斎を造ったのち、さらに窓の構造を工夫することで「初めは土蔵のような陰鬱な部屋であったのだが、現在のように改造した」（板垣 1932: 753）と、写真を示しながらその明るくなった書斎について紹介している。

さらに、こうした陰鬱さや陰気さは書斎の窓からの眺望とも関連していた。増山は『新時代の住宅設備』のなかで、書斎の位置について次のように述べている。「室は小さくとも見晴らしのきく部屋がよい、遠い山が四季折々の色をなして、雲の去来する様が静かに目に入る様な室はよい。広い部屋は心を散漫にする、見晴らしのきかない室は人を憂鬱にする、研究の手をやめて遠い村の灯や、空の星を眺めたらまた元気が回復するものである」（増山 1931: 180）。窓からの眺望を確保することで憂鬱さを抱えることを回避し、精神の回復がもたらされるとしていた。

また、住宅改良のための啓蒙書『住宅と建築』（一九二八年）を記した木檜恕一は、書斎における窓の注意点として、日光光線の方向に加えて窓からの眺望をあげている。[★8] それによると、「殊に外界の眺望そのものが、またこの室として重大の関係を及ぼすものである。読書に疲れ切った頭脳を慰めて、再び生気を回復せしむるためには、窓からの眺めがあたかも鬱蒼たる森林を見るが如く、あるいは洋々たる大海を望むが如き環境にあらしむることが是非望ましい」（木檜 1928: 206-207）。そうして「いずれの部屋においても、外界の景色と室内の連絡は頗る望ましいことであるが、なかんずく書斎においては、この点の連絡が最も重大の事柄である」（木檜 1928: 207）とした。

これらを考え合わせるならば、さきほどの市島による書斎の条件「⑤庭に面していなければならない」の意味はもはや明らかである。すなわち、書斎が庭に面していることの必要性は、精神的な慰安のためなのであった。

その［＝書斎の］構造は便利に、健康に適うべく、居工合がよくなければならぬ。さらに詳しくいえば、清閑であらねばならぬ。光線風透しがよくなければならぬ［。］鬱を破ることが無ければならぬ。――例えば窓外に庭を見るの類である。それを思うと、陰気な茶室をそのまま書斎にあてる等は最も当を得ざるものであろう。（市島 1924: 13）

このように、書斎と陰鬱さとの結びつきがこの時代広く認められていたことは疑いえない。書斎は精神的な集中のためにある程度の暗さを必要としていたが、陰鬱さを生じさせる危険性のある場所でもあった。それゆえに、書斎は自然との「連絡」によって陰鬱さを取り除き、健康的な空間としなければならなかったのである。

3－2　健全なる精神は健全なる身体に宿る

書斎と陰鬱さの関連を考えるためには、当時の精神衛生をめぐる動向が一つの見通しを与えてくれる。一九一六（大正五）年、内務省に保健衛生調査会が設置されたことはすでに第1章でも触れておいた。その設立の目的として次のように述べられている。「国民の衛生の実状およびその不良を来しまするところの原因を探究致して、進んでこれが予防制圧の方法を攻究致し、また国民の健康保持に必要なる事項を調査致しまして、諸般衛生上の改善に資するということは実に目下急務である」（保健衛生調査会編 1916: 15、読点引用者）。国民の健康を保持するための調査や予防的措置の研究にその主眼が置かれていたことがわかる。こうした調査研究は広範におよんでおり、結核や花柳病、癩病のほかに精神病が含まれていた。

保健衛生調査会による精神病者の調査は、官公立の精神病院や脳病院、感化院、癩療養所、私宅監護下にある者を対象に、巡査による戸口調査という方法によって精神病の疑いがある者を発見していくというものであった。その際、精神病であるとの疑いをもたせるような精神異常の状態として、たとえば茫然、徘徊、興奮、妄想などに加えて沈鬱があげられていたことが

★8　木檜恕一は大正・昭和初期に活躍した家具デザイナー。住宅の室内装飾と家具の改善を図る一方で、生活改善同盟会の住宅改善調査委員として、住宅改善の啓蒙普及活動を行っていた。従来の住宅が家父長制を反映して外観や接客を重視する非効率的なものであったことから、木檜は椅子式生活を導入した住宅改善を主張することで合理的で衛生的な生活が送れると考えていた。詳しくは、藤谷陽悦の解説を参照のこと（藤谷 2009）。

目を引く。沈鬱患者とは、心痛や煩悶、厭世悲観の言葉を発し、ときに自殺や他殺の念を抱き、あるいは沈黙閉居により多くを語らず、場合によっては妄想を抱くなど言行が常軌を逸しているものとされている（保健衛生調査会編 1916: 70）。沈鬱や閉居が精神異常の兆候とみなされていることを、ここでまず確認しておきたい。

芹沢一也は、保健衛生調査会によるこうした全国的な統計調査が狂気をめぐる認識論的な断絶を印すものとして捉えている（芹沢 2001: 130）。芹沢によれば、明治期の精神医学は危険な行為という可視的な振る舞いに対し、事後的に監禁することで対処していた。これに対して、統計的な推論という手法によって新たに可視化される狂気は、将来的に犯罪を犯しうる潜在的な危険性を有するものとしてみなされるようになる。それゆえ、狂気は未然に防がなければならない社会の敵となった。こうして、社会の秩序を維持する一連の実践を司る主体として精神医学が誕生したのだと論じている。芹沢も指摘しているように、こうした認識にもとづく「精神病院法」が成立するのは結核予防法と同年の一九一九（大正八）年のことであった。要するに、これらは国民の健康を阻害する要因を炙り出し、その潜在的な脅威から社会を守ろうとする公衆衛生の論理を共有していたのである。

また、社会学者の佐藤雅浩は大正から昭和初期にかけて、より日常的な健康問題としての精神疾患に対する関心が広がりを見せはじめたことを明らかにしている（佐藤 2008, 2013）。それによると、一九二〇年代からはマスメディア上で「神経衰弱」に関する記事が急速に増加した。

神経衰弱は沈鬱な気分や倦怠感、知覚の過敏などの症状をもって診断され、身近で誰でも陥りうる健康問題としてみなされるようになる。しばしば精神の疲労によって引き起こされることから、とくに知識人階級の男性がかかりやすい病気であるともされた。さらに一九三〇年頃からは、それを部分的に引き継ぐかたちで「精神衛生」という言葉が頻繁に登場するようになるとしている。こうして、より広範な対象を含み込みつつ、日常の精神疾患を予防し、精神的健康の維持を目指すものとして精神衛生が浮上してくることになった。

ここで佐藤が鋭く指摘しているように、マスメディア上で医師によって語られる精神疾患言説は社会における病理の実態を反映するものであったというより、専門家による新しい疾病に関する情報の提供という性質をもっており、その知識を受容した人びとがその診断名によって自らの精神状態を解釈していくようになった相互作用の過程として理解できる。だが、イアン・ハッキングが観念は特定の社会的状況（マトリックス）のなかでかたちづくられるとしていたことを、ここで改めて思い起こす必要がある（Hacking 1999=2006）。ハッキングは観念が構成される際の社会的で言語的な要素だけでなく、「物質的な下部構造」（material infrastructure）のもつ重要性を指摘していた。[★9] もし神経衰弱が専門家やマスメディアによる複合物であるとするならば、その過程に含まれるであろう物質的な要素にも目を向けることが不可欠である。この点、佐藤は戦前の神経衰弱の原因が物理的な住環境に求められたことにわずかに触れるにとどまっている（佐藤 2013: 360）。神経衰弱という観念はいかに書斎の物質的な環境に影響を及ぼしていたのか、あるいは、反対に書斎の物質としての性質が神経衰弱という分類にどのような影響を与えていたのか。

これまでの議論を踏まえたうえで、書斎という空間が住宅のなかでもとりわけ陰鬱さが警戒される場所となっていたことに再び注目してみたい。実際、医学的な知において精神異常と日光の結びつきを指摘する声は少なくなかった。『読売新聞』に連載されたのちに書籍化された医学者の田村化三郎による『神経の衛生』は、神経病のうちもっとも多いのが神経衰弱であり、健康だと思っている人のなかにも実は軽症者が隠れていると指摘している（田村 1913）。ただ、神経衰弱も高度に進むと精神の変調をきたすようになり、強迫観念や恐怖心を抱くようになるとともに、光を避けて暗いところを好むようになるとも述べている（田村 1913: 13）。その場合、朝や昼に気分が悪くなるのに対して、日が沈む頃から心持ちが上向くようになるのだという。

ここでは暗さを好むことは神経衰弱の症状の一つとして持ち出されているように思われるが、逆に治療や予防のうえで光がもつ効果を説く医学書も確認することができる。神経衰弱の原因が精神の過労とされたこともあり、その治療にあたっては精神の休養が何よりも必要とされた。一般的には、規則的な生活や十分な睡眠、休養と慰安が治療法として推奨されたが、海水浴や温水浴、転地療養（高地療法、気候療法）によって新鮮な空気や光線に触れることがよいとされることもあった（伊藤 1913; 斎藤 1916）。第2章でも触れた富士見高原療養所の正木不如丘もまた、神経衰弱の治療法としても日光療法が有効であると主張している。「転地先での日光療法は、神経衰弱患者にとって唯一の仕事であります。しかも日光浴を行った後には、あたかも入浴後のごとく、精神は爽快となり、軽い疲労は睡眠を深くし、日一日と患者は全快の曙光を行く手に認めるようになります」（正木 1930: 303-304）。

こうした治療法の効果がやや誇張されていることは差し引くにしても、ここでは神経衰弱と周囲の環境とが結びつけられていることが重要である。当時の精神衛生をめぐるこうした医学的言明が書斎に対するまなざしに影響を与えていたと考えることは、それほど難しくない。前節ですでにみてきたように、知的活動が営まれる書斎ではとくに精神の疲労を避けることに留意すべきとされ、そのためには周囲の自然との「連絡」を保つよう配慮されていたのである。そして、精神異常の状態とみなされうる沈鬱や精神衰弱を未然に防がなければならなかった。

この時代、精神と身体を切り離しえないものとして認識するあり方は一定の説得力をもって

★9　ハッキングはここで「女性難民」の例を用いながら、この観念がかたちづくられるマトリックスとして、社会の諸機関や論客、新聞記事、入国審査の手続きなどのほかに、入国管理システムを支える物質的な下部構造——たとえば、侵入を防ぐ障壁、パスポート、入国審査官らの制服、空港の入国審査カウンター、裁判所の建物など——も含まれるとしている（Hacking 1999=2006: 24）。さらに、こうした物質的な下部構造は社会的な意味に回収することはできず、あくまでも物質的であるという。それゆえにそれらは人びとに対して実質的な影響を及ぼすとともに、逆に観念のほうがこうした物質的な環境に影響を及ぼすこともあるとしている。直後の記述からもハッキングがマトリックスよりも観念や「種」のほうを強調していることがわかるが、カテゴリカルな分類がマトリックスのなかで行われることの重要性が軽んじられるわけではない。

いた。再度、正木から引けば、「古来健康なる精神は、健康なる肉体に宿るといわれております。肉体が健康であれば、能率が上がり心は爽かで、その結果肉体の健康はますます増進することとなります。／肉体と精神、この両者は同一物の両面であるといって差支えありません」(正木 1929: 58)。あるいは、詩人で小説家の平井晩村は「読書と健康に就て」と題した一節において、こう学生に語りかけている。

読書によって知識を得んとしても、肝甚の身体頭脳が虚弱であっては何の役に立つものでない。換言すれば健康という畑がなければ、知識の鍬や読書の肥料も無駄になってしまうのである。がゆえに諸士は何事をさておいても、まずこの健康についての注意を念頭から離さず、健全なる精神は健全なる身体に宿るの真理を没却せぬように勉強しなければならぬのである。(平井 1916: 25)

「健全なる精神は健全なる身体に宿るの真理」。古代ローマの詩集の一節から取られたこのことわざは、ナチス・ドイツをはじめ軍国主義下でのスローガンとしてしばしば用いられた。大日本私立衛生会の発会に際してもこのことわざが語られているように、近代日本においてもしばしば援用されている(佐野 1883)。どちらかといえば、それは身体鍛錬や健康増進へと人びとを導くクリシェとして活用されていたが、ここまでみてきたような書斎をめぐる議論においてもよく理解することができる。

書斎は、読書し、思索に耽溺し、そこから知識を生み出す場とされていた。そのため書斎には家族や周囲の喧噪から切り離されるなどの建築上の工夫がなされていたのである。こうした書斎の姿は、ジョナサン・クレーリーが『観察者の系譜』で分析したカメラ・オブスキュラを想起させる（Crary 1990=［1997］2005）。暗室（カメラ・オブスキュラ）は、観察者を世界から撤退させ、他者から切り離し、観察者と外部世界との関係を打ち立てるモデルとなっていた。書斎はまさにこの視覚装置と類似しており、観察し思考する自律的な主体が現れる空間のようにみえる。

しかし、書斎は、こうした内閉化という側面だけでなく――第1節でみたように、それはこれまで数多くの研究が指摘してきた――、同時に外部へと開かれていく側面も有していた。「精神上の工場」で知的活動を営むためには、神経衰弱へと至る陰鬱さを避けるために、書斎は日光通風がよく眺望が望める健康的な空間としても構成される必要があった。すなわち、周囲の社会関係から遮断されていると同時に、自然環境とは接続されていることが求められたのである。書斎は、その内部で思索という営為を生むと同時に、そうした精神的な存在を外部の物質的な過程と連続した存在としてみる場所でもある。書斎の窓は、マヌエル・デランダが『社会の新たな哲学』で述べたように、「空気と光の循環のための窓」、すなわち人間の身体とさまざまな物質的な実体との循環経路でもあったのだ（DeLanda 2006=2015）。こうした書斎の社会的‐物質的な構成は、健全な思索という営みが人間の精神にのみ還元できるものではなく、書斎という特定の空間の外に広がる自然との連なりのなかで生起するものであることを、より鮮明に浮かび上がらせてくれる。

4　光の均質化

4-1　均質的な明るさ

ここまでの考察からは、書斎が明るすぎても暗すぎても精神の十全な働きを得ることは難しいとされていたことをみてきた。明るすぎては精神の落ち着きを失わせるし、暗すぎても精神に陰鬱さをもたらす。そうであるならば、書斎では明暗両極のあいだにある適切な明るさ、言い換えれば、光線の質が問題になってくるのではないか。まずは、この点からみていきたい。

たとえば、創作家という肩書きで『住宅』に寄稿していた中條（宮本）百合子は、理想とする書斎を静かな書斎であるとし、その位置について「私は、直射する東や南の光線は大嫌いですから——少くとも勉強する時は——書斎は、北向でありたい」（中條 1922: 12、傍点原著者）としている。そして書斎に入ると「静かな光線や、落付いた家具の感じが、すっかり心を鎮め、大きく広い机の上の原稿紙が、自ら心を牽きつけ招くようにありたい」（中條 1922: 12）と述べている。ここでは書斎に射し込む光のあり方に注意が払われており、直射ではなく心を鎮めるような「静かな光線」を得たいとしている。

また、『住宅』一九二六（大正一五）年の特集では、「諸家の書斎観」として多くの著名な人物の意見を掲載している。そこには小説家や建築家だけでなく、教育の民主化を唱える自由教育運動に携わっていた西村伊作や与謝野晶子らの名前もみられる。このなかで幸田露伴もまた書斎を北向きに設けたいとしており、その理由として「光線も柔らかにおちついてよろしく、かつ南よりの直接光線の乏く、惰気と浮気とを人に起さしめぬ徳が有ります」（匿名 1926: 6）と述べている。ここからも太陽光線のありようがいかに執筆活動に影響を与えるとされていたかがわかる。同じく直射日光を避けて柔らかな光線を求めたのは小説家の吉田紘二郎であり、さらにここでも中條が意見を寄せているが、やはり「いつも静かで、変化の著しくない光線の入ること」（匿名 1926: 8）を求めている。

これらに共通するのは、何より日光光線のありようを形容する「静か」や「柔らかい」といった言葉である。そしてそのいずれもが直射する強い光を好んではいない。書斎にふさわしいとされるのは、こうした繊細な光線のあり方なのであった。加えて、光線の質感と合わせて重視されていたのが「変化の著しくない光線」であったことは注意しておきたい。やはり、別のところでも同様の語りを認めることができる。「書斎は家具よりも部屋それ自身の位置光線などが第一であると存じます。南の窓は私としてはあまり明るく読書をするについては落着がありません。明度のあまり変化しない北窓の光線が望ましい」（吉田 1926: 34）というのがそれである。これらを考え合わせてみるならば、書斎に要請されていた理想的な明るさとは、強弱がなく明度も時間的に変化しないような光、いわば「均質な光」であったといえるだろう。

4-2 カーテンという仕掛け

だが、実際の生活においてこうした均質的な明るさを得ることは困難であったと思われる。時刻や季節とともに太陽は常に動くものであり、それに合わせて射し込む日光の性格は大きく変化したであろうことは、容易に想像がつく。それゆえ、もし書斎に適した日の光を確保しようとするならば、日常的に細かくその明るさを調節する必要があっただろう。では、どのようにしてそれはなされたのか。

それを探る手がかりとして、次の語りが参考になる。「私等が学校で教わったのは書斎の窓は東または北の方が、光線の明るさが mild であり、一日中あまり変らないからその方向がいという事だったが、南側だって西側だって少しも差支ない。／きつい光線は庇やカーテンで調節出来る」（小田島 1940: 47）。ここからは、まず学校教育において東や北から得られる日光が書斎に適切であると指導されていたことがわかる。どのような学校のことを指しているのかはここからは明らかではないが、均質な光が書斎の標準とみなされていたことを読み取ることができる。

だが、それ以上に、別の方角から得られる光線であったとしても、道具を用いることで適度に調節できるとされていたことに注意を払っておきたい。書斎の採光が問題になる際、しばしばカーテンの役割が重視されていることに目がとまる。「あめりか屋」の小林清は書斎設計で注意すべき点を細かく説明しているが、そのなかで書斎の採光についても触れている。「窓に向って机を置いた場合は、光線が直接眼に当って早く疲労を覚える。またその光線の変化に依って――強くなったり、あるいは弱くなったりして、落付を乱す事にもなる。こういう時にはレースカーテンなどでそれを防ぐ」（小林 1932: 738）ことを推奨している。つまり、カーテンを使えば、ただ窓を設置するだけでは得ることが難しい柔らかな日光へと光の具合を調節できるのだとした。

三越の装飾家具部・住宅建築部の主任とされる人物による「窓掛の常識」は、そうしたカーテンの置かれた位置づけを余すところなく伝えている（角尾 1931）。当時カーテンは「窓掛」とも呼ばれていたが、窓掛とは具体的には、日よけやグラスカーテン、レースカーテン、緞帳（カーテン）、上飾を含む総称であり、室内装飾のなかでも重要な位置を占めているとされていた。そのうえで、次のように述べられている。

御承知の通り窓は空気の流通、光線の射入ということを考えて作られたものでこの要求を妨げないようにして光と空気を室内に分散せしめつつなお窓や硝子の欠点を補うように工夫しなければならぬ、こういう実用的要求の外に室内の色彩の調子を整える装飾的の要求も加ってくるために風土とか国民性とか、個人の趣味等がこの窓掛という裂地の中に編

み込まれてくる（角尾 1931: 21）

まず、その実用面においては「あまりイライラした光線や空の色は室内の落付を破壊し、夜間壁面に開いた硝子越しの真黒な空は吾々の気分を不安ならしめる」（角尾 1931: 21）ことから、ガラス窓に接して取り付けられるグラスカーテン――レースカーテンと同等の効果をもつ、一般的に半透明の裂地（紗やボイル、細糸の麻など）が用いられたもの――が必要だとしている。他方で、カーテンは室内装飾を目的としていることから、そこにはさまざまな要求が交差することになるとしている。たとえば、英国やドイツではその気候特性から毛織物の鈍重な裂地を用いている一方で、フランスやイタリアなどは気候や国民性から比較的瀟洒な織物が使用されるという例をここではあげている。そのため、空気の乾燥しているアメリカなどとは違って日本の蒸し暑い夏には、それに応じた色彩や裂地を用いるものとされていた。

われわれは第2章において、一八世紀後半の病院建築が「空間を分割しながらかつ同時に開放状態におく」という矛盾した要請に応じていたとするフーコーの分析をみておいた。その際、フーコーはベッドの周りにつけられたラシャのカーテンを例に、それが瘴気が広がるのを防ぎながらも空気を循環させるような、可変的な環境を作り出すものとして計画されていたと論じている（Foucault 1978=2000: 101）。それに対して、書斎のカーテンは、太陽の動きとともに変化する明るさの偏りを防ぎながら、光を部屋全体に行き渡らせるための有効な仕掛けとして機能していた。書斎は単に社会的に退きこもりつつ周囲の自然とのつながりをもたせるようにするだけでは不十分であった。日常的な実践において光を調整し、より均質な明かりを作り出すために、日光の振る舞いを導いてやる必要があったのである。これを「光の均質化」（Schivelbusch 1992=1997: 265）と呼んでもよいだろう。★10 光の均質化によって書斎空間の光と闇のせめぎ合いは調停されるともいえる。書斎のカーテンもまた、身体の周囲の環境へと働きかける道具として、健全な精神を成り立たせるために不可欠な要素となっていた。

5　精神の統治

本章では、住宅内でももっとも私的な空間のひとつである書斎を対象に、大正デモクラシーを支える知的活動を可能にした社会的‐物質的な編成を明らかにしてきた。大正デモクラシーの産物である普通選挙制は、この時代に出現してきた民衆を飼い慣らすための政治的な装置という側面を有していた。だが、予測不可能な民衆の存在は法によってのみ制度化されたわけではない。書斎という空間で、日常生活のなかで、諸個人の思考にあらかじめ物質性の水準で働

★10　文脈は異なるが、ヴォルフガング・シヴェルブシュは技術化された太陽光のことを「供給された光」として捉えた議論を展開している（Schivelbusch 1992=1997: 257-）。太陽光の不均等なばらつきを均すことを「光の均質化」と呼んで、近代建築においていかに太陽光が反射装置や拡散装置を通じて誘導されているのかを、具体例を豊富にあげて論じている。

きかけることによって、それを社会秩序にとって望ましい方向に導こうとする統治の戦略もまた同時に存在していたのである。こうした精神の統治のあり方こそが、本章で明らかにしたかったことに他ならない。

知的な生産活動の場所として了解されていた書斎は精神の場であり、思想が紡ぎ出されるところであった。その書斎は建築的な設備や自然環境の活用とその調整の実践によって組み立てられていたが、そこに公衆衛生の知が滑り込んできていたことが重要である。この新しい知や実践は、精神と衛生の問題が結びつくことを可能にし、「健全な精神」という観念を作りあげていた。光線が乏しく、景観の悪いような書斎では、人は陰鬱になり、その精神も不健全さを露呈するようになる。それは社会の秩序にとっても危険性をはらんだものとして捉えられた。したがって、「健全なる精神は健全なる身体に宿る」といわれていたように、日光や景観といった自然と結びつくよう物質的な身体性へと働きかけることこそが精神の健全性にとって不可欠だったのである。

もちろん、大正デモクラシーを支えた政治的な行為主体を構成するあらゆる痕跡をここで辿ることができたわけではない。あくまでも思索を中心とする行為形式のそれをみるに留まっており、具体的な思考の内容にまでは踏み込んでいない。しかしながら、思索が自然物を含むさまざまな要素からなる組み立てとして成し遂げられていたことの一端は明らかにできただろう。ラトゥールに倣って述べれば、〈アクターが思索する〉ように他の多くのものがしている

（Latour 2005＝2019: 88）。思索とは主体の内面を源として発するものではなく、啓蒙活動の結果でもない。少なくとも、それらだけでは生起しえない。知的生産は空間の静寂さや室内装飾の色味、陽光やそれを調整するカーテンなどが局所的に折り重なった「分かちがたい結合」（Latour 2005＝2019: 415）の結果なのである。その意味において、書斎は、街頭や公聴会などと同様に、デモクラシーの探究にとって訪れるべき場所の一つであるといえるだろう。

終章　生の環境史に向けて

1　人類と感染症――現代への展望

現代の日本において結核はもはや不治の病ではなくなっている。すでに述べたように、第二次世界大戦後の医療の発達や生活水準の向上などの影響により、結核罹患率や死亡者数は劇的に減少してきた。二〇〇七（平成一九）年には結核予防法は廃止、感染症法に統合され、この感染症法にもとづき現在ではさまざまな対策がとられている。結核患者の早期発見と蔓延防止のために定期的な健康診断が広く実施されているほか、結核の発病を未然に防止するための予防接種（ＢＣＧ）が行われていることはよく知られている。医療体制の確保やＤＯＴＳ（直接服薬確認療法）の実施など医療体制の強化もまた著しい。その他、結核予防会結核研究所による調査研究や人材育成のほか、厚生労働省による「結核に関する普及啓発」等も結核対策制度を支えている。

しかし、結核は決して過去の感染症ではない。結核罹患率や死亡者数については上述のとおり戦後一貫して減少傾向にあるが、現在でも年間一万人以上の新規患者が発生、約二〇〇〇人が命を落としている（厚生労働省 2022）。一九九七（平成九）年には結核罹患率が一時的に増加に転じ、再興感染症となるかどうかの分岐点にあるとして、「結核緊急事態宣言」（一九九九年）が発出されている。また、多剤耐性結核の問題や、学校や高齢者施設での集団感染の問題、結核患者に占める高齢者の割合の増加など、数多くの問題が指摘されている。そのため、結核は現在の日本においても主要な感染症とされ、世界のなかでも中蔓延国として位置づけられている。

また、世界に目を転じれば、世界総人口の約四分の一がすでに結核に感染しているというデータもあり、もっとも警戒すべき感染症のひとつとなっている。二〇二〇年には世界で約一〇〇〇万人が結核に罹患し、その約半数が東南アジア地域やアフリカ地域で生じている（WHO 2021）。このように、結核は現在においても強く懸念されている感染症であるといえよう。

人類の歴史は感染症の歴史といってよい。結核だけでなく天然痘やペスト、コレラ、インフルエンザ、エボラ出血熱、ＡＩＤＳ（後天性免疫不全症候群）など、さまざまな感染症に人類は見舞われてきた。さらに、人新世の時代ではいずれ未知の病原体による感染症も発生するといわれている。これまでがそうであったように、人類は未来においても感染症と切り離せない世界で生きていくことを余儀なくされるだろう。

そして、結核の時代からみて一〇〇年後の現在、未曾有の猛威を振るっている新型コロナウイルス感染症（COVID-19）のパンデミック。新型コロナウイルスは人類史上かつてない速さで地球規模での感染拡大をもたらし、まさに世界を一変させたかのようにみえる。

現時点（二〇二二年初頭）においても、未だこの感染症の収束の見込みはたっていない。度重なる変異株の出現もあって国内においても感染の波を繰り返している状況にある。

そのなかで、政府や専門家によって感染拡大当初から呼びかけられているのが「新しい生活様式」の徹底による行動変容への協力要請である。具体的には、手洗いや手指消毒、マスクの着用、こまめな換気、そしていわゆる「三密」（密閉・密集・密接）の回避などである（厚生労働省 2020）。こうした啓発活動のおかげか、いたるところで飛沫拡散防止や接触回避のための対策がとられるようになっている。商業施設や飲食店の多くが体温測定や換気の徹底を図っているほか、従業員にフェイスシールドやマスクを着用させたり、アクリル板や透明なシートによって従業員と客のあいだに仕切りを設けたりする工夫を行っている。もちろん、オフィスや教育現場、公共交通機関においても同様の対策がなされているほか、一人ひとりがこうした対策に積極的に協力することが求められている。

他方で、こうした取り組みの有効性を確かなものにするために、世界各国でさまざまな科学的知見が急速に積み重ねられてきている。たとえば、日本の理化学研究所は、こちらも感染拡大当初から、次世代スーパーコンピュータを使用した飛沫拡散のシミュレーションを実施し、オフィスや電車の車内などにおける感染リスクの評価と、感染リスク低減のための対策を提案してきた（坪倉 2020）。

さらに、コロナ禍あるいはコロナ後を見据えた新しい住まいのかたちが模索されるなかで、健康や衛生への関心がますます高まっている。いまこそ建築と自然環境の関係性を見直すときだとして、これからの住宅のあり方が盛んに議論されている。また、早くも市場には、「ウィズコロナ」や「ニューノーマル」を謳う新しい時代に対応した住宅が登場しはじめている。それらは、換気や抗菌・抗ウイルスを意識した設備を強調する一方で、テレワーク用のスペースを備えた間取りを提案するなどしている。はたしてこの感染症は住まいのあり方に大きな変化をもたらすことになるのだろうか。

だが、少し立ち止まって考えてみよう。われわれはこれまでに感染症と住まいの関係性という主題を考えてこなかったわけではない。一〇〇年前に日本で考えられていたことを忘れているのである。今日のコロナ禍あるいはコロナ後に予想される住まいは自然環境との関係を見直すものとして構想されているが、それはすでに戦前の日本で試みられていたといってよいだろう。結核が猛威を振るうなか、健康や衛生は戦前の日本の住まいをめぐる議論においてすでに大きな争点となっていた。健康住宅はもともと感染症をはじめとする当時の衛生問題に取り組むなかで発案された。そこではたとえば空気の流れが観察、計測され、その知見にもとづくかたちで間取りや窓の配置が巧みに調整されていた。あるいは、密集を避け、道幅の広い道路に面し、換気や採光に適した窓がある今日の住まいのかたちは、もともと感染症とともに生まれてきたといってもよい。さらに、自宅療養者には病室を設けることで適切な距離が置かれ、家族への感染予防のためにとるべき対策も検討されていた。もちろん、当時に比べて現在ではより高度な技術や設備を用いることができるに違いない。しかし、今回のパンデミックが住まいにとって大きな転換点になるというのは早合点に過ぎる。われわれは、感染症と住まいの関係性について、すなわち自然のなかで人は暮らしているという事実について、突如意識的になったわけではないのである。

こうして本書の冒頭で示しておいた疑問に戻る。われわれは、人新世の歴史を忘れているのではないか？

2　エコロジカルな住まい

本書の企図は、人間と人間ならざるものによるときに対立をはらんだ衛生実践の数々をみることで、近代日本における生の秩序を再構成することにあった。それは、自然と不可分の関係のもとで人間が理解されるような歴史が存在したことを可視化すると同時に、そこにある生をめぐる政治を浮き上がらせるものであった。こうした作業を通して、人間や社会の活動が環境に負荷をかけることで結核が蔓延する状況を生んでいたことやそこでの人びとの暮らしを再び蘇らせてきたのだが、それは人新世の歴史を書き綴ることに他ならなかった。

本節と次節では、こうした作業を通してなされた議論を振り返りつつ、その含意を明らかにしておきたい。本論ではサナトリウムや住宅、書斎などそれぞれの場所ごとに議論を展開していたのに対して、ここではそれらの場所を横に貫くかたちで本書の大きな二つの問題系――すなわち、エコロジカルな住まいと自然の統治――に迫っていく。

まずは、本書の議論をエコロジカルな住まいという観点からまとめてみよう。大正・昭和初期における人びとの生命や健康を根底から規定していたのは結核であった。呼吸器系の感染症である結核の予防に対して密集生活の解消や換気の重要性が強調されていた。また、長期療養が求められる結核は人びとの生活全般にわたって影響を及ぼし、疾病予防や健康増進のための措置が講じられるようにもなった。周囲の環境への配慮を通して、この時期の人びとの生はますます生態学的な網目のなかに絡め取られていったのである。

たとえば、都市計画や住宅設計を介して都市空間は自然の循環する空間へと再編されようとしていた。都市化によって生じた不健康な空間は感染症の本源とみなされ、その不衛生な生活環境に対して次第に行政による介入がはじまる。その際とりわけ重視されたのが日光や空気であった。都市の物理的環境を整えることによって、都市空間に偏在するこうした天然の資源を遍く流通させることが、池田宏の都市空間論であった。他方、この同じ時期に衛生学の観点から健康を目的とした住宅設計もなされていた。健康住宅の設計者たちは気候風土に大きな価値を置いており、欧米由来の文化住宅を日本で設えることには否定的であった。藤井厚二は、住まいと気候とを結びつけて捉える環境工学という知識を生み出し、その知にもとづきながら住宅の間取りや設備を整え、風の流れや太陽光の射し込み、熱の循環を調整することに努めた。健康住宅を通じて、藤井や山田醇らは人の動線だけでなく自然の動線をも差配しようとしていたのである。

自然の循環や流通への関心は都市空間に留まるものではない。それはサナトリウムで実施されていた自然療法においても見てとることができた。医学や化学の知識にもとづき、日光や空気のもとに身体をおく自然療法が結核の治療方法として実施されていた。正木不如丘がそうであったように、サナトリウムの医師は日光や風向きなど天候に依存しながら療養者の身体をそのもとに曝していたのである。

他方で、療養所に入ることのできない大多数の結核患者は自宅での療養生活を余儀なくされていた。そうした自宅療養者に対するケアの実践もまた、身体と環境との物質交換を前提として営まれていた。すなわち、療養部屋の換気や採光に注意し、室内の結核菌を消毒殺菌することによって家庭内での感染を予防することはもちろん、新鮮な空気と紫外線の刺激作用によって療養者の自然治癒力を高めることが目指されたのである。

そして、結核療養の空間だけでなく、思索などの知的活動が行われる書斎という空間も例外ではなかった。大正・昭和初期を彩る知識人たちの身体もまた、それを取り囲む自然と不可分の関係に置かれていたのである。人間の思考や内面性の保持は人間存在の自己完結した行為ではなく、空間の特定の形態に依存して可能になるとされた。それゆえ、書斎はある程度の暗さを必要としつつも、神経衰弱へと至る陰鬱さを取り除くために、採光や通風にすぐれ、よい眺望が望めるような自然との「連絡」が不可欠とされていた。

本書は、こうしたあらゆる空間的な尺度にわたって自然の循環や流通を可能にしていた技術として、とくにガラス窓にも注目してきた。板ガラスという科学技術は当時ようやく一般的な住宅でも使われはじめたばかりであったが、住まいの衛生環境を向上させるうえで重要な役割を果たしていた。書斎や病室、日光浴室とその周囲の環境とのあいだを日光や空気が行き交うための技術として特異な位置づけにあったと言える。また、このガラスという物質は人間の尺度を超える時間のなかでかたちづくられていた。地球物理学的な力が作り出した太古の生命の痕跡の組み合わせのもとで、人間の生命や健康は成り立っていたのである。さまざまな時間や空間が交差するなかで、本書は窓をひとつの要としてみてきた。それはいわば「窓の環境史」の試みであったと言えるだろう。

このように、本書を通じて、大正・昭和初期の日本において人びとの身体が自然との相互作用のプロセスのもとに置かれていたことを示してきた。感染症や精神疾患という病の問題は、ただ人間の身体においてのみ捉えられていたのではなく、環境との連関のもとで把握されていたのである。その内面から身体、居室、住宅、都市空間、そして自然環境に至るまで、それらはひとつの生態系をかたちづくっており、呼吸や曝露を通じて、常にそのなかで物質やエネルギー、微生物の移動や交換が生じていた。人間と人間以上の存在者が混ざり合い変化していくこの独特な生態系のなかで、人びとの生や健康は存立していたのである。

こうした生の歴史は、あらためて住まいとは何かについて再考を迫るものである。これまでの議論の多くは、内部／外部、文化／自然、人間／モノ、人工／自然、都市／自然などの区分を前提として住まいを理解してきた。しかし、これらの二元論では住まいというものを十分に捉えることはできない。室内空間はそれ自体で存立するわけではなく、外部の空間との連続性のもとに置かれている。そして、日光や風は自然の無尽蔵な資源として住まいに引きこまれるものではなく、つねにすでに技術によって媒介されている。

住まいとは、人間だけでなくさまざまな人間ならざるものたちが共に分かち合う場である。たとえば、紫外線や結核菌やガラス窓が織りなす住まいの空間は人間以上のものである。都市における人間の密集や大気汚染によってもたらされる採光や換気の不十分さは、結核菌に適した住処を提供する。紫外線は住宅から結核菌の居場所をなくすことに寄与するが、人間が使用するガラスによってその通り道が邪魔されることもある。そのガラスはかつて太陽が育んだ植物や生物の痕跡によって作られたものである。人間を中心に考えた場合、紫外線や結核菌、ガラスはそれぞれ別の理由で「みえない」が、それらと共にあるなかで人間の住まいはたしかに作り上げられている。そうであるならば、住まいもまたこうした生態系のなかで理解される必要があるのではないか。人間と人間ならざるものが行き交う多孔的な空間として住まいはある。

3　自然の統治

人間と人間ならざるものの絡まり合いのなかで生が編み上げられていたとみる一方で、その社会的‐物質的な編成が政治的であったこともまた、本書では明らかにしてきた。とりわけ、フーコーの統治性研究を参照することで、自然の統治が近代日本における人びとの生を秩序づけていたことをみてきた。

まず、池田の都市計画論は、都市インフラという物理的な環境への介入を強調することで、「国家なき統治」に見合ったものとなっていた。環境へと働きかけるという方法は、警察による感染者の隔離や収容のように権力を前面に押し出す必要がなく、また衛生教育や身体の規律訓練を通じた衛生規範の内面化を人びとに要請する必要もない。つまり、法的な取り締まりや身体の規律化といったわかりやすい介入なしに、人びとの生を管理することが可能になったのである。

行政だけでなく、本書では医師や医学者、技術者、建築家、家政学者などの専門家たちもまた、生の環境の構築に重要な役割を果たしてきた。とくに日常生活に衛生的な空間を創出するうえで、こうした専門家の指導やアドバイスは決定的な効果をもたらすものとなっていた。たとえば、衛生秩序を家庭内に確立するための重要な拠点となっていた家族のうち、自宅療養者を日常的にケアし、家庭内での感染予防に奔走すべきと医師や家政学者によって指名されたのは主婦であった。医師や看護婦、あるいは家庭向けの療養書や雑誌を通じて衛生学的な知識を身につけた主婦は、住宅内の病室や日光浴室で行われるケアの実践において、第一に結核菌を遠ざけるような環境づくりをすることが求められた。そのためには日光や空気への配慮は欠かすことができなかった。また、注意深く整えられたこれらの環境は、それを維持管理するための努力を必要とした。主婦は住宅の窓の周囲に気を配り、化学的な知識を動員しながら窓ガラスを掃除したり補修したりするよう導かれた。それゆえに、これらの実践は家族の健康のためを想う主婦の自己実現というかたちをとってなされていたことも見逃すことはできない。

統治の観点からいえば、書斎もまた特異な空間としてみなすことができる。知的活動が営まれる書斎ではとくに精神の疲労に気をつけなければならなかった。精神医学の知は、神経衰弱を書斎の暗さがもたらす陰鬱さと関連づけて理解していたのである。それゆえ、書斎には適切な明るさと眺望のよさを設けることによって健康的な空間を構築することが必要とされた。「健全なる精神は健全なる身体に宿る」と言い表されたように、書斎ではあらかじめ物質性の水準で働きかけることで、思考をより健全なものに導こうとする統治の戦略が働いていた。

だが、西洋由来の公衆衛生の知や技術はそのまま用いることができたわけではなかった。実際、都市計画における街路の方角や、サナトリウムや住宅における建物の向きや庇の長さは、欧米諸国と異なる日本の地勢に合わせて整えられるなど、その調整に苦心する人びとの姿がみられた。また、日本という地に合わせてローカライズされていただけでなく、その運用においても細かな調整を必要としていた。日光療法においては、太陽の動きや風の強さは刻一刻と変化していくため、それらの変化に合わせて施術がなされていた。均質な光を必要とする書斎においては、カーテンは日光を限なく行き渡らせるための装置としての役割を果たした。

とくに、ガラスという科学技術は必ずしも予測可能な結果をもたらしたわけではなかった。ガラスはサナトリウムや自宅での日光療法やそこでの療養生活を支える道具立てのひとつではあったが、ときに療養を阻害する要因にもなりえた。紫外線を透過させなかったために、日光療法や日光消毒の効果が十分に発揮されず、それらに対する信頼を失わせるには十分であった。あるいは、日常生活のなかでガラスは汚れたり割れたりする脆弱な素材であった。そのため、この技術は人間の意図したとおりに機能する「透明な」道具としてのみ理解されていたわけではなく、ときにそれ自体に目が向けられることもあったのである。

物理的環境を調節し日光や空気を都市全域に行き渡らせることによって目指されていたのは、個別的かつ集合的な水準で捉えられた人びとの健康や健全さ（healthy）の達成であった。しかし、人びとの健康や健全な精神の達成、健全な都市生活の運営を可能にするためには、都市空間の全域に対して常に目を配り管理する、日常の細かな実践が必要であった。自然の振る舞いを適切に導くには人間が継続的に関与することが必要であり、それだけ手間のかかるものであったことは強調しておきたい。

また、こうした自然の統治にはさまざまな競合や摩擦を垣間見ることができたことも重要である。たとえば、サナトリウムには科学的に説明できない日光の効果に悩む医師の姿があった。正木にとって自然は科学によって征服されるものではなく、調和すべきものであった。また、健康増進に邁進する人びとの姿を嘲笑する人の姿もあった。さらには、衛生的な観念に対する価値観の違いもみられた。ある人にとっては衛生よりも家相や因習的な価値のほうが選択すべき重要なものであった。ある地域においては室内は明るいよりも暗いほうが望ましく、また日当たりの良さよりも鬼門の方角のほうが気にすべきことであった。これらの在来知の存在は、衛生を第一とする科学知が自然を統治する知のなかで決して唯一のものではなかったことを思い知らせてくれる。

そして、忘れてはならないのは、こうした衛生の実践に関与している人びとの多様性である。健康的で健全な空間へと再編されるなかで、都市最下層の人びとの住まいは感染症の源とされ、不健康な空間としてみなされていった。また、誰が優先的に家庭における衛生秩序を管理すべきなのか、そこにはジェンダーの偏りがみられた。さらに、植民地の人びとの労働や資源が帝国日本の健康を支えていたことも付け加えておかなければならない。誰が健康を享受できて、誰がそこから排除されていたのか。人間社会のなかに引かれた境界線に沿って（あるいは、それを強化するかたちで）隔たりがかたちづくられていた。人間の生が健康のもとに一元化されるなかで、多様な声が響いていたことに耳を傾ける必要があるだろう。

4　生の環境史に向けて

人間の生とは何か。この根源的な問いに対して本書は、ＡＮＴや複数種の民族誌、環境史などの議論との関連をみながら、フーコーの統治性研究を人間ならざるものにも拡張するかたちで探求してきた。本書を締めくくるにあたり、こうした議論が現代的な問題を考えるうえでどのような示唆をもたらしうるのかを考えてみたい。

本書はフーコーの生権力や統治性の議論を通して「環境」概念がもつ重要性を強調してきた。環境は偶然的な諸要素が展開する空間であり、たとえば公衆衛生はその偶然性を政治的・科学的に管理する技術とされていた。この環境は自然的な所与や人工的な所与の総体であり、物質的要素全体を含むものである。そしてこの物質性への働きかけを通して分節化されるかたちで人口という対象＝主体が現れたと、フーコーは考えた。したがって、この諸要素には、理論的には、どのようなものでも含まれうると考えることができる。

ここから、フーコーの議論を人間ならざるものへとひらいていく可能性が生まれる。たとえば、ポスト・フーコー派の人びとは都市インフラなどの物理的な構造物が果たす役割を強調した。都市計画や上下水道の整備は健康な身体をかたちづくる物質的な基盤として作用していたことを明らかにしてきた。また、複数種の民族誌では人間とともにある他の種へとその目を向けていた。そこでは、生権力が人間という種のみの生をみていたことへの批判として、動物や植物、あるいは微生物のような他の種とともに絡まり合う生が問題にされる。地権力と呼びうる側面に着目する人びとは、複数の種を含む生態系だけでなく、生物地球化学的なプロセスをも分析の対象に加える。そこでは人間や他種の生命それ自体も自明ではなく、地質学的で化学的な力の作用のもとに再配置されることになる。明示的にはフーコーの議論には触れていないが、人間の健康と環境との関連性に着目する近年の環境史の試みもまた、こうした文脈のもとに位置づけることができるだろう。環境史の議論においても、人間における病気の発生や健康いる。

の維持という問題は病原菌や化学物質、資源などとの関係性と不可分のものではないとされている。

このように、統治性研究のなかで論じられている環境概念は、さまざまな研究領域のもとで受容され、多くの実りを生み出しているといってよい。こうした研究で扱われる非人間的な要素をフーコー自身は必ずしも直接論じてはいないが、そのための萌芽はすでにこの概念に胚胎されていたといえば言い過ぎになるだろうか。いずれにせよ、こうした議論の進展はアガンベンやネグリ＝ハートらの議論とは異なる方向へとフーコーの可能性を押し広げるものとして重要であると考えられる。

しかし、ここで忘れてならないのは、誰／何をこの諸要素とみなすのかは時代や社会によって異なるということである。ANTがそうであったように、方法論的には相対主義の立場に立ってはいるが、分析者が好き勝手に要素を決めてよいわけではない。生を成り立たせる要素は実践のなかで経験的に問われなければならないのである。その時代、その場所ではいかなる要素がエージェンシーをもち、いかなる形象が生命のあるものとして非生命と分節化されるのか。人間／動物、人間／自然、生命／非生命などの境界線がどのように引かれ、実在のものとなるのか。その境界線をめぐる実践は政治性を帯びざるをえない。

重要な点なので繰り返してみよう。人間は人間以上の世界のなかで生き、そして暮らしている。この惑星にしろ生態系にしろ、より大きな物質の循環のなかで人間の生を考える必要がある。

る。しかし、こうした世界は普遍的な存在ではない。そこにある（out there）世界ではない。日々の局所的な実践のなかで実行されるものなのだ。したがって、この物質の循環がどのように分節化されているのかと問うことが不可欠である。あらゆる区分を所与のものとせず、具体的で経験的な出来事のもとで引かれる境界線を丹念に解きほぐしてみなければならない。

こうした企てを「生の環境史」と呼ぶことはできないだろうか。生の環境史は、人間と自然の関係性がもつ多様なあり方に目を向けようとする試みである。われわれは序章において、人新世の歴史が覆い隠されていることに対して批判が差し向けられていることをみておいた。そこでは、環境を省察するあり方が現在の人新世のような認識枠組みに限られるものではないこと、人新世の歴史とは常に複数であることが見定められた。生の環境史もまた、こうした現在の認識に対するオルタナティブを提供するものとしてある。歴史を記述することは過去の出来事をただ再構成することではない。少なくともそれだけではない。歴史を描くことは足元を掘る作業に近い。それによって自らの拠って立つ世界が揺さぶられなければならない。ありえた歴史をみせることによって、現在の世界の見方を変えることができるかどうか、それが試されている。ラトゥールの言葉を借りれば「同じかたちで伝わるもの（in-formation）はなく、かたちを変えること（trans-formation）だけがある」（Latour 2005＝2019: 285）。

オルタナティブな歴史を記述するためには、具体的にどのような方法があるだろうか。それは異化の効果をもつような歴史でなければならないが、そのための糸口は本書のなかの随所にみてとることができる。

たとえば、「曝露」(exposure) 概念はこうした異化作用をもたらすたいへん魅力的な概念である。第1章で環境史を概観した際に、この概念が人間と環境の接点を考えるものとしてすでにさまざまな研究で用いられていることをみておいた (Mitman et al. 2004)。そこでは病原微生物に対する生物学的曝露や、産業的に排出される有害な化学物質への曝露に焦点が当てられていた。ここではそれとは少し異なる観点から、この概念のもつ可能性を示しておきたい。

本論のなかでは、太陽光線に含まれる紫外線に曝されることでそれがもつ化学作用を活用する日光療法について詳しく論じておいた。だが、紫外線は電磁波のなかのごく一部の範囲を指しているにすぎない。電磁波はその波長によってさまざまに区別されている。このうち、赤外線や電波は可視光線よりも波長が長いほうに入る。赤外線はそれに曝された対象物に熱を与える効果があり、電波はおもに通信や放送に用いられる。他方、X線やガンマ線は可視光線よりも波長が短い。X線はよく知られるようにレントゲン撮影など医療用に用いられるほか、ガンマ線も医療や滅菌のために用いられている。これら電磁波も含む放射線になれば、原子爆弾による被曝や原子力発電所が生み出す放射性物質への被曝の問題ともつながる (Peryna [2002] 2013=2016; Tsing et al eds. 2017)。

そして、この電磁波のなかでも赤外線と紫外線に挟まれたおおよそ三八〇―七八〇ナノメートル (nm) のあいだの波長が可視光線と呼ばれるものである。つまり、人間の眼はこの範囲の電磁波だけで世界をみているということになる。それ以外の光は人間の眼では知覚することができない。だが、たとえば人間以外の動物のなかには可視光線の外側の光である紫外線を知覚することができる種が存在している。あるいは、現代社会においては赤外線カメラなどが用いられ肉眼でみえないものを赤外線で認識することによって世界のある部分は成り立っている。

つまり、いいたいことはこういうことである。人間の眼にみえる世界はごく一部なのであって、世界は人間がみているよりももっと豊かなのである。この世界には人間とはまったく異なる世界をみている存在がいるのだ。★1 紫外線の光を感知できる虫類や鳥類がいる一方で、人体が発する赤外線によって体温を測定するカメラがある。可視光線は生物としての人間の眼にとってのものであって、他の種や機械にとってはその光だけが「可視」なのではない。さらに言えば、人間を含め、視覚による認識を想起させる点で「みる」という表現すら見直す必要があるかもしれない。その意味で、電磁波への曝露という視点は、人間（たち）と環境との相互作用を異なるかたちで思考するための足がかりとなるだけでなく、これまで別々のものとして理解されてきた人間と動物と機械が、部分的に重なる世界のなかで、共に在ることを理解するひとつの見通しを与えてくれる。

あるいは、「抵抗」（resistance）という概念もまた生の環境史にとって新たな一面をみせてくれる。政治や権力について論じる際に抵抗の問題が重要視されていることはいうまでもない。フーコーもまた権力のあるところには必ず抵抗があると述べている。一方、注目すべきは、S

TSなど科学を対象とした議論において、抵抗の主体は必ずしも人間に限られていないということである。実際、これまでにも物質による抵抗にも目が向けられてきた（Callon 1987; Pickering 1995）。つまり、抵抗という概念は人間にも非人間にも適用できるのである。

生の環境史において抵抗は、実践のなかで境界線が引かれるひとつの目印として機能する。たとえば、日光療法によって身体の抵抗力をつけることが促されるとき、それは結核菌が体内で増殖することに抗うこと、言い換えれば、身体という境界線を強化することを意味していた。それは多孔的で病原菌に曝されていた身体を閉じるということである。あるいは、窓ガラスが紫外線を遮るとき、そこにはガラスという物質による抵抗が働いていたと捉えることができる。このはたらきにより、窓ガラスは他から区別されるひとつの実在物としての地位をより強固なものにしている。さらに、住居という物理的な環境における壁や庇は、日光や熱、風のもたらす作用に抗い、それらから居住者を隔てている。このように、人間以上の世界において差異が生まれる作用を考えるうえで、この抵抗という概念は示唆に富む。

さいごに、気候もまた、これまでの歴史叙述に異化作用をもたらす視点となりうる。現在、

★1　こうした問題を考えるうえで、ヤーコプ・フォン・ユクスキュルの「環世界」（Umwelten）は重要な参照軸になるだろう。『環世界の人文学』では環世界を鍵概念として用いながら、人間と自然の関係性を問い直す試みをしている（石井ほか編 2021）。環世界をその種にとって固定された静態的なものではなく、他の種や存在者をも含み込むより広い循環のもとで絶えず変容する動態的なものとして理解しているところに、本書の要諦がある。

気候変動が大きな問題となっているが、その制御を目的とした技術的な介入に関心が向けられている。たとえば、地球工学（ジオエンジニアリング）はそうした試みとしてよく知られている。

しかし、気候変動の問題は、地球規模のみならず、より限定されたスケールでの実践からも理解される必要がある（Knox 2020; Stripple and Bulkeley eds. 2014）。たとえば、日常的な暮らしのなかで、衣食住や移動における脱炭素化を目指して行われる環境の細やかな調整や管理の数々にも目を配らなければならない。いま藤井厚二の住宅が再評価されているように、環境共生型住宅もこうした微気候――住まいとその周囲の局所的な気候――をめぐる実践として理解することができるだろう。さらに、大気のなかでの微小物質の移動や分布といった、より微視的な視点から気候を捉えることができるかもしれない（Choy 2016）。つまり、生の環境史においては、分子レベルのミクロな規模からマクロな惑星規模に至るまでのさまざまなスケールが交差する気候の歴史を描くことができるかもしれない。

ここまで、人間と自然の関係性を捉える現在の認識に異化作用をもたらすような視点を具体的にいくつかみてきた。それらは人間の尺度に拠ったものではなく、人間以上の尺度で認識する可能性をもたらすものであった。このように、自然科学の知にあらためて目を向けることが有用になるだろう。

だが、生の環境史は人間や社会の問題を軽んじるわけではない。人文社会科学の知は生の環境史をふまえてどのような新しい役割を果たしうるのか。たとえば、近代以降、人間がいかに社会の秩序をかたちづくっているのかについて探究してきた社会学は、どのように貢献できるだろうか。

まず確認しておくべきことは、そもそも社会学という知それ自体もまたその存立条件の見直しを迫られている、ということである。なぜなら、そもそも社会学自体が一九世紀以降、社会と自然を区別するような実践のなかで誕生した科学知だからである。ボヌイユとフレソズによれば、一九世紀の人文社会科学は人間や社会の現象を説明する要因から自然の因果性を切り離すことによって、学問分野としての自立性を獲得した。その際、「社会学も政治経済学と同様に、研究対象を気候や自然から分離する動きの中で構築された」（Fressoz and Bonneuil 2016=2018: 50）という。エミール・デュルケムが自殺という行為の原因から気候を真っ先に取り除いたことが、このことをよく表している。

第1章でもみたように、一九世紀後半になると気候理論は健康を規定する要因としての地位を失うことになる（Locher and Fressoz 2012: 593）。それに代わって社会的要因が病因として中心的な役割を果たすようになった。一九世紀初頭の「近代統計学の父」たるアドルフ・ケトレーにとって、気候という自然の力は依然として出生や死亡、殺人、自殺の数値に決定的な影響をもたらすものであった。しかし、オーギュスト・コントを経て、デュルケムに至ると、気候決定論を社会決定論に置き換える理論上の転換が果たされるようになる。彼にとって、暑い時期に自殺が多くなるのは天気がよいからではなく、日が長いことで社会的な相互作用がより盛んになるからであった。社会学は気候に対する砦として登場してきた、とロシャーとフレソズは述べている。

また、社会学という知が統治の実践と不可分であることも、その理由としてあげられる。ラトゥールによれば、統治のための社会科学のひとつとして社会学は理解できる（Latour 2005=2019: 79）。一九世紀中葉の社会学者たちは、社会的世界を観察し、それがどのような単位で成り立っているのかを自分たち自身で決めてしまった。近代化のなかでの社会秩序を確保する手段を、政治に代わって、社会学が提供したというわけである。実際、「社会学」と「社会科学」の語が初めて用いられたのは、統治術としての官房学においてであった（Latour 2005=2019: 39）。

フーコーもまた、社会学が統治の実践のなかでかたちづくられてきたと指摘している。一八世紀を通して、医学は保健衛生と呼ばれる人びとの生活条件全般に介入するようになり、行政機構のなかで確固たる地位を築くようになる。こうして医療行政的な知が形成されるが、それは一九世紀の社会学にとってのひとつの核になったという（Foucault 1979=2001）。「モンテスキューやオーギュスト・コントの方向に社会学の大きな足どりを探し求めたのはだれだったのでしょうか。あれは大変無知なことです。社会学的な知はむしろ医学の実践のようなかたちで形成されるものなのです[★2]」（Foucault 1977c=2000: 261）。

そして、社会学という知の中心をなす「社会」概念自体もまた問い直されつつある。これまで、人文社会科学では「社会」を人間同士の関係を表す自明のものとしてきた。しかし、「社会的な」(social) ということばが人間と近代社会を対象とするものに限定されてきたことで、その領域の広がりを不当に縮小させてきたとして批判がなされている (Latour 2005＝2019: 16)。そして今日、人新世やエコロジーに関する議論を中心に、非人間にも社会性を認める見方がその裾野を広げつつある。

人類学者の奥野克巳は、アナ・チンをはじめとする「複数種の民族誌」の論者や環境人文学の領域において、人間の共同体だけでなく、他の生物種など人間以外の存在者を含む「人間以上の社会性」(more-than-human sociality) が議論されるようになってきている、と指摘している (奥野・近藤・ファイン編 2021)。さらに、人新世の議論を受けた一部の論者たちは、社会理論と地質学との接続を模索しはじめており、人間を鉱物や岩石などの地質学的な存在者との関係性のもとで理解しようとしている。彼ら／彼女らはそれを「地社会性」(geosociality) と呼んでいる (Palsson and Swanson 2016; Yusoff 2017)。

★2　トマス・オズボーンらも社会学の起源を、デュルケムやマックス・ヴェーバーなどの社会学者の思想ではなく、当時の思想家や探検家などのさまざまな「アマチュア」社会学者による具体的な実践の数々の中に求める必要性を論じている (Osborne, Rose and Savage 2008)。「社会」はこうした記述的で技術的な実践を通して内在的にかたちづくられるというのが、彼らの主張だ。

人間を他の種や地質学的なものとの相互作用のなかに置くこれらの議論は、近代の人間社会を対象としてきた社会学にとってその存立を揺るがす根源的な問いを突きつけるものである。社会を自然から切り離し、人間と人間の関係性にのみその広がりを限ってきた社会学は、こうした近年の議論に対してどのように応答するのか。もちろん、社会学という学問分野の独自性を担保するために、引き続き、社会のメンバーシップを人間だけに限定する選択もありうる。だが、そうするならば、なぜ人間ならざるものを含めなくてもよいのか、その説明を用意しておく必要があるだろう。

他方で、こうした脱人間中心的なアプローチは人間以上の存在者を強調するあまり、人間社会を単一的で一元的なものとして理解してしまう傾向にある。しかし、現実はより複雑であるに違いない。ここで人間社会の多様性に重きを置いてきた社会学の視点がもつ重要性があらためて浮かび上がってくる。

たとえば、人新世の議論において提示される「人間」(anthropos)からはしばしばジェンダーという差異が覆い隠されてしまうことは、フェミニズムを中心に指摘されてきた。そこで、人新世の議論がもつ人間至上主義的で男性中心主義的な思考へのオルタナティブとして「人新世フェミニズム」が提起されている。そこでは「個人的なことは政治的なことであるならば、それはまた地質学的なことでもある」(Colebrook 2017: 10) がひとつの旗印となっている。

一部の環境主義者や科学者たちのあいだでは、人新世の問題を解決するためには地球工学などの人間が気候を統御する力があらためて必要だと強調されることがある。しかし、人間と技術と自然の区分を再び持ち込むようなこうしたテクノロジーをめぐる議論——それは人間至上主義的で男性中心主義的でもある——に対して、人新世フェミニズムは批判的である。その代わりに、日常生活における平凡な営為のなかから技術とジェンダーの問題を考える試みがなされている。たとえば、アイロンがけという家事労働とそれが象徴してきた性別役割分業が、高温で鉄を加熱する技術や織物の技法のもつ長い歴史のなかでいかに問い直せるか、と問うこともできるのだ（Clark and Szerszynski 2020: ch.3）。

あるいは、エコロジーの議論を対象に、リスクを伴う他の生物種との接触において性差の偏りがあることをみてもよいかもしれない。本書でも、結核の自宅療養者に対するケア労働には明らかに不均等な配分があったことをみてきた。これは男性に比べて女性のほうが家庭内で結核菌に曝露する機会が多いという健康上の不平等があることを示唆しているだろう。

ジェンダーだけでなく、階級にまつわる視点もあげておくこともできる。ステイシー・アライモは人間が物質的な世界との相互作用に置かれていることを強調する「超身体性」（trans-corporeality）という概念を提示しているが、これを説明する顕著な例として「プロレタリアの肺」（proletarian lung）という議論を展開している（Alaimo 2010: 28）。アライモによれば、ある労働者の身体は資本主義による搾取のもとに置かれているだけでなく、アスベストや炭塵、放射線などの微細な危険物質のもとに常に曝されている。そのことによって、社会集団のカテゴリーである階級の差異がまさに器官の差異として物質的・交差的にかたちづくられることを論じている。

本書では結核感染をめぐる産業労働について触れることはできなかったが、明治期以降の繊維工業を支えていたのは、工場に近隣する低所得世帯出身の若い女性たちであった。とくに紡績女工の労働環境は過酷を極めていたとされる。粉塵が舞うなかでの長時間にわたる労働や過密な宿舎生活を強いられたことにより、結核の感染・死亡リスクが他の職業より高かったとされている（花島 2020）。生の環境史は階級という観点からも切り離すことはできず、たとえば、局所的な労働環境との関連性のなかで労働者階級の環境史を描くことも重要な課題になるだろう。

そして、他の生物種との関係性のもとで人間という種が捉え返されるなかで、あらためて人間社会における人種の問題についての視点をもつことも欠かせない。これまでにも、帝国主義による植民地支配の過程で、ある集団が「人種」によって序列化され、支配や差別、排除される対象となってきたことは繰り返し論じられてきた。キャサリン・ユソフは、人間というカテゴリーから非白人が人種的に排除されてきた歴史を問うているが、それがアメリカ大陸での天然資源の採掘と同根であったと論じることで、人新世の議論に新たな光を投げかけている（Yusoff 2019）。

このように、人新世やエコロジーの議論を、ジェンダーや階級、人種の問題などが複雑に入り組んだ交差的なものとして捉え直そうとする動きが活発化している。人間と自然の関係性は文化的で政治的な諸要因からも切り離して考えることはできない。ある社会集団の内部やそれらの集団間にある一枚岩で均質とはいえない側面を視野に収め、「人間」を一括りにする還元的な思考に抗い、そこにある複数性（の歴史）を捉えることも重要になる。そこでは、社会学をはじめ人文社会科学の知が依然としてその存在感を示すことになるに違いない。

生の環境史は人間と自然の関係性をたどる系譜学であるがゆえに、現在に向けて綴られるべきものである。気候変動や生物多様性の喪失、感染症の拡大のように、人間と自然の関係性が大きく変容しつつあるこの人新世の時代にこそ、われわれが歩んできたこの歴史の足元を見つめ直さなければならない。

あとがき

「なぜ窓ガラスを研究しているのですか？」

この質問を何度受けてきたか知れない。しかし、この質問に含意されているであろう研究上の意義については、これまであまり明確に答えられてこなかったように記憶している。本書でその問いに少しでも応答できていたらと思う。

窓ガラスを研究テーマとしたのは修士論文からである。窓ガラスという技術はどのようにして社会を変えていったのか。近代日本におけるガラスの受容史を描くことで、この疑問に答えようとした。修士論文を書き終えてみると、二つほどしっくりこないものが残った。一つは、当時の史料の多くが衛生や健康の面から窓や採光、通風に触れていたにもかかわらず、それを描けなかったこと。もう一つは、構築主義的な手法では技術や物質の問題をうまく分析できないのではないかということ。健康や自然、技術といった対象をいかに社会学的に扱うことができるのか。この積み残した疑問に答えを出すことが博士論文に向けた課題となった。

手探り状態で進むなか、この頃ちょうど刊行・翻訳されていたフーコーの講義集成との出会いが、博士論文の方向性を決定づけた。とりわけ二〇〇七年に翻訳された『安全・領土・人口』は衝撃的だった。それまで読んできたフーコーの著作では触れられていなかったような内容だったからである（もちろん『思考集成』において多少なりとも言及されていたので、私の勉強不足だったのだが）。とくに「環境」（milieu）について論じた箇所を読んだときには、一筋の光明が差したように思われた。この概念は、健康や自然、技術の問題を一挙に見通すだけの可能性を示していた。

だが、物質性の問題に取り組むためには、フーコーだけでなくさらに別の文献をひたすら渉猟しなければならなかった。そうしてたどり着いたのが、英語圏における統治性研究でありラトゥール（ANT）であった。正直、海外におけるこの分野の蓄積には驚かざるをえなかった。両者ともに、これまでの社会構築主義とは異なる観点から物質性の問題に向き合っているように思えた。そして、自然や物質を主題とした研究がこれほど多くあり、まともな研究テーマになりうることに、心が躍った。と同時に、国内の社会学で、科学社会学や科学技術社会論における議論がほとんど参照されていないことに疑問を感じた（イアン・ハッキングの『何が社会的に構成されるのか』の「岩石」の章は翻訳されていてほしかった！）。いずれにせよ、心強い強力な支えを得ることで博士論文に取りかかることができた。

しかし、博士論文を提出し終わっても、結局のところ、なぜ公衆衛生なのか、なぜ窓ガラスなのか、一部の人たちは面白がってくれたが、依然としてあまりその意義をうまく説明できていないように感じていた。また模索の日々がはじまった。

そうした状況が一変したのが二〇二〇年だった。二〇一九年の年末からにわかに報じられはじめた新しいウイルスによる感染症は、年をまたぐとすぐに未曾有のパンデミックとなった。たちまち、感染症や公衆衛生の問題が社会的に大きくクローズアップされるようになり、三密の回避や換気の徹底など暮らしを取り巻く環境もまた、大きく変化することを余儀なくされた。自宅療養やテレワークなど、これまでに経験したことのない状況が立て続けに起こっていった。海外ではロックダウンによって文字通り都市から人が消えた。わずか半年前に出張で訪れたヴェネツィアの街から人影が消えてしまった様子を、YouTubeを介して眺めていた。

この出来事をきっかけに、これまでの研究の見え方が大きく変わってしまった。歴史的な出来事としてみてきた一〇〇年前の人びとの暮らしが、目の前にありありと蘇ってくるようであった。当時、なぜ換気があれほど重視されたのか。自宅療養となった場合、何に気をつけなければならなかったのか。未知の感染症をリアルタイムで経験することによって、これまで文字を通してしかみえなかった世界が鮮明な映像となって立ち現れてくるようであった。ロックダウンや緊急事態宣言の発令、mRNAワクチンの開発や接種など誰も経験したことのないことが世界中で起こっていたが、私にとっては勤務先の大学で繰り広げられる（換気しながら虫除けするための）網戸をつけるか否かという議論のほうが、興味深かった。少なくとも、私にとってはそうした日常的で些末なことのほうが、感染症とともに暮らすことの本質を表しているように思えた。

それにしても、研究とは不思議なものである。今回の疫病がなければほとんど誰も気にもとめなかったような歴史研究が、こうして日の目をみるようになったのだから。一〇〇年後ぐらいに誰かがこの研究を図書館の片隅でみつけてくれたらそれでよいと思っていたのだが、その日が思いのほか早くやってきた。

日光を素材に、人と自然と技術の関係性を描くような歴史を綴れるのではないかという構想が思い浮かんでから、すでに一〇年以上の年月が経った。本書をもってようやくその構想を実現できたことで、ひとまず安堵している。

本書は二〇一五年に京都大学大学院文学研究科に提出した博士学位論文「近代日本の公衆衛生と都市における生の統治――科学知・日光・窓ガラス」を大幅に加筆・修正したものである。本書のもとになった既刊論文としては、以下のものがある。

第2章「戦前日本のサナトリウムにおける日光療法――正木不如丘の事例から」『神戸松蔭女子学院大学研究紀要』1、一―九頁、二〇二〇年。

第3章「近代日本の都市計画と統治――内務官僚池田宏の都市計画論の分析から」『ソシオ

ロジ』第五八巻三号、五三―六六頁、二〇一四年。

第4章「アクターネットワークとしての住宅――昭和初期における健康住宅の事例から」『ソシオロジ』、第六四巻二号、五七―七三頁、二〇一九年。

第5章「家庭衛生と窓ガラス――一九二〇～三〇年代日本の住宅言説における「明るさ」をめぐって」『ソシオロジ』、第五六巻三号、三―一八頁、二〇一二年。

＊

本書の刊行までには、多くの方にお世話になった。

松田素二先生には、本書の元となる博士論文の主査を務めていただいた。おおよそ社会学ともいえないような研究テーマであったにもかかわらず、先生には温かく見守っていただいた。また、現在の勤務先に着任したあとも、ときに相談に乗っていただき励ましの言葉もかけていただいた。

伊藤公雄先生には副査を引き受けていただいた。博士論文の審査以外で研究について話す機会は多くはなかったが、そのなかでも場面場面で的確なコメントがいただけたことは、研究を進めるうえで大きな力となった。同じく副査を担当いただいた高橋由典先生からは、口頭試問においてシンプルながら核心を突くような問いかけをいただいた。あまりうまく返答できなかったことがいまだに悔やまれる。先生からいただいた問いは、これからも考え続けなければならないと考えている。

加えて、吉田純先生にも感謝しなければならない。短いあいだであったが先生のゼミにもお世話になった。一時期、行き場所がなくなった私を受け入れてくださったことは、感謝してもしきれない。

原田隆司先生には、日本学術振興会特別研究員PDの受入研究者を引き受けていただいた。先生は早くからアクターネットワーク理論にもとづいたモノ研究を進めてこられた。社会学のなかで窓ガラスに触れていた『ものと人の社会学』は、私にとって数少ない社会学での先行研究であった。

そして、大澤真幸先生からは学問というものについて本当にいろいろと学ばせていただいた。修士課程入学試験の面接において、いまから思えば学問的とは到底いえないような研究構想を「面白い」と耳を傾けてくださったことは、この道を志すうえでとても大きな影響をもたらした。修士論文以来、窓ガラスという技術を対象とした私の研究が、曲がりなりにもこうして日の目をみることができたのは先生のおかげである。

必ずしも積極的に行動することができない私が研究を続けてこられたのは、ひとえに多くの先生方が私の研究に目を向け、声をかけてくださったからである。

五十嵐太郎先生には、大学院時代からお世話になっている。『建設通信新聞』でのコラムを書く機会を数多く与えていただいただけでなく、『窓へ——社会と文化を映しだすもの』（日刊建設通信新聞社）や『窓から建築を考える』（彰国社）にも参加させていただいた。研究を進めるうえで不可欠な建築学の視点からの貴重なコメントをいただけたことは、とても有り難いことであった。

町村敬志先生には、科研費「社会と基盤」研究会の「インフラストラクチュアからみる現代社会の編成／再編成」連続ワークショップでの発表機会をいただいたほか、公益財団法人窓研究所の「窓の社会学」研究にも声をかけていただくなど、社会学のなかで問題関心を共有する研究者とのつながりを作っていただいた。先生が早くからその重要性を指摘してこられたインフラストラクチャーというテーマは、今後も引き続き考えていきたいと思う。

また、立石裕二先生には「アクターネットワーク理論と社会学研究会」に参加する機会を与えていただいた。この研究会での刺激的な議論や、さまざまな領域の研究者との交流は得がたいものとなっている。

そして、祐成保志先生にも、研究対象が近いこともあり、さまざまな場面でお世話になっている。数年前、学会で訪れたアテネの街で食事を共にし、研究の話ができたことはよい思い出となっている。

さいごに、一人一人のお名前をあげることはできないが、京大社会学研究室のみなさん、吉田・高橋ゼミのみなさん、町村ゼミのみなさんからは、研究発表に際して数多くの有り難いコメントを頂戴できた。また、大澤研究室のみなさんとは、数々の読書会や雑談のなかで議論できたことが何よりの糧となっている。生きることとは常に問い続けることである。学問に対して誠実に向き合うみなさんに囲まれるなかで、そのことを学ばせてもらった。記して感謝したい。

本書の出版にあたっては、担当編集者の村上瑠梨子さんにたいへんお世話になった。博士論文の書籍化を望みつつもいろいろと動き出せずにいたなかで、私の論文に目を留めていただき、出版に向けたお話をいただけたことは望外の喜びであった。私にとってはじめての単著ということもあり、いろいろとご面倒をお掛けしたが、書籍が編集者との共同作業の産物であることを強く実感することができた。改めて感謝を申し上げたい。

最後に、家族や祖父母にも心から感謝したい。研究者としての人生を歩むことができているのは、静かに温かく見守ってくれている環境があってこそである。

なお、本書のもとになった研究の過程で、日本学術振興会科学研究費補助金（特別研究員奨励費：11J56402、特別研究員奨励費：13J07114、若手研究：18K12959）の助成を受けた。記して感謝したい。

また、本書を出版するにあたって「公益財団法人窓研究所２０２０年度出版助成」を受けた。こちらも記して感謝したい。

二〇二二年二月

西川純司

索　引

あ行

か行

索　引

た行

な行

や行

ら行

参考文献

安部磯雄 1901『社会問題解釈法』東京専門学校出版部。

阿部安成 1996「伝染病予防の言説——近代転換期の国民国家・日本と衛生」『歴史学研究』686: 15-31。

——— 2001「「衛生」という秩序」見市雅俊ほか編『疾病・開発・帝国医療——アジアにおける病気と医療の歴史学』東京大学出版会、107-129。

Agamben, Giorgio, 1995, *Homo sacer: Il potere sovrano e la nuda vita*, Einaudi.（＝2003 高桑和巳訳『ホモ・サケル——主権権力と剥き出しの生』以文社。）

A記者 1928「二千二百円で出来た十八坪の平屋建小住宅」『主婦之友』12(2): 44-50。

Alaimo, Stacy, 2010, *Bodily Natures: Science, Environment, and the Material Self*, Indiana University Press.

Allen, Irma Kinga, 2020, "Thinking with a Feminist Political Ecology of Air-and-breathing-bodies," *Body & Society*, 26(2): 79-105.

天野正子 2008「書斎——地位表示の身体空間」石谷二郎・天野正子『モノと男の戦後史』吉川弘文館、62-89。

安保則夫 1989『ミナト神戸 コレラ・ペスト・スラム——社会的差別形成史の研究』学芸出版社。

青木純一 2003「通俗結核療養指導書にみる結核史の一考察——書名や療養言説の変化を追って」『社会科学年報』37、123-143。

青山隠士 1934「家庭衛生雑語（六）」『公衆衛生』52(12) : 55-61。

荒川じんぺい 2013「高原のサナトリウムに足跡を残した著名人たち」『複十字』351: 18-19。

旭硝子株式会社臨時社史編纂室編 1967『社史』旭硝子株式会社。

Asdal, Kristin, 2008, "On Politics and the Little Tools of Democracy: A Down-to-Earth Approach," *Distinktion: Journal of Social Theory*, 9(1), 11-26.

Asdal, Kristin, Tone Druglitro and Steve Hinchliffe, 2017, "Introduction: the 'More Than Human' Condition: Sentient Creatures and Versions of Biopolitics," Kristin Asdal, Tone Druglitro and Steve Hinchliffe eds., *Humans, Animals and Biopolitics: The More-than-human Condition*, Routledge, 1-29.

東浩紀・大澤真幸 2003『自由を考える——9・11以降の現代思想』NHK出版。

Barry, Andrew, 2001, *Political Machines: Governing a Technological Society*, The Athlone Press.

———, 2010, "Materialist Politics: Metallurgy," Bruce Braun and Sarah J. Whatmore eds., *Political Matter: Technoscience, Democracy and Public Life*, University of Minnesota Press, 89-117.

———, 2017, "Infrastructure and the Earth," Penelope Harvey, Casper Bruun Jensen and Atsuro Morita eds., *Infrastructures and Social Complexity: A Companion*, Routledge, 187-197.

Barry, Andrew, Thomas Osborne, and Nikolas Rose eds., 1996, *Foucault and Political Reason: Liberalism, Neo-liberalism and Rationalities of Government*, The University of Chicago Press.

Benjamin, Walter, 1982, *Das Passagen-Werk*. Suhrkamp.（＝1993-5 今村仁司・三島健一他訳『パサージュ論』〔全五巻〕岩波書店。）

Barad, Karen, 2003, "Posthumanist Performativity: Toward an Understanding of How Matter Comes to Matter," *Signs: Journal of Women in Culture and Society*, 28(3): 801-831.

Bennett, Tony and Patrick Joyce eds., 2010, *Material Powers: Cultural Studies, History and the Material Turn*, Routledge.

Boyer, Dominic, 2019, *Energopolitics: Wind and Power in the Anthropocene*, Duke University Press.

Braun, Bruce and Sarah J. Whatmore eds., 2010, *Political Matter: Technoscience, Democracy and Public Life*, University of Minnesota Press.

Bröckling, Ulrich, Susanne Krasmann and Thomas Lemke, 2010, "From Foucault's Lectures at the Collège de France to Studies of Governmentality: An Introduction," Bröckling, Ulrich, Susanne Krasmann and Thomas Lemke eds., *Governmentality: Current Issues and the Future Challenges*, Routledge, 1-33.

Burchell, Graham, Colin Gordon and Peter Miller eds., 1991, *The Foucault Effect: Studies in Governmentality: with Two Lectures by and an Interview with Michel Foucault*, The University of Chicago Press.

Butler, Judith, 2015, *Notes Toward a Perfomative Theory of Assembly*, Harvard University Press.（＝2018 佐藤嘉幸・清水知子訳『アセンブリ――行為遂行性・複数性・政治』青土社。）

Callon, Michel, 1987, "Society in Making: The Study of Technology as a Tool for Sociological Analysis," Wiebe E. Bijker, Thomas P. Hughes and Trevor Pinch eds., *The Social Construction of Technological Systems: New Directions in the Sociology and History of Technology*, The MIT Press, 83-103.

Carter, Simon, 2012, "The Medicalization of Sunlight in the Early Twentieth Century," *Journal of Historical Sociology*, 25(1): 83-105.

Chakrabarty, Depesh, 2009, "The Climate of History: Four Theses," *Critical Inquiry*, 35(2): 197-222.

Chartier, Roger, 1986, "Les pratiques de l'ecrit," *Histoire de la vie privée vol. 3: De la renaissance aux lumières*, Seuil.（＝1989, Arthur Goldhammer trans., "The Practical Impact of Writing," Roger Chartier ed., *A History of Private Life Vol. 3: Passions of the Renaissance*, Belknap Press of Harvard University Press, 111-159.）

Choy, Timothy, 2016, "Distribution," Lexicon for an Anthropocene Yet Unseen,（https://culanth.org/fieldsights/distribution）.

Clark, Nigel and Bronislaw Szerszynski, 2020, *Planetary Social Thought: The Anthropocene Challenge to the Social Sciences*, Wiley.

Colebrook, Claire, 2017, "We Have Always Been Post-Anthropocene: The Anthropocene Counterfactual," Richard Grusin ed., *Anthropocene Femisism*, University of Minnesota Press, 1-20.

Colomina, Beatriz, 2019, *X-Ray Architecture*, Lars Müller Publishers.

Coole, Diana and Samantha Frost eds., 2010, *New Materialisms: Ontology, Agency, and Politics*, Duke University Press.

Coopmans, Catelijne, Janet Vertesi, Michael E. Lynch and Steve Woolgar eds., 2014, *Representation in Scientific Practice Revisited*, The MIT Press.

Cowan, Ruth Schwartz, 1976, "The 'Industrial Revolution' in the Home: Household Technology and Social Change in the 20th Century," *Technology and Culture*, 17(1): 1-23.

――――, 1983, *More Work for Mother: The Ironies of Household Technology from the Open Hearth to the Microwave*, Basic Books.（＝2010 高橋雄造訳『お母さんは忙しくなるばかり――家事労働とテクノロジーの社会史』法政大学出版局。）

Crary, Jonathan, 1990, *Techniques of the Observer: On Vision and Modernity in the Nineteenth Century*, Cambridge, The MIT Press.（＝［1997］2005 遠藤知巳訳『観察者の系譜――視覚空間の変容とモダニティ』以文社。）

Dean, Michell, 1996, "Putting the Technological into Government," *History of the Human Sciences*, 9(3): 47-68.

DeLanda, Manuel, 2006, *A New Philosophy of Society: Assemblage Theory and Social Complexity*, Bloomsbury.（＝2015 篠原雅武訳『社会の新たな哲学――集合体、潜在性、創発』人文書院。）

Descola, Philippe, 2005, *Par-delà nature et culture*, Gallimard.（＝2020 小林徹訳『自然と文化を越えて』水声社。）

Dillet, Benoit, 2016, "Geopower: A Strato-Analysis of the Anthropocene," *La Deleuziana*, 4: 1-10.

Donzelot, Jacques, 1977, *La police des familles*, Minuit.（＝1991 宇波彰訳『家族に介入する社会――近代家族と国家の管理装置』新曜社。）

———, 1984, *L'invention du social : Essai sur le déclin des passions politiques*, Librairie Arthème Fayard.（＝2020 真島一郎訳『社会的なものの発明――政治的熱情の凋落をめぐる試論』インスクリプト。）

Foucault, Michel, 1963, *Naissance de la clinique: une archéologie du regard médical*, Paris: Presses universitaires de France.（＝1969 神谷恵美子訳『臨床医学の誕生』みすず書房。）

———, 1969, *L'archéologie du savoir*, Gallimard.（=1995 中村雄二郎訳『知の考古学 改訳版新装』河出書房新社。）

———, 1975, *Surveiller et punir: Naissanse de la prison*, Gallimard.（＝1977 田村俶訳『監獄の誕生――監視と処罰』新潮社。）

———, 1976a, *L'Histoire de la sexualité, 1: La volonté de savoir*, Gallimard.（＝1986渡辺守章訳『性の歴史1　知への意志』新潮社。）

———, 1976b, "Crisis de un modelo en la medicina?," *Revista centroameriana de Ciencias de la Salud*, 3: 197-209.（＝2000 小倉孝誠訳「医学の危機あるいは反医学の危機？」蓮實重彥・渡辺守章監修、小林康夫他編『ミシェル・フーコー思考集成6　セクシュアリテ／真理』筑摩書房、48-68。）

———, 1977a, "La naissance de la médicine sociale," *Revista centroameriana de Ciencias de la Salud*, 6: 89-108.（＝2000 小倉孝誠訳「社会医学の誕生」蓮實重彥・渡辺守章監修、小林康夫他編『ミシェル・フーコー思考集成6　セクシュアリテ／真理』筑摩書房、277-300。）

———, 1977b, "Le jeu de Michel Foucault," Ornicar ?, *Bulletin périodique du champ freudien*, 10: 62-93.（＝2000 増田一夫訳「ミシェル・フーコーのゲーム」蓮實重彥・渡辺守章監修、小林康夫他編『ミシェル・フーコー思考集成6　セクシュアリテ／真理』筑摩書房、409-452。）

———, 1977c, "L'œil du pouvoir," *Le Panoptique*, 9-31.（＝2000 伊藤晃訳「権力の眼」蓮實重彥・渡辺守章監修、小林康夫他編『ミシェル・フーコー思考集成6　セクシュアリテ／真理』筑摩書房、256-276。）

———, 1978, "L'incorporation de l'hôpital dans la technologie moderne," trad. D. Reynié., *Revista centro-americana de Ciencias de la Salud*, 10, mai-août, 93-104.（＝2000 小倉孝誠訳「近代テクノロジーへの病院の組み込み」蓮實重彥・渡辺守章監修、小林康夫他編『ミシェル・フーコー思考集成7　知／身体』筑摩書房、90-105。）

———, 1979, «La politique de la sante au 18e siecle,» *Les machines a guerir. Aux origines de l'hôpital moderne*, Bruxelles, Pierre Mardaga, coll. « Architecture-Archives », 7-18.（＝2001 中島ひかる訳「一八世紀における健康政策」蓮實重彥・渡辺守章監修、小林康夫他編『ミシェル・フーコー思考集成8　政治／友愛』筑摩書房、6-22。）

———, 1982a, "Le sujet et le pouvoir," *Dits et écrits II 1976-1988*, Paris: Gallimard,

1041-1062.（＝2001 渥海和久訳「主体と権力」蓮實重彥・渡辺守章監修、小林康夫他編『ミシェル・フーコー思考集成9　自己／統治性／快楽』筑摩書房、10-32。）

———, 1982b, "Space, Knowledge and Power (Espace, savoir e pouvoir) ; entretien avec P. Rabinow ; trad. F. Durand-Bogaert," *Skyline*.（＝2001 八束はじめ訳「空間・知そして権力」蓮實重彥・渡辺守章監修、小林康夫他編『ミシェル・フーコー思考集成9　自己／統治性／快楽』筑摩書房、67-86。）

———, 2004a, *Sécurité, territoire, population: Cours au Collège de France (1977-1978)*, Gallimard & Seuil.（＝2007 高桑和巳訳『ミシェル・フーコー講義集成7　安全・領土・人口（コレージュ・ド・フランス講義 1977-78)』筑摩書房。）

———, 2004b, *Naissance de la biopolitique: Cours au Collège de France (1978-1979)*, Gallimard & Seuil.（＝2008 慎改康之訳『ミシェル・フーコー講義集成8　生政治の誕生（コレージュ・ド・フランス講義 1978-79)』筑摩書房。）

Fressoz, Jean-Baptiste and Christophe Bonneuil, 2016, *L' événement anthropocène: La terre, l'histoire et nous*, Seuil.（＝2018 野坂しおり訳『人新世とは何か――〈地球と人類の時代〉の思想史』青土社。）

Freund, Daniel, 2012, *American Sunshine: Diseases of Darkness and the Quest for Natural Light*, The University of Chicago Press.

Friedberg, Anne, 1993, *Window Shopping: Cinema and the Postmodern*, University of California Press.（＝2008 井原慶一郎・宗洋・小林朋子訳『ウィンドウ・ショッピング――映画とポストモダン』松柏社。）

———, 2006, *The Virtual Window: From Alberti to Microsoft*, The MIT Press.（＝2012 井原慶一郎・宗洋訳『ヴァーチャル・ウィンドウ――アルヴェルティからマイクロソフトまで』松柏社。）

藤原九十郎 1926『衣食住の衛生』カニヤ書店。

——— 1928「空気の衛生（三）」『家事と衛生』4(12): 24-29。

藤原正人編 1971『明治前期産業発達史資料　別冊93（4)』明治文献資料刊行会。

福田眞人 1991「肺病・サナトリウム・転地療法――結核の比較文化史」『言語文化論集』13(1): 1-53。

——— 1995『結核の文化史――近代日本における病のイメージ』名古屋大学出版会。

——— 2001『結核という文化病の比較文化史』中央公論新社。

福岡峻治 1971a「大正期の都市政策――住宅・都市計画構想の展開1」『東京都立大学法学会雑誌』11(2): 243-297。

——— 1971b「大正期の都市政策――住宅・都市計画構想の展開2」『東京都立

大学法学会雑誌』12(1): 219-272。
藤井厚二 1925-6「我國住宅建築ノ改善ニ関スル研究」日本予防医学会『国民衛生』3: 487-495、646-653、781-794、897-909、1047-1060、1294-1308、1458-1480、1603-1616、4: 116-123、213-223、338-354、491-502、866-903。
——— 1928『日本の住宅』岩波書店。(再録:内田青蔵編 2009『住宅建築文献集成　第3巻　『日本の住宅』』柏書房。)
——— 1929「和紙」『建築と社会』12(11): 8-9。
藤谷陽悦 2009「木檜恕一の住宅近代思想——生活改善運動を中心とした椅子式生活像」内田青蔵編『住宅建築文献集成　第4巻　木檜恕一『住宅と建築』』柏書房、529-558。
不破橘三 1931「紫外線透過硝子に就て(其の一)」『大日本窯業協会雑誌』39(464): 522-528。
Gabriel, Michelle and Keith Jacobs, 2008, "The Post-Social Turn: Challenges for Housing Research," *Housing Studies*, 23(4): 527-540。
Giedion, Sigfried, [1941] 1967, *Space, Time and Architecture, the Growth of a New Tradition*, Harvard University Press.(=2009 太田實訳『復刻版 新版 空間 時間 建築』丸善出版。)
Grusin, Richard ed., 2017, *Anthropocene Femisism*, University of Minnesota Press.
Gordon, Colin, 1996, "Foucault in Britain," Andrew Barry, Thomas Osborne, and Nikolas Rose eds., *Foucault and Political Reason: Liberalism, Neo-liberalism and Rationalities of Government*, The University of Chicago Press, 253-270.
Goubert, Jean-Pierre, 1986, *La conquête de l'eau: L'avènement de la santé à l'âge industriel*, Paris: Robert Laffont.(=1991 吉田弘夫・吉田道子訳『水の征服』パピルス。)
Grosz, Elizabeth, Kathryn Yusoff, and Nigel Clark, 2017, "An Interview with Elizabeth Grosz: Geopower, Inhumanism and the Biopolitical," *Theory, Culture & Society*, 34(2-3): 129-146.
Hacking, Ian, 1983, *Representing and Intervening: Introductory Topics in the Philosophy of Natural Science*, Cambridge University Press.(= 1986 渡辺博訳『表現と介入——ボルヘス的幻想と新ベーコン主義』産業図書。)
——— 1999, *The Social Construction of What?*, Harvard University Press.(= 2006 出口康夫・久米暁訳『何が社会的に構成されるのか』岩波書店。)
花島誠人 2020「工業化・都市化と結核」秋田茂・脇村孝平編『MINERVA世界史叢書⑧ 人口と健康の世界史』ミネルヴァ書房、191-218。
原田隆司・寺岡伸悟 2003『ものと人の社会学』世界思想社。
原栄 1912『通俗肺結核予防及私宅療養教則』吐鳳堂。

——— 1924『肺病患者は如何に養生すべきか』主婦之友社。

Hardt, Michael and Antonio Negri, 2000, *Empire*, Harvard University Press.（＝2003 水嶋一憲・酒井隆史・浜邦彦・吉田俊実訳『〈帝国〉——グローバル化の世界秩序とマルチチュードの可能性』以文社。）

長谷川如是閑［1932］1989「私の書斎と読書法」長谷川如是閑『長谷川如是閑集 第一巻』岩波書店、314-317。

橋口信助 1920「何処を改良せねばならぬか」『住宅』5(1): 4-7。

蓮井睦子・宮岡大・小玉祐一郎・篭山憲 2002「住宅設計競技にみる藤井厚二の影響——昭和初期の住宅設計にみる環境調整技術に関する研究 その2」『学術講演梗概集 計画系』E－2分冊: 3-4。

林孝平 1917「書斎の家具装飾」『住宅』2(10): 21-22。

Helmreich, Stefan, 2009, *Alien Ocean: Anthropological Voyages in Microbial Seas*, University of California Press.

檜垣立哉 2012『ヴィータ・テクニカ——生命と技術の哲学』青土社。

平井晩村 1916『読書の趣味と其方法』国民書院。

平川秀幸 2002「実験室の人類学——実践としての科学と懐疑主義批判」金森修・中島秀人編『科学論の現在』勁草書房、23-62。

宝月理恵 2010『近代日本における衛生の展開と受容』東信堂。

保健衛生調査会編 1916『保健衛生調査会第一回報告書』保健衛生調査会。

本多昭一 2000「日本の板ガラス産業の曙」綜建築研究室編『ガラス』、20-26。

本誌記者 1929「俸給生活者向の和洋折衷の家」『主婦之友』13(1): 225-230。

Houdart, Sophie et Chihiro Minato, 2009, *Kuma Kengo: Une monographie décalée*, éditions donner lieu.（＝2016 加藤耕一監訳『小さなリズム——人類学者による「隈研吾」論』鹿島出版会。）

Hoy, Suellen, 1995, *Chasing Dirt: The American Pursuit of Cleanliness*, New York: Oxford University Press.（＝1999 椎名美智訳『清潔文化の誕生』紀伊國屋書店。）

市島謙吉 1924「書斎六面観」『住宅』9(2): 13-15。

——— 1926「書斎の本領とその実際」『書斎』1: 3-13。（再録：1993 荒井英夫『書誌書目シリーズ34　書物関係雑誌叢書 第14巻「書斎」上』ゆまに書房、11-21。）

飯島郁子 1933「初夏の大掃除の仕方と消毒薬の簡単な作り方」『主婦之友』17(5): 320-324。

池田宏 1920「都市計画と建築警察」『都市公論』3(8): 2-29。

——— 1921a『都市計画法制要論』都市研究会。

——— 1921b「自由空地論」『都市公論』4(1): 9-22。

——— 1922『都市経営論』都市研究会。
——— 1925「都市住宅問題」(再録:池田宏 1940『池田宏都市論集』、677-724。)
——— 1929「健康に適する明日の都市」『都市公論』12(6): 2-11。
——— 1931「都市計画法の由来と都市計画」『都市公論』14(11): 2-28。
井上秀子 1915「室内の装飾」国民新聞社編『理想の家庭』家庭博覧会、137-161。(再録:内田青蔵監修 2010『近代日本生活文化基本文献集――ひと・もの・住まい 第1期(明治・大正編)第7巻『理想の家庭』』日本図書センター、187-211。)
石田頼房 2004『日本近現代都市計画の展開―― 1868－2003』自治体研究社。
石井美保・岩城卓二・田中祐理子・藤原辰史編 2021『環世界の人文学――生と創造の探求』人文書院。
板垣鷹穂 1932「応急的書斎」『住宅』17(12): 752-754。
伊藤尚賢 1913『神経衰弱自療法』文潮社。
伊藤義次 1932『室内装置』金星堂。(再録:千葉真智子編 2012『コレクション・モダン都市文化 第78巻 生活空間』ゆまに書房、325-638。)
Jensen, Casper Bruun, 2017, "Multinatural Infrastructure: Phnom Penh Sewage," Penelope Harvey, Casper Bruun Jensen and Atsuro Morita eds., *Infrastructures and Social Complexity: A Companion*, Routledge, 227-241.
———, 2019, "Here Comes the Sun?: Experimenting with Cambodian Energy Infrastructures," Kregg Hetherington ed., *Infrastructure, Environment, and Life in the Anthropocene*, Duke University Press, 216-235.
城西学人 1931「家庭衛生　住宅の巻」『公衆衛生』49(8): 48-55。
Joyce, Patrick, 2003, *The Rule of Freedom: Liberalism and the Modern City*, Verso.
株本千鶴 2010「衛生局技術官僚の特性――官僚制における専門性について」副田義也編『内務省の歴史社会学』東京大学出版会、155-209。
会誌編集委員会 2016「ガラスは固体?　液体?」『日本物理学会誌』71(5): 291。
金森修 2010『〈生政治〉の哲学』ミネルヴァ書房。
金森修・中島秀人編 2002『科学論の現在』勁草書房。
上林茂暢 2001「公衆衛生の確立における日本と英国――長与専斎とE・チャドウィックの果たした役割」『日本医史学雑誌』47(4): 665-695。
片木篤・藤谷陽悦・角野幸博編 2000『近代日本の郊外住宅地』鹿島出版会。
川喜田愛郎 1977『近代医学の史的基盤』上・下、岩波書店。
京阪電鉄・住宅改良会 1936「『千里山景勝地住宅展』座談会」『住宅』21(11): 322-327。
Kemeny, Jim, 1984, "The Social Construction of Housing Facts," *Scandinavian Housing and*

Planning Research, 1(3): 149-64.
Kendall, Gavin and Gary Wickham, 1999, *Using Foucault's Method: Introduction Qualitative Methods*, Sage.（＝2009 山家歩・長坂和彦訳『フーコーを使う』論創社。）
金凡性 2012「戦間期日本における紫外線装置の開発と利用」『科学史研究』第II期51(261): 1-9。
――― 2020『紫外線の社会史――見えざる光が照らす日本』岩波書店。
Kirksey, S. Eben and Stefan Helmreich, 2010, "The Emergence of Multispecies Ethnography," *Cultural Anthropology*, 25(4): 545-576.（=2017 近藤祉秋訳「複数種の民族誌の創発」『現代思想』45(4): 96-127。）
記者 1922a「理想的な子供室の設計」『主婦之友』6(2): 134-135。
――― 1922b「新しく計画された郊外舎宅の一部落」『主婦之友』6(5): 61-64。
気象庁 1975『気象百年史 本編』気象庁。
北川扶生子 2009「モダン都市と結核」和田博文監修『コレクション・モダン都市文化第53巻 結核』ゆまに書房、699-732。
――― 2021『結核がつくる物語――感染と読者の近代』岩波書店。
KN 1935「紫外線と窓硝子」『家事と衛生』11(7): 66-69。
Knox, Hannah, 2020, *Thinking Like a Climate: Governing a City in Times of Environmental Change*, Duke University Press.
小林清 1932「書斎の計画について」『住宅』17(12): 737-739。
小林丈広 2001『近代日本と公衆衛生――都市社会史の試み』雄山閣出版。
児平美和 2005『正木不如丘文学への誘い――結核医療に生涯を捧げた大衆作家』万葉書房。
木檜恕一 1928『住宅と建築』誠文堂。（再録：2009 内田青蔵編『住宅建築文献集成 第4巻 木檜恕一『住宅と建築』』柏書房、3-528。）
故岩崎俊彌氏傳記編纂会編 1932『岩崎俊彌傳』故岩崎俊彌氏傳記編纂会。
小泉和子 1979『家具と室内意匠の文化史』法政大学出版局。
――― 2008a「家で病気を治した時代――都市と農村にみる家庭看護」小泉和子編『家で病気を治した時代――昭和の家庭看護』農山漁村文化協会。
――― 2008b『「日本の住宅」という実験――風土をデザインした藤井厚二』農山漁村文化協会。
小泉義之・立木康介 2021『フーコー研究』岩波書店。
小松良夫 2000『結核――日本近代史の裏側』清風堂書店。
今和次郎 1929「藤井厚二氏の「日本の住宅」」『思想』8(87): 90-106。
――― 1932「私の仕事場」『住宅』17（12)、755。
幸田露伴ほか 1926「諸家の書斎観」『住宅』11(9): 6-8。

厚生労働省 2020「「新しい生活様式」の実践例」厚生労働省ホームページ。（2021年3月30日　取　得、https://www.mhlw.go.jp/stf/seisakunitsuite/bunya/0000121431_newlifestyle.html#newlifestyle）

厚生労働省 2022「結核（BCGワクチン）」厚生労働省ホームページ。（2022年1月30日　取　得、https://www.mhlw.go.jp/stf/seisakunitsuite/bunya/kenkou_iryou/kenkou/kekkaku-kansenshou03/index.html）

厚生省医務局編 1955『医制八十年史』印刷局朝陽会。

小山静子 1999『家庭の生成と女性の国民化』勁草書房。

久保明教 2019『ブルーノ・ラトゥールの取説――アクターネットワーク論から存在様態探求へ』月曜社。

京大建築学教室六十年史編集委員会編 1980『京都大学工学部建築学教室六十年史』京大建築会教室創立六十周年記念事業会。

Latour, Bruno, 1984, *Les microbes: guerre et paix suivi de irréductions*, A.M. Métailié (=1988, Alan Sheridan and John Law trans., *The Pasteurizaiton of France*, Harvard Univeristy Press.)

――――, 1987, *Science in Action: How to Follow Scientists and Engineers through Society*, Harvard University Press.（＝1999 川崎勝・高田紀代志訳『科学が作られているとき――人類学的考察』産業図書。）

――――, 1991, *Nous n'avons jamais été modernes: Essai d'anthropologie symétrique*, La Découverte.（＝2008 川村久美子訳『虚構の「近代」――科学人類学は警告する』新評論。）

――――, 1999a, *Pandora's Hope: Essays on the Reality of Science Studies*, Harvard University Press.（＝2007 川崎勝・平川秀幸訳『科学論の実在――パンドラの希望』産業図書。）

――――, 1999b, "On Recalling ANT," John Law and John Hassard eds., *Actor Network Theory and After*, Blackwell, 15-25.

――――, 2005, *Reassembling the Social: An Introduction to Actor-Network-Theory*, Oxford University Press.（＝2019 伊藤嘉高訳『社会的なものを組み直す――アクターネットワーク理論入門』法政大学出版局。）

――――, 2007, "Turning Around Politics: A Note on Gerard de Vries'Paper," *Social Studies of Science*, 37 (5): 811-820.

Latour, Bruno and Steve Woolgar, 1986, *Laboratory Life: The Construction of Scientific Facts* (revised paperback edition), Princeton University Press.（＝2021 立石裕二・森下翔監訳『ラボラトリー・ライフ――科学的事実の構築』ナカニシヤ出版。）

Law, John, 1999, "Power, Discretion and Strategy," John Law ed., *A Sociology of Monsters: Essays on Power, Technology and Domination*, Routledge, 165-191.

参考文献

Lemke, Thomas, 2015, “New Materialisms: Foucault and the ‘Government of Things’,” *Theory, Culture & Society*, 32(4): 3-25.

Livingstone, David, 2003, *Putting Science in its Place: Geographies of Scientific Knowledge*, The University of Chicago Press.（＝2014 梶雅範・山田俊弘訳『科学の地理学――場所が問題になるとき』法政大学出版局。）

Locher, Fabien and Jean-Baptiste Fressoz, 2012, “Modernity's Frail Climate: A Climate History of Environmental Reflexivity,” *Critical Inquiry*, 38(3): 579-598.

Luisetti, Federico, 2019, “Geopower: On the States of Nature of Late Capitalism,” *European Journal of Social Theory*, 22(3): 342-363.

Luke, Timothy, 1995, "On Environmentality: Geo-Power and Eco-Knowledge in the Discourses of Contemporary Environmentalism," *Cultural Critique*, 31: 57-81.

Lynch, Michael, 1994, *Scientific Practice and Ordinary Action: Ethnomethodology and Social Studies of Science*, Cambridge University Press.（＝2012 水川喜文・中村和生監訳『エスノメソドロジーと科学実践の社会学』勁草書房。）

前田友助 1926『日光療法』金原商店。

牧野智和 2017「「自己」のハイブリッドな構成について考える――アクターネットワーク理論と統治性研究を手がかりに」『ソシオロゴス』41、36-57。

牧園清子 2010「内務省の都市計画――都市空間の設計と創出」副田義也編『内務省の歴史社会学』東京大学出版会、211-236。

正木不如丘 1927『家庭医学と治療の実際』至玄社。

――― 1928『日光療法』至玄社。

――― 1929『いろいろの健康法』帝国教育会出版部。

――― 1930『綜合日光療法』三光書院。

増山正良 1929「紫外線雑話1」『家事と衛生』5(4): 18-21。

増山新平 1931『新時代の住宅設備』太陽社。（再録：2009 内田青蔵編『住宅建築文献集成　第6巻　『新時代の住宅設備』』柏書房、3-708。）

松井清足 1917「書斎の本義」『住宅』2(10): 14-15。

松隈章 2009「藤井厚二『日本の住宅』が問いかけるもの」内田青蔵編『住宅建築文献集成　第3巻　『日本の住宅』』柏書房、259-271。

松本儀八 1926「統計の上から見た住宅建築の傾向」『建築と社会』9(3): 23-27。

松尾尊兊 1974『大正デモクラシー』岩波書店。

McQuire, Scott, 2008, *The Media City: Media, Architecture and Urban Space*, Sage.

見市雅俊 1990「公衆衛生の発展と身体の規律化――ヨーロッパ近代」柴田三千雄他編『シリーズ世界史への問い5　規範と統合』岩波書店、273-300。

美馬達哉 2015『生を治める術としての近代医療――フーコー『監獄の誕生』を読

み直す』現代書館。
三角錫子 1919「書斎を洋風に」『住宅』4(12): 22-23。
Mitchell, Timothy, 2011, *Carbon Democracy: Political Power in the Age of Oil*, Verso.
Mitman, Gregg, Michelle Murphy, and Christopher Sellers, 2004, "Introduction: A Cloud ovet History," Gregg Mitman, Michelle Murphy, and Christopher Sellers eds., *Osiris, Vol. 19: Landscapes Exposures: Knowledge and Ilness in Modern Enviroments*, Chicago: The University of Chicago Press, 1-17.
宮本憲一 1999『都市政策の思想と現実』有斐閣。
宮岡大・蓮井睦子・小玉祐一郎 2002「健康を主題とした住宅設計競技にみる環境調整技術――昭和初期の住宅設計にみる環境調整技術に関する研究 その1」『学術講演梗概集 計画系』E－2分冊1-2。
水野信太郎・野口英一朗・水野由美 2002a「旧品川硝子製造所の新資料――板ガラス国産史の研究2」日本建築学会『学術講演梗概集 計画系』F－2分冊: 283-284。
水野由美・水野信太郎・野口英一朗 2002b「薩摩尚古集成館の板ガラス――板ガラス国産史の研究1」日本建築学会『学術講演梗概集 計画系』F－2分冊: 281-282。
Mol, Annemarie, 2002, *The Body Multiple: Ontology in Medical Practice*, Duke University Press.（＝2016 浜田明範・田口陽子訳『多としての身体――医療実践における存在論』水声社。）
――――, 2008, *The Logic of Care: Health and the Problem of Patient Choice*, Routledge.（＝2020 田口陽子・浜田明範訳『ケアのロジック――選択は患者のためになるか』水声社。）
Mol, Annemarie, Ingunn Moser and Jeannette Pols, 2010, "Care: Putting Practice into Theory," Annemarie Mol, Ingunn Moser and Jeannette Pols eds., *Care in Practice on Tinkering in Clinics, Homes and Farms*, Bielefeld: transcript, 7-26.
森林太郎 1893「造家衛生の要旨」『建築雑誌』7(76): 115-122.（再録：1974 森林太郎『鷗外全集　第30巻』岩波書店、446-458。）
森貴史 2017『踊る裸体生活――ドイツ健康身体論とナチスの文化史』勉誠出版。
牟田和恵 1997「「家庭」イデオロギーと女性――近代日本における国民の生成をめぐって」阪上孝編『統治技法の近代』同文館出版、261-288。
Murphy, Michelle, 2006, *Sick Building Syndrome and the Problem of Uncertainty: Environmental Politics, Technoscience, and Women Workers*, Duke University Press.
長与専斎 1888「空気の説」『婦人衛生会雑誌』4: 8-12。
内務省地方局編 1912『細民調査統計表』。

内務省地方局有志編 1907『田園都市』博文館。
内務省社会局編 1922『細民調査統計表』。
中川徹 1972「紫外線の発見とそのパターン」『物理学史研究』8(4): 18-31。
中條百合子 1922「書斎を中心にした家」『住宅』7(9): 12-14。
中村和生 2001「知識社会学から知識の実践学へ」『年報社会学論集』14: 174-186。
成田龍一 1990「衛生環境の変化のなかの女性と女性観」女性史総合研究会編『日本女性生活史　第4巻　近代』東京大学出版会、89-124。
——— 1993「近代都市と民衆」成田龍一編『近代日本の軌跡9　都市と民衆』吉川弘文館、1-56。
——— 1994「帝都東京」朝尾直弘他編『岩波講座　日本通史　第16巻　近代1』岩波書店、175-214。
——— 1995「身体と公衆衛生——日本の文明化と国民化」歴史学研究会編『講座世界史4　資本主義は人をどう変えてきたか』東京大学出版会、375-401。
Nash, Linda, 2006, *Inescapable Ecologies: A History of Environment, Disease, and Knowledge*, University of California Press.
日本科学史学会編 1965『日本科学技術史大系 第24巻・医学〈1〉』第一法規出版。
——— 1967『日本科学技術史大系 第25巻・医学〈2〉』第一法規出版。
日本建築協会 1931「神戸鈴蘭台に於ける住宅設計図案懸賞募集」『建築と社会』14(6)。
日本公衆衛生協会編 1967『公衆衛生の発達——大日本私立衛生会雑誌抄』日本公衆衛生協会。
新居格 1932「書斎を語る」『住宅』17(12): 743-746。
西川純司 2014「イメージからみる近代日本の窓ガラス受容」五十嵐太郎・東北大五十嵐太郎研究室・市川紘司編『窓から建築を考える』彰国社、48-66。
西川祐子 1990「住まいの変遷と「家庭」の成立」女性史総合研究会編『日本女性生活史　第4巻　近代』東京大学出版会、1-49。
——— 1999「男の甲斐性としての家つくり」西川祐子・荻野美穂編『共同研究男性論』人文書院、245-274。
西迫大祐 2018『感染症と法の社会史——病がつくる社会』新曜社。
西山夘三 1976『日本のすまい（二）』勁草書房。
野田俊彦 1921「市街地建築物法及其の附帯命令の梗概」『建築雑誌』35-412: 71-78。
野口英一朗・水野由美・水野信太郎 2002「島田孫市のガラス製造について——板ガラス国産史の研究3」日本建築学会『学術講演梗概集 計画系』F－2分冊: 285-286。
落合恵美子 1989『近代家族とフェミニズム』勁草書房。

小田島兵吉 1940「書斎禮讃」『住宅』25(8): 43-47。
大江スミ子 1924「中流家庭に必要な実際的家政の執り方」『主婦之友』8(3): 208-212。
奥野克巳・シンジルト・近藤祉秋編 2019『たぐい』1、亜紀書房。
奥野克巳・近藤祉秋・ナターシャ・ファイン編 2021『モア・ザン・ヒューマン――マルチスピーシーズ人類学と環境人文学』以文社。
大熊喜邦 1934「私達の好みと書斎」時事新報家庭部編『実際に役立つ和洋住宅とその設備』荻原星文館、88-97。
重田園江 2018『統治の抗争史――フーコー講義 1978-79』勁草書房。
大西一也・堀越哲美 2008「昭和戦前期に展開した建築気候設計理論とそれに基づく住宅デザイン――昭和元年から16年発刊の設計計画関連単行本に見られる室内環境調節法・評価法の分析」『日本建築学会環境系論文集』73(634): 1369-1376。
小野芳朗 1985「衛生の諸相」吉田光邦編『一九世紀日本の情報と社会変動』京都大学人文科学研究所、357-375。
――― 1997『〈清潔〉の近代――「衛生唱歌」から「抗菌グッズ」へ』講談社。
――― 2006「「帝国の衛生」――衛生工学から環境学へ」田中耕司編『岩波講座「帝国」日本の学知　第7巻　実学としての科学技術』岩波書店、215-253。
大阪毎日新聞社編 1930『健康住宅設計図案集』大倉書店。
Osborne, Thomas, 1996, "Security and Vitality: Drains, Liberalism and Power in the Nineteenth Century," Andrew Barry, Thomas Osborne, and Nikolas Rose eds., *Foucault and Political Reason: Liberalism, Neo-liberalism and Rationalities of Government*, The University of Chicago Press, 99-121.
Osborne, Thomas and Nikolas Rose, 1999, "Governing Cities: Notes on the Spatialisation of Virtue," *Environment and Planning D: Society and Space*, 17(6): 737-760.
Osborne, Thomas, Nikolas Rose and Mike Savage, 2008, "Editor's Introduction: Reinscribing British Sociology: Some Critical Reflections," *The Sociological Review*, 56(4), 519-534.
太田九郎 1926「名士・文士の書斎」『住宅』11(9): 28、30-31。
Otter, Christopher, 2005, "Making Liberalism Durable: Vision and Civility in the Late Victorian City," *Social History*, 27(1): 1-15.
Palsson, Gisli and Heather Anne Swanson, 2016, "Down to Earth: Geosocialities and Geopolitics," *Environmental Humanities*, 8(2): 149-171.
Paxson, Heather, 2008, "Post-Pasteurian Cultures: The Microbiopolitics of Raw-Milk Cheese in the United States," *Cultural Anthropology*, 23(1): 15-47.
Pickering, Andrew, 1992, "From Science as Knowledge to Science as Practice," Andrew

Pickering ed., *Science as Practice and Culture*, The University of Chicago Press, 1-28.
———, 1995, *The Mangle of Practice: Time, Agency, and Science*, The University of Chicago Press.
Peryna, Adriana, [2002] 2013, *Life Exposed: Biological Citizens after Chernobyl,* Princeton Univetsity Press.（＝2016 粥川準二監修／森本麻衣子・若松文貴訳『曝された生——チェルノブイリ後の生物学的市民』人文書院。）
Porter, Natalie, 2017, "One Health, Many Species: Towards a Multispecies Investigation of Bird Flu," Kristin Asdal, Tone Druglitro and Steve Hinchliffe eds., *Humans, Animals and Biopolitics: The More-than-human Condition*, Routledge, 136-151.
Povinelli, Elizabeth, 2016, *Geontologies: A Requiem to Late Liberalism*, Duke University Press.
Rabinow, Paul, [1989] 1995, *French Modern: Norms and Forms of the Social Environment*, Reprint, The University of Chicago Press.
Rose, Nikolas, [1989] 1999, *Governing the Soul: The Shaping of the Private Self, Second Edition*, Free Association Book.（＝2016 堀内進之介・神代健彦監訳『魂を統治する——私的な自己の形成』以文社。）
———, 1996, "Identity, Geneology, History," Stuart Hall and Paul du Gay eds., *Questions of Cultural Identity*, Sage.（＝2001 松畑強訳「アイデンティティ、系譜学、歴史」宇波彰監訳『カルチュラル・アイデンティティの諸問題——誰がアイデンティティを必要とするのか？』大村書店、225-259。）
———, 1999, *Powers of Freedom: Reframing Political Thought*, Cambridge University Press.
Rose, Nikolas, Rasmus Birk and Nick Manning, 2021, "Towards Neuroecosociality: Mental Health in Adversity," *Theory, Culture & Society*, 0(0): 1-24.（＝2021 櫛原克哉訳「神経生態社会性にむけて——逆境のなかのメンタルヘルス」『現代思想』49(12): 157-180。）
Rouse, Joseph, 1987, *Knowledge and Power: Toward a Political Philosophy of Science*, Cornell University Press.（＝2000 成定薫・網谷祐一・阿曽沼昭裕訳『知識と権力——クーン／ハイデガー／フーコー』法政大学出版局。）
斎藤紀一 1916『神経衰弱の治療及健脳法』南江堂書店。
阪上孝 1995「公衆衛生の誕生——「大日本私立衛生会」の成立と展開」『経済論叢』156(4): 1-27。
——— 1999『近代的統治の誕生』岩波書店。
阪上孝編 1997『統治技法の近代』同文舘出版。
酒井隆史 2001『自由論——現在性の系譜学』青土社。
——— 2013「日本における社会的なものをめぐる抗争」市野川容考・宇城輝人編『社会的なもののために』ナカニシヤ出版、221-234。

佐野常民 1883「祝詞」『大日本私立衛生会雑誌』1: 3-7。
サンド、ジョルダン 2015『帝国日本の生活空間』天内大樹訳、岩波書店。
佐々木秀一 1925「室内掃除法に就て」『婦人衛生雑誌』377: 4-11。
佐々木政子 1996「UV発見の歴史をひもとく」『光化学』21: 55-57。
佐藤春夫 1932「家の中至る所の窓の下 即ち私の書斎」『住宅』17(12): 747。
佐藤雅浩 2008「戦前期日本における精神疾患言説の構図――逸脱と健康の系譜をめぐって」『ソシオロゴス』32: 17-37。
――― 2013『精神疾患言説の歴史社会学――「心の病」はなぜ流行するのか』新曜社。
佐藤嘉幸 2009『新自由主義と権力――フーコーから現在性の哲学へ』人文書院。
佐藤嘉幸・立木康介編 2021『ミシェル・フーコー『コレージュ・ド・フランス講義』を読む』水声社。
沢山美果子 2006「「近代家族」における男――夫として・父として」阿部恒久・大日方純夫・天野正子編『男性史2 モダニズムから総力戦へ』日本経済評論社、24-56。
Scheer, Hermann, 2002, *The Solar Economy: Renewable Energy for a Sustainable Global Future*, Earthscan.
Schivelbusch, Wolfgang, 1977, *Geschichte der Eisenbahnreise: Zur Industrialisierung von Raum und Zeit im 19 Jahrhundert*, Carl Hanser Verlag.（＝1982 加藤二郎訳『鉄道旅行の歴史――19世紀における空間と時間の工業化』法政大学出版局。）
―――, 1992, *Licht Schein und Wahn: Auftritte der Elektrischen Beleuchtung im 20. Jahrhundert*, Carl Hanser Verlag.（＝1997 小川さくえ訳『光と影のドラマトゥルギー――20世紀における電気照明の登場』法政大学出版局。）
政府広報 2017「日本では毎年約18,000人が新たに発症！　古くて新しい感染症、「結核」にご注意を！」政府広報ホームページ。（2021年3月30日取得、https://www.gov-online.go.jp/useful/article/201509/3.html）
生活改善同盟会編 1924『住宅家具の改善』生活改善同盟会。（再録：内田青蔵監修 2011『近代日本生活文化基本文献集――ひと・もの・住まい　第2期（大正・昭和初期編）第10巻『住宅家具の改善』『実生活の見直し』』日本図書センター、1-214。）
――― 1929『実生活の見直し』生活改善同盟会。（再録：内田青蔵監修 2011『近代日本生活文化基本文献集――ひと・もの・住まい　第2期（大正・昭和初期編）第10巻『住宅家具の改善』『実生活の見直し』』日本図書センター、215-645。）
芹沢一也 2001『〈法〉から解放される権力――犯罪、狂気、貧困、そして大正デ

モクラシー』新曜社。
芹沢一也・高桑和巳編 2007『フーコーの後で――統治性・セキュリティ・闘争』慶應義塾大学出版会。
Shapin, Steven, 1991, "Mind Is Its Own Place: Science and Solitude in Seventeenth-Century England," *Science in Context*, 4(1): 191-218.
Shapin, Steven and Simon Schaffer, 2011, *Leviathan and the Air-Pump: Hobbes, Boyle, and the Experimental Life,* Princeton University Press.(＝2016 吉本秀之監訳『リヴァイアサンと空気ポンプ――ホッブズ、ボイル、実験的生活』名古屋大学出版会。)
Shapiro, Nicholas and Eben Kirksey, 2017, "Chemo-Ethnography: An Introduction," *Cultural Anthropology*, 32(4): 481-493.
柴田徳衛 1976『現代都市論 第2版』東京大学出版会。
渋谷望 2003『魂の労働――ネオリベラリズムの権力論』青土社。
新村拓 2006『健康の社会史――養生、衛生から健康増進へ』法政大学出版会。
主婦之友社編 1931『初めて家を建てる人に必要な住宅の建て方』主婦之友社。
副田義也 2007『内務省の社会史』東京大学出版会。
副田義也編 2010『内務省の歴史社会学』東京大学出版会。
Sontag, Susan, 1978, *Illness as Metaphor*, New York: Farrar, Straus and Giroux (=1992 富山太佳夫訳『隠喩としての病い・エイズとその隠喩　新版』みすず書房。)
Stripple, Johannes and Harriet Bulkeley eds., 2014, *Governing the Climate: New Approaches to Rationality, Power and Politics*, Cambridge University Press.
杉江重誠 1926「窓硝子越しの日光浴は有効か」『家事と衛生』2(7): 37-39。
――― 1933『ガラス』共立社書店。
祐成保志 2008『〈住宅〉の歴史社会学――日常生活をめぐる啓蒙・動員・産業化』新曜社。
角尾篤彦 1931「窓掛の常識」『住宅』16(7): 21-22、43。
鈴木晃仁 2009「健康調査の歴史」近現代資料研究会編『近代都市の衛生環境 東京編 別冊(解説編)』近現代資料刊行会、69-99。
鈴木舞 2020「ラボラトリー・スタディーズ」藤垣裕子編『科学技術社会論の挑戦3――「つなぐ」「こえる」「動く」の方法論』東京大学出版会、49-67。
立川昭二 1971『病気の社会史――文明に探る病因』日本放送出版協会。
大霞会編 1980『内務省史』(全四巻)原書房。
高野六郎 1923「都市の衛生に就て」『公衆衛生』41(5): 8-15。
――― 1924a「都市衛生」『公衆衛生』42(1): 23-24。
――― 1924b「都市衛生(二)」『公衆衛生』42(2): 19-25。
――― 1925「一般衛生(八)」『公衆衛生』43(12): 19-25。

――― 1926「一般衛生（九）」『公衆衛生』44(1): 22-27。
――― 1929「衛生設備と都市計画」『都市公論』12(9): 2-12。
――― 1934「家庭サナトリューム」『公衆衛生』52(11): 41-46。
――― 1937「衛生行政の進展」『日本公衆保健協会雑誌』13(1): 3-6。
――― 1942『予防医学ノート』河出書房。
高寄昇三 1990『都市経営思想の系譜』勁草書房。
武田五一 1921『改良住宅間取　再版』住宅改造会。
武田信明 1995『〈個室〉と〈まなざし〉――菊富士ホテルから見る「大正」空間』講談社。
武川正吾 2009『社会政策の社会学――ネオリベラリズムの彼方へ』ミネルヴァ書房。
竹村民郎 2008「公衆衛生と「花苑都市」の形成――近代大阪における結核予防に関連して」『日本研究』37: 329-346。
竹内洋 2003『教養主義の没落――変わりゆくエリート学生文化』中央公論新社。
田村化三郎 1913『神経の衛生　増補11版』岩陽堂書店。
田村光顯 1902「家庭衛生に関し婦人方への希望」『婦人衛生雑誌』154: 10-20。
田辺一雄 1923a『自然療法通信指導書　実行編（上）』自然療養社。
――― 1923b『自然療法通信指導書　実行編（下）』自然療養社。
田澤鐐二 1932『サナトリウム　附・結核事業ノ一般』金原書店。（再録：和田博士文監修2009『コレクション・モダン都市文化　第53巻　結核』ゆまに書房、1-287。）
匿名 1912「小児と住居」『婦人衛生雑誌』272: 35-38。
匿名 1919「書斎を如何に改善すべきか」『住宅』4(3): 10-13。
匿名 1926「諸家の書斎観」『住宅』11(9): 6-8。
匿名記事 1932「ガラス障子の磨き方」『主婦之友』16(3): 51。
富永茂樹 1973『健康論序説――世界の大病院化の過程を知るために』エッソ・スタンダード石油株式会社広報部。
――― 2005『理性の使用――ひとはいかにして市民となるのか』みすず書房。
鳥潟豊 1923『通俗サナトリウム療法』鳥潟保養院。
遠山椿吉 1919「家屋に対する衛生上の要求」『建築と社会』2(5): 45-49。
外山滋比古 1969『近代読者論』みすず書房。
Tsing, Anna Lowenhaupt, 2015, *The Mushroom at the End of the World: On the Possibility of Life in Capitalist Ruins*, Princeton University Press.（＝2019 赤嶺淳訳『マツタケ――不確定な時代を生きる術』みすず書房。）
Tsing, Anna Lowenhaupt, Heather Anne Swanson, Elaine Gan, and Nils Bubandt eds., 2017,

Arts of Living on a Damaged Planet: Ghosts and Monsters of the Anthropocene, University of Minnesota Press.
坪倉誠 2020「室内環境におけるウイルス飛沫感染の予測とその対策（2020年6月3日版）」（2022年1月30日取得、https://www.r-ccs.riken.jp/outreach/formedia/200603Tsubokura/）
T・S生 1921「小じんまりした便利な住宅」『主婦之友』5(5): 106-108。
辻潤 1926「書斎以外」『住宅』111(9): 36-37。
常石敬一 2011『結核と日本人――医療政策を検証する』岩波書店。
内田青蔵［1992］2016『日本の近代住宅』鹿島出版会。
――― 2001「解題」雑誌『住宅』復刻版 ［第1期］一九一六年――九二二年（第1巻）柏書房、5-53。
海野弘 1987『書斎の文化史』TBSブリタニカ。
Vera, Hernan, 1989, "On Dutch Windows," *Qualitative Sociology*, 12(2): 215-234.
ヴォーリズ、ウィリアム・メレル［1923］2017一粒社ヴォーリズ建築事務所監修『ヴォーリズ著作集1　吾家の設計』創元社。
和田博文 1999『テクストのモダン都市』風媒社。
Wajcman, Judy, 2001, "The Built Environment: Women's Place, Gendered Space," Mary Wyer, Mary Barbercheck, Donna Cookmeyer, Donna Giesman, Hatice Ozturk and Marta Wayne eds., *Women, Science and Technology: A Reader in Feminist Science Studies*, Routledge, 194-208.
若林悠 2019『日本気象行政史の研究――天気予報における官僚制と社会』東京大学出版会。
Walters, Williams, 2012, *Governmentality: Critical Encounters*, Routledge.（＝2016 阿部潔・清水知子・成実弘至・小笠原博毅訳『統治性――フーコーをめぐる批判的な出会い』月曜社。）
Wark, McKenzie, 2019, *Elizabeth Povinelli: When the Rocks Turn Their Backs on Us*
（2021年3月30日取得、https://www.versobooks.com/blogs/4236-elizabeth-povinelli-when-the-rocks-turn-their-backs-on-us）
渡辺俊一 1993『「都市計画」の誕生――国際比較からみた日本近代都市計画』柏書房。
WHO, 2021, Global Tuberculosis Report 2021,
(https://www.who.int/publications/digital/global-tuberculosis-report-2021).
山田醇 1928『家を建てる人の為に』資文堂書店。（再録：内田青蔵監修 2012『近代日本生活文化基本文献集――ひと・もの・住まい　第3期（昭和戦前期編）第20巻『家を建てる人の為に』』日本図書センター。）

――― 1932『住宅建築の実際』新光社。（再録：内田青蔵編 2011『住宅建築文献集成　第18巻『住宅建築の実際』』柏書房。）
――― 1935「私の作る書斎について」『住宅』20(12): 398-399。
山田幸五郎 1929『紫外線』岩波書店。
山本起世子 1999「戦時体制期における身体管理と家族――保健婦の役割を中心に」『園田学園女子大学論文集』34(1): 35-49。
山本三郎 2003「結核とは」国立感染症研究所ホームページ。（2021年3月30日取得、https://www.niid.go.jp/niid/ja/kansennohanashi/398-tuberculosis-intro.html）
山崎吾郎 2011「研究動向――生政治と統治性の現在」檜垣立哉編『生権力論の現在――フーコーから現代を読む』勁草書房、217-250。
山崎佐 1918「国政と家政と衛生と医政」『婦人衛生雑誌』335: 1-5。
柳田國男 1932「書斎は自分の書斎に置きたい」『住宅』171(12): 750-751。
Yaneva, Albena, 2015, "Introduction: What is Cosmopolitical Design?," Albena Yaneva and Alejandro Zaera-Polo eds., *What Is Cosmopolitical Design? : Design, Nature and the Built Environment*, Routledge, 1-20.
―――, 2017, *Five Ways to Make Architecture Political: An Introduction to the Politics of Design Practice*, Bloomsbury Academic.
安野彰 2009「中堅技術者が記した住宅における技術革新の経験」内田青蔵編『住宅建築文献集成　第6巻『新時代の住宅設備』』柏書房、709-725。
八束はじめ 2014『ル・コルビュジエ――生政治としてのユルバニスム』青土社。
米村敦子 1980「明治時代中期以前における住宅の採光について」『家政学研究』26(2): 46-52。
吉田賢 1926「書斎に就ての感想」『住宅』11(9): 34-35。
吉田謙吉 1930「ガラスの割れ方と補貼」今和次郎・吉田謙吉編『モデルノロヂオ「考現学」』春陽堂、301-307。
吉川忠次郎 1932「太陽の恵みを増させる紫外線透過硝子のこと」『住宅』17(11): 689-691。
吉川英治 1933「三畳余筆」『書斎』2(1): 5-15。（再録：1993 荒井英夫『書誌書目シリーズ34　書物関係雑誌叢書　第15巻「書斎」下』ゆまに書房、261-271。）
吉見俊哉 1992『博覧会の政治学』中央公論社。
吉岡弥生 1915「衛生」国民新聞社編『理想の家庭』家庭博覧会、75-85。（再録：内田青蔵監修 2010『近代日本生活文化基本文献集――ひと・もの・住まい　第1期（明治・大正編）第7巻『理想の家庭』』日本図書センター、99-109。）
雪朱里 2008「「国民病」と呼ばれた結核」小泉和子編『家で病気を治した時代――昭和の家庭看護』農山漁村文化協会、105-125。

Yusoff, Kathryn, 2017, "Geosocial Strata," *Theory, Culture & Society*, 34(2-3): 105-127.

———, 2019, *A Billion Black Anthropocenes or None*, University of Minnesota Press.

Zaera-Polo, Alejandro, Ignacio F. Solla and Jeffrey Anderson, 2015, "Façades: Material Assemblages and Literal Embodiments," Albena Yaneva and Alejandro Zaera-Polo eds., *What Is Cosmopolitical Design? : Design, Nature and the Built Environment*, Routledge, 175-212.

西川純司（にしかわ　じゅんじ）
1983年滋賀県生まれ。専門は社会学。2013年に京都大学大学院文学研究科博士後期課程研究指導認定退学。博士（文学）。日本学術振興会特別研究員DC2、同PDを経て、現在、神戸松蔭女子学院大学文学部准教授。
主な業績として、「感染症とともに変わる住まいのかたち――気候を統治する」（『現代思想』第48巻10号、2020年）、「イメージからみる近代日本の窓ガラス受容」（五十嵐太郎・東北大学五十嵐太郎研究室・市川紘司編『窓から建築を考える』彰国社、2014年）など。

窓の環境史

近代日本の公衆衛生からみる住まいと自然のポリティクス

2022年3月24日　第1刷印刷
2022年4月5日　第1刷発行

著者　西川純司

発行者　清水一人
発行所　青土社
東京都千代田区神田神保町1-29　市瀬ビル　〒101-0051
電話　03-3291-9831（編集）　03-3294-7829（営業）
振替　00190-7-192955

組版　フレックスアート
印刷・製本所　双文社印刷

装幀　佐野裕哉

Printed in Japan
ISBN 978-4-7917-7458-6 C0030